十三五
规划教材

"十三五"医药院校规划教材/多媒体融合创新教材

供护理学类（含助产）、相关医学技术类等专业使用

护理伦理学

HULI LUNLIXUE

主编◎苏丽秋 李希科

郑州大学出版社

郑 州

图书在版编目(CIP)数据

护理伦理学/苏丽秋,李希科主编. —郑州:郑州大学
出版社,2017.6(2018.9 重印)
ISBN 978-7-5645-4157-6

Ⅰ.①护… Ⅱ.①苏… ②李… Ⅲ.①护理伦理学
Ⅳ.①R47

中国版本图书馆 CIP 数据核字 (2017)第 072347 号

郑州大学出版社出版发行

郑州市大学路 40 号　　　　　　邮政编码:450052
出版人:张功员　　　　　　　　发行部电话:0371-66966070
全国新华书店经销
郑州市诚丰印刷有限公司印制
开本:850 mm×1 168 mm　1/16
印张:12.75
字数:311 千字
版次:2017 年 6 月第 1 版　　　　印次:2018 年 9 月第 2 次印刷

书号:ISBN 978-7-5645-4157-6　　　定价:32.00 元
本书如有印装质量问题,由本社负责调换

作者名单

主　编　苏丽秋　李希科
副主编　吴燕芹　张淑艳
编　委　（以姓氏笔画为序）
　　　　刘凤艳　苏丽秋　李希科
　　　　吴燕芹　张玉泉　张淑艳
　　　　郝　彦　秦元梅

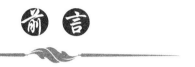

前 言

护理是爱的职业,护理伦理学是关于爱的学科,护理工作者是爱的化身。

人类的价值观和理想,为我们这个不断变化的社会道德行为(包括护理道德行为)提供了目标与方向。但是,我们生活的社会还不尽完美,因此,我们必须用规则和标准提供行动的指南,以求指导人们如何使个人的发展与社会的发展相符合,与人类的理想与价值观相符合。这些行动指南有两种类型:第一种是能为我们调整与其他人、与世界之间相互关系提供具体指导方针的规则;第二种是那些指导我们思考在特定环境中应如何行动的具体规则。

当代护理伦理学,是生命科学和人文社会科学联系的纽带,是与生命科学相关的人文学科的核心,业已成为护理学、哲学与伦理学中的交叉学科。当然,它尚在演化发展之中,其理论与体系还不够成熟,许多基本问题还难以寻找到最佳答案,而生命科学技术、药械研发、护患冲突、医疗公正和卫生改革等问题又急于要求理论与政策的回应与支持。护理伦理学正是积极面对这一现实,进行了积极有效的探讨和研究。

人的精神活动有一定的规律,尽管它随着多元的文化和多态的道德人格而有一定变化,但人最终总会按一定的道德标准、训诫或道德心理暗示生活。为了体现护理伦理学的价值,我们必须建构符合客观条件的理论。我们编写这部教材,在致力于形而上之思的同时,一边规范学科,构建学术逻辑体系,一边用生命伦理事例或历史事件作为载体,去思考和探索作为形而下的护理实践。

护理伦理学犹如一棵茁壮成长的大树,伦理与道德、职业道德与护理道德、伦理学与护理伦理学等基本概念是根系、是基石;美德论、道义论、功利论、医学人道主义和生命质量论等基本理论是树干;尊重原则、不伤害原则、行善原则和公正原则等是枝条;基本规范是树叶;伦理问题抑或伦理难题是果实;评价、教育与修养是调理剂;历史与展望是沃土。根深才能叶茂,才能结出丰硕的果实。唯有爱、责任与担当,这棵大树才能生根、发芽、成长、成材。

本教材由苏丽秋、李希科担任主编并统稿。第一章由张玉泉编写,第二章由苏丽秋编写,第三章、第六章由张淑艳编写,第四章由郝彦编写,第五章由吴燕芹编写,第七章由李希科编写。本书所有案例由秦元梅、刘凤艳共同审定。

这是一次理论与实践的尝试。理论及理论体系的把握、实践的总结与分析可能还有许多疏漏与不足。为了生命的嘱托,为了人类共同的事业,我们愿意终生为之付出并奋斗。

编 者
2017 年 2 月

目 录

第一章

绪论

护理伦理学是研究护理道德的学科。护理道德是一种职业道德，是护士执业过程中应遵循的用以调节护士与患者之间、与其他医务人员之间以及与社会之间关系的行为原则与规范的总和。随着社会的进步，人们对医疗事业的需求和期望越来越高，对护理道德的要求也越来越高。作为新时代的护理工作者，应更好地为患者服务，最大限度地维护和增进人类健康。这不仅要靠扎实的专业知识和技能，更要具备优秀的护理伦理道德。

【案例 1-1】

急诊科护士的一天

2016 年 5 月 8 日上午 9 点 15 分左右，和往常一样，黄华菊早早地来到急诊科。

刚换好深绿色的急诊护士服，就听到一名小护士喊："黄老师！黄老师，6 病房 37 床有个肺癌晚期的病人需要抢救！"黄华菊三步并作两步，快速赶到病床前，配合医生紧急行胸外按压、人工呼吸、吸氧监护等抢救措施，大约半小时后，抢救结束。

但黄华菊一刻也没有休息，她又快速地来到治疗室，开始了一天的工作。

今天黄华菊上的是 A4 班，负责 6 病房 10 位病人的所有治疗、护理。这 10 位病人中，有 6 位危重病人。除了常规的治疗、护理外，黄华菊每两小时还要为 4 位危重病人做病情监测记录，另外 2 位病情相对稳定的危重病人 4 h 监测记录一次。

这位 80 多岁的老大爷患有严重的肺部感染和冠心病，黄华菊给他输液时，发现老大爷把被子掀在一旁，她轻声告诉老人："老人家，您的这个病不能冻着啊，不然会加重的！"她把被子盖在老人身上。之后，她又一次认真核对了病床、病人和药品等信息，确定无误后，开始给老人输液。

老人感慨地说："辛苦你了，你们也不容易啊！"黄华菊听完，轻轻说了声"谢谢"。

一个上午，黄华菊往返在治疗室和 6 病房，平均每位病人需更换 4 瓶液体，这意味着她要在这40瓶以上的液体瓶内配制各种药剂。一天下来,这个量应该是80瓶左右。这期间,她要随时注意这10个病人的病情变化,还不包括应对其他的紧急突发情况。

中午14点左右,黄华菊终于腾出了一点时间,在休息室享用早已凉透了的午餐盒饭。从上午到现在,因为太忙,她都没有想起喝一口水,或者是没有时间喝水。

"有时候送来的危重病人太多,我恨不得把自己分成两半使用。对急危重症病人的抢救不仅需要过硬的专业技能,更需要团队合作意识和无私的奉献精神。"黄华菊柔弱的声音透着急促。

简单的午餐过后,黄华菊又开始了紧张的工作。47岁的黄华菊是急诊科当之无愧的"主力队员",遇到紧急抢救、疑难的操作及年轻护士的求助,她从来都是有求必应。

和医院所有的医务人员一样,黄华菊没有固定的休息时间,三天晚夜班接下来是三天白班,两天休息,周而复始。由于科室人手紧张,这两天的休息也常常不能保证,也有可能一个月要上十几个晚夜班。从4月23日至今,她只休息过一天。在这样高强度的工作中,黄华菊依然保持着27年来工作"0"差错记录。当然,按科室惯例,她的休息都被"存"了起来,等到科室人手稍稍缓解的时候,她和其他伙伴们再轮流"补休"。

这是护士节前夕的一天,从早上不到9点出门到下午18点30分走出急诊科的大门,9个多小时的时间里,黄华菊没有离开过急诊科一步(选自《中国日报》2016.5.11)。

从黄华菊护士一天的工作可以看到:护理工作很辛苦,她们比一般人的工作时间要长很多,而且中间几乎没有休息的时间;护理工作很细致,每一个细枝末节都要注意,甚至已经重复了成千上万次的工作,仍然要像第一次做一样认真;护理工作很特殊,既要观察患者的病情变化,又要关注患者的心理变化,行站坐卧都要兼顾。护理工作的这些特点要求护士具备特殊的品格,而这种特殊的品格必须通过护理伦理道德的培养才能够得以塑造。

第一节　护理伦理学的基本范畴

一、伦理与道德

伦理与道德在人们的生活中无处不在。它们都是对人们行为的对错、个体品质的善恶乃至生活方式、生命意义的一种判断和表达,伦理学也就是对这些问题所进行的反思。

(一)伦理

所谓伦理,是指人与人之间的客观关系。《说文解字》解释说:伦,从人,辈也,明道也;理,从玉,治玉也。在这里,"伦"即人伦,指人的血缘辈分关系,转义为人与人之间的关系。"理"即治玉,指整理玉石的纹路,引申为事物的条理、道理和规则。汉语"伦理"一词最早见于《礼记·乐记》:乐记,通伦理者也。近代汉语中,"伦理"一词引申为习俗、品性、思想等。英语"伦理"一词为ethics,源自希腊语ethos,其含义与道德相近,皆有习俗、品性之意,二者关系密切。比如,孟子提出"五伦",即父子、君臣、夫妇、兄弟、朋友,这是一个人生活在现实社会中必然牵涉的五种基本关系,处理好这些关系是人生之要义。如何处理好这些关系,应遵循什么样的道理和准则呢?孟子提出了"父子有亲、君臣有义、夫妇有别、长幼有序、朋友有信"。这里的"有亲""有义""有别""有序""有信"就是人们在处理"五伦"关系时应遵循的"理"。这样看来,伦理就是人们之间的关系以及处理人们之间关系的准则、规范、原则。

对伦理的定义还暗含着一个更深入的问题,那就是我们在社会生活中所应当遵循的这些"理"到底从何而来呢?理,蕴含着应当之义,外在表现为规范或规则。事实上,"理"源于"伦",源于人与人之间复杂的社会关系。理的产生表明了人类对伦理关系和道德生活的自觉。这种自觉,一方面萌发于意识到男女两性关系杂乱对人类生存和种族的延续所产生的危害;另一方面就是解决吃、穿、住、用等物质生活资料生产的需要。人类在生产活动和社会交往中,形成了日常的伦理关系和制度化的伦理关系。无论是日常的关系还是社会制度的关系,这种伦理关系都具有超越个体选择的一面。一个人从呱呱坠地就来到了一个被预先规定好了的关系网中,而正是这种实存的社会关系和伦理关系构成了道德规范的根据。实际上,源自客观伦理关系的"理"规定了社会共同体成员应当履行的义务和责任:尽管社会成员不一定做出形式上的承诺,但一旦成为某一社会共同体成员,便往往意味着承诺了规范所规定的义务;正是共同承担的义务,将社会成员维系在一起。

(二)道德

所谓道德,是指人们在社会生活实践中形成的,由经济基础决定的,用善恶标准去评价的,以社会舆论、内心信念和传统习俗维系的,调节人与人、人与社会、人与自然关系的行为准则的总和。

在中国古代典籍中,道与德是两个不同含义的名词。"道"在中国的传统文化中有三个方面的含义:一是把道作为时空中唯一而永恒的范畴,中国古代道家学派创始人老子认为"道先天地生";二是指具有某种客观性质和内容上、理论上不可变异的抽象的法则和规律;三是指做人的法则和社会的规范,如人生之道、伦理之道等。"德"在西周就已经出现,见于钟鼎文以及《诗经》《周书》等,指人内心的情感和信念。德,靠内心的修养来发扬光大,也指人内心的道德境界。道与德合在一起使用开始于战国时期著名的思想家荀子。他指出,"故学至乎礼而止矣,夫是之谓道德之极",意思是若一切按照礼的规定去做,就算是已经到了道德的最高境界。因此,不难看出,道是德之源,德为道之行。简单地说,道是行为应遵循的原则,而德是这些行为原则及其具体运用和实际的体现,道德则是行为原则及其具体运用的总称。我们可以从四个方面理解这一概念。

一是道德的本质。道德属于上层建筑,是由经济基础决定的,它具有特殊的规范调节形式和实践精神,道德的本质往往引发道德的基本问题,即道德与利益的关系。

二是道德评价的标准。道德以善恶作为评价标准。一般而言,善是有利于他人和

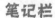
社会的行为,称为道德行为;恶是危害他人和社会的行为,称为不道德行为。

三是道德评价的方式。道德评价以高尚或卑劣为界,依靠社会舆论、内心信念、传统习俗等非强制力施以影响,它与政治、法律的评价调节方式和标准显然不同。

四是道德的功能和作用。道德的主要功能是调节人与人、人与社会、人与自然的关系,通过评价、劝阻、示范等手段纠正、指导个人或集体的行为和行动,促进其现有行为活动转变为应当的行为和行动,以完善人与人、人与社会、人与自然的相互关系,维持人类生态环境的动态平衡。道德的作用是巨大的,它不仅是做人的规范,而且,促进了人类自身的发展和人格的完善,同时也是统治阶级用以维护有利于他们的社会秩序、促进生产力发展和保护社会成员既得利益的工具和保障。此外,道德还具有教育、认识和激励等功能。

从以上分析可以看出,伦理与道德是密切联系又有本质区别的两个概念。从联系上看,道德之"道"与伦理之"理"完全一致,都是指人们在处理各种关系时应遵循的道理和准则。人们一旦领悟到了这种"人伦之理"和"为人之道","悟其理","得其道",并"化于心",于是也就有了"德"。从差别上看,伦理的侧重点强调的是人们在社会生活中客观存在的各种社会关系,突出的是如何保持这些复杂的关系,使之处于一种和谐和融洽的状态之中。道德的重点则强调的是社会个体,突出的是社会个体能否将伦理衍生出来的道理内化为内在品性,并转化为自觉的行动。因此,伦理侧重于反映人伦关系以及维持人伦关系所必须遵循的准则,道德则侧重反映道德活动或道德活动主体行为。

二、职业道德与护理道德

(一)职业道德

职业道德又称为行业道德,是占社会主导地位的道德或阶级道德在职业生活中的具体体现,是人们从事特定职业活动的过程中应该遵循的行为规范的总和,涵盖了从业人员与服务对象、职业与从业人员、职业与职业之间的各种关系。

职业道德是在特定的职业实践中形成和发展起来的,除了具备道德的一般特征外,还具有自身的特征。

第一,范围上的专属性和适用性。职业道德是在特定的职业生活中形成并发展起来的,每种职业道德只为满足特定职业技能的需要,只对从事该职业的从业人员起着调节和约束作用,也只在一定范围内发挥作用。由此可见,其使用范围是特殊的和有限的。

第二,内容上的稳定性和连续性。任何职业道德均经过漫长的职业发展过程和职业实践发展而来,在此过程中逐步形成了较为稳定的职业心理、职业惯例,使职业道德自形成之日起便较社会道德具有更强的稳定性和连续性。即使在不同社会形态中,长期以来形成的职业道德大都包含着较为稳定的因素,并在本职业中代代相传,形成较为稳定的职业传统。

第三,形式上的具体性和多样性。由于社会职业分工的具体性和多样性,职业道德为适应各种职业的不同要求而从本职实际出发,衍生出了最适合本职业群体实际接受能力的道德规范,由此体现出了职业道德的具体性;职业道德往往以具体形式概括出具有鲜明职业特点的道德规范,或是抽象的规定规范,或是具体的条令、条例、制度、规章、守则、公约、须知、誓词等,其主要目的是使不同职业的从业人员能更清晰、更灵活地接受这些规范并严格执行,职业道德形式上的多样性由此体现。

第四,性质上的阶级性和共同性。职业道德在不同阶级社会中能在一定程度上反映不同阶级的道德需求,但不同社会条件下的同一职业仍然具有部分相同或相似的因素,这就决定了职业道德同时具有阶级性和共同性的特点。

职业道德是重要的社会精神力量,也是协助从业人员认清个人担负的职业责任、自觉做好本职工作的前提。这在物质文明迅速发展的现代,对造就有理想、有道德、有文化、有纪律的一代新人具有更加明显的现实意义。职业道德的基本内容主要包括职业理想、职业态度、职业技能、职业纪律、职业良心、职业荣誉和专业作风等方面。不同行业的职业道德各具特点,但其最基本的要求均为忠于职守、热爱本职工作。

(二)护理道德

护理道德是职业道德的一种,是指护理人员在履行自己职责的过程中,用于调整个人与他人、个人与社会之间的行为准则和规范的总和。这些准则和规范又是对护理人员及其行为进行评价的标准,同时影响着护理人员的心理和意识,形成护理人员独特的、与职业相关的内心信念,构成个人的思想品质和道德观念。《国际护士条例》规定,珍视生命、尊重人的尊严和权力是护士的天职,对不同民族、种族、信仰、肤色、政治观点和社会地位的人都要平等对待。护士要对患者负责,尊重患者的信仰、人格和风俗习惯,为患者的有关情况保密。因此,从本质上说,护理就是面对社会的人,尊重患者的生命和患者的权利,在具体工作中给个人、家庭、社会提供健康服务。与此相适应,护理道德的实质就是为一切人提供人道主义的高质量服务。要求护理人员保护患者的尊严,尊重患者的权利,保持护理职业的荣誉感和责任感。在护理保健服务中,兢兢业业,尽心尽责,为人类的健康做出贡献。

护理道德作为职业道德的一种,除具有一般职业道德的特点外,还具有自身的特殊性。

第一,护理道德具有广泛性和社会性。现代护理科学的发展以及广大民众的健康需求决定了护理工作除了预防疾病、减轻病痛、维持健康、促进健康等基本职责外,还必须独立承担起越来越多的医疗照护活动。护理服务的对象不再局限于医院的患者,而是扩大到社会所有人群以及家庭、社区。因此,由护理服务实践发展而来的护理道德也就具有了广泛性和社会性特点。

第二,护理道德的丰富性和多样性。临床护理工作的性质决定了护理人员宽泛的社会接触面,在工作过程中护理人员不仅与患者、患者家属、患者所在单位相联系,还要处理好医护之间、护护之间、护技之间以及与后勤人员之间等众多的关系,而各种护理关系都具有不同的特点,需要不同的护理道德规范与之相适应,从而形成了护理道德的多样性和丰富性特点。

第三,护理道德的规范性和严谨性。护理服务除一些技术含量较低的生活护理外,还包括大量的技术性操作,如各种穿刺术、标本留取技术、心肺复苏技术、给药、输血以及各种高新诊疗技术的配合和应用技术等,这些都对护理人员提出很高的技术要求,需要制定严格的操作规范,以确保整个护理过程的准确无误。

第四,护理道德的自觉性和自律性。现代护理工作已经不再是单纯的被动执行医

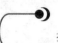

嘱和实施护理常规这类简单、重复性的劳动,而是需要护理人员主动收集患者的相关资料,自觉为患者提供包括身心在内的全方位护理,在相当多的时间里这些护理行为需要护理人员独立完成。护理工作完成的好坏完全取决于护理人员的责任心。在对患者实施照护的过程中特别需要护理人员具有高度的慎独精神,自觉遵守各项规章制度,通过自我选择、自我监督、自我调节、自我评价等自律过程确保护理人员不做任何有违道德和良心的、有损于患者利益的事情。

【案例1-2】

夜班护士小宋的丈夫今天被正式通知下岗了,想着女儿马上需要缴纳的学费、公公已经欠费的住院费清单和自己微薄的工资,她轻轻地叹了口气,"不能浪费一分钱",她对自己说。天快亮了,她按工作程序开始为患者准备输液药物。忽然手上一滑,她忍不住惊叫起来,一瓶价值约300元的进口药掉到地上摔得到处都是。怎么办? 没有人知道、没有人看见,药液是无色透明的,患者和家属是无论如何不会发现的,只要自己不讲出去。可是……白班开始的时候,我们发现小宋自己掏钱重新购买了药液,并慎重地就耽误了患者的用药时间和自己的不小心向患者和家属赔礼道歉。

护理道德来源于护理实践,在规范和推动护理实践中起着重要作用。

第一,为护理人员提供行动指南。在护理技术飞速发展的今天,护理技术运用的成功与否不仅取决于护理人员与服务对象及其家属的关系的好坏,往往还取决于护理人员职业道德水平的高低和职业责任感的强弱,在服务对象或服务环境特殊的情况下更是如此;同时,也只有具备良好的护理道德的护理人员才能始终妥当的处理好工作中的复杂人际关系,从而为圆满完成各类护理任务奠定基础。

第二,协助建立并维护多方利益关系。良好的护理道德有助于在工作中建立起平等、协作、相互理解和支持的和谐而稳定的多方关系,较好地调节可能出现的多方利益冲突,通过为社会提供高质量的护理服务,满足公众卫生保健方面不断增长的需求,从而更好地获得社会的理解和赞同,使护理者和护理对象双方的利益均得到最大程度的维护。

第三,促进护理质量的提高。护理人员能提供的护理服务质量受多因素影响,除要求护理人员具备丰富的专业知识、高超的操作技术、良好的沟通技巧外,还需要以正确的职业道德观念作为行为的指南,使护理人员能自觉规范自己的职业意识和职业行为,进行正确的护理行为决策并及时进行自我调节,不断提高自身的专业素质。

第四,有助于提升护理专业的地位。护理道德不仅是提高护理质量的有力保障,更是不断提升护理专业地位的关键。护理学科需要护理从业者自觉遵守护理道德规范,通过提供高品质的护理服务,树立起值得信赖的职业形象并逐步获得更高的社会赞同度和社会地位。

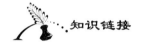

护士职业行为规范

1. 热爱本职、忠于职守、对工作极端负责,对患者极端热忱。

2. 满足患者生理、心理、安全、求知、爱美的需要,使之处于最佳心理状态。

3. 尊重患者权利,平等待人,做患者利益的忠实维护者。

4. 审慎守密,不泄露医疗秘密和患者的隐私。

5. 求实进取,对技术精益求精。

6. 对同事以诚相待,互敬互让,通力合作。

7. 举止端庄,文明礼貌,遵纪守章,助人为乐。

8. 廉洁奉公,不接受患者馈赠,不言过其实,不弄虚作假。

9. 爱护公物,勤俭节约。

10. 以奉献为本,自尊自爱,自信自强。

三、伦理学与护理伦理学

伦理学是研究道德的起源、本质、作用和发展规律及其社会作用的学科,亦称作道德哲学。它是现代哲学的分支,是以道德现象为研究客体的科学,是对道德现象的哲学思考。

伦理学的基本问题是道德和利益的关系问题。这一问题包括两个方面的内容:一是社会经济利益决定道德,二是道德决定社会经济利益以及道德对社会经济有无反作用。马克思主义认为,道德是社会历史的产物,是一定社会经济关系的反映。在人类道德生活领域中,作为社会经济关系直接表现的利益是第一性的,而反映利益关系的道德是第二性的。利益决定道德,道德又反作用于利益。道德如何反映和调节个人利益和社会整体利益关系的问题,即个人利益服从社会整体利益,还是社会整体利益服从个人利益的问题。对这一问题的不同回答,就形成了不同的道德体系及其相应的原则和规范,也规定着不同道德活动的标准、方向和方法。

按照对道德现象不同的研究方法,伦理学可分为描述伦理学、元伦理学、规范伦理学三大类型。

描述伦理学又称为记述伦理学,是一种基于经验分析的伦理学研究类型和方法,即对道德行为、道德信仰和人的本性进行描述和再现,然后得出某种结论。描述伦理学采取的不是内省的、思辨的方法,而是社会调查、观察实验、个案分析等社会学方法。除伦理学外,涉足道德现象的社会学科、人文学科非常多,诸如社会学、心理学、人类学、民俗学等,伦理学和这些社会学科联袂,便形成了道德社会学、道德心理学、道德人类学、道德民俗学等各种类型的描述伦理学,它们从不同角度反映社会的道德状况。

传统的规范伦理学强调的是道德上的"应当",然而,这种"应当"只有建立在对社会道德状况科学把握的基础上才能为社会大多数人所接受,成为生活的指南,从而发挥更大的社会作用。社会的道德规范体系在运行过程中是否符合社会成员的实际水平,是否起到了应有的作用,都需要通过描述伦理学的研究获得经验性的证明。

元伦理学又称作分析伦理学。它既不关心对社会道德状况的描述和分析,也不制定行为规范,而仅仅关注从语言学和逻辑学的角度解释道德术语的意义,分析道德语言的逻辑,寻找道德判断的理由和根据。它不涉及道德的实际内容,只研究道德的形式,即主要研究善、恶、义务、正当等伦理概念的含义,能否下定义以及道德判断的性质、意义、作用和使用规则等。元伦理学是伦理学的基础性学科,它对于道德概念语义的揭示,对道德判断功能的分析,对道德逻辑规则的设立,对伦理学高度的科学性、逻辑性的追求和确证,使它在伦理学中占据一定的地位,与描述伦理学、规范伦理学相互补充,从而深化了伦理学的研究内容。

规范伦理学通过探讨善与恶、正当与不正当、应该与不应该之间的界限与标准,研究道德的基础、本质和发展规律等;试图从哲学上形成和论证道德基本原则、规范和美德要求,以约束和指导人们的道德实践,达到完善社会、完善人类自身的目的。道德是人类把握世界的特殊方式,是人类完善发展自身的活动,具有强烈的实践性。规范伦理学干预、评判和指导生活实践,使其植根于现实的土壤,从而获得了旺盛的生命力。规范伦理学将人类的价值观念和道德理想通过一定的道德原则、规范体现出来,并诉诸道德实践,推动了社会的进步和自身的完善,这是其他伦理学派难以做到的。

护理伦理学是关于护理职业道德的学科,是运用一般伦理学原理解决护理科学发展中,特别是护理实践中护理人员与患者、护理人员之间、护理人员与社会之间关系的科学。它是伦理学的一个分支,是护理学与伦理学交叉的边缘学科。

护理伦理学与护理实践关系紧密。护理伦理学的原理、概念等来源于护理实践,并在护理实践中得以发展,受到检验。护理伦理学也必须应用到护理实践中才能获得生机和活力。同时,护理伦理学对护理实践具有巨大的指导作用。它一旦为护理人员所掌握,将会促成其转变为自觉的行为、道德的行为,从而把护理人员造就成为高尚的人、纯洁的人、脱离低级趣味的人、有益于人民的人。

第二节 护理伦理学的主要内容

护理伦理学以护理道德为研究对象,主要研究护理领域的道德现象和道德关系。护理伦理学的研究内容十分广泛,主要包括护理道德的基本理论、基本原则和基本实践等。

一、护理伦理学的研究对象

护理伦理学的研究对象主要包括以下几个方面。

1. 护理人员与患者之间的关系

在护理工作中,护理人员与患者之间的关系是最基本、最重要的关系。只要存在护理活动,就必然发生护患关系。从总体上说,这种关系是服务与被服务的关系。这种关系和谐与否、正常与否,直接制约着临床护理实践活动的进行。进一步说,这种关系处理得好坏将直接关系到患者生命安危和护理质量的高低,影响到医院或社区的护理秩序、医疗质量和社会的精神文明建设。现代护理学不仅强调重视护理人员的道德素质,还规定了患者的就医要求,认为护患关系是一种互相促进、互相制约的双向人际关系,协调维持正常的护患关系是双方的责任。因此,护理人员与患者的关系是护理伦理学的核心问题和主要研究对象。

2. 护理人员与其他医务人员的关系

护理人员与其他医务人员的关系,包括护理人员与医生、医技人员、行政管理人员以及后勤管理人员之间的多维关系。在护理活动中,护理人员与上述人员之间存在着广泛的联系,是构成医院人群的有机整体,彼此之间相互尊重、支持和密切合作,既是关心患者利益的体现,也是护理工作正常开展、提高医院护理质量的重要保障。当前,护理人员与其他医务人员之间的关系中需要探讨、研究的问题涉及方方面面。从护理人员的角度看,如何对待医护之间的分工与协作关系,如何对待医疗差错中医护责任,护理人员如何尊重医技人员、行政后勤人员及其劳动等问题。在护理道德基本原则指导下,处理好护理人员与其他医务人员之间的关系是至关重要的,尤其是医护关系,它直接影响着医生、护士、患者之间正常关系的确立。

3. 护理人员与社会的关系

护理人员是医务人员的一分子,也是社会的一员。医疗卫生单位是社会的组成部分,一切医疗护理活动都是在一定的社会关系中进行的。因此,护理人员在为患者康复、为社会提供保健服务过程中,不仅要照顾患者的局部利益,更要照顾到社会的公共利益。当患者的局部利益与社会的公共利益发生矛盾时,诸如计划生育、严重缺陷新生儿的处理、卫生资源的分配等,决不能顺应个人的旧观念而损害社会公共利益,要从国家、社会的公共利益出发,把计划生育、优生优育等放在首位,认真落实。

4. 护理人员与医学科研的关系

在临床护理中,作为一名护理人员,既担负着整体护理的任务,又有参与医学科研的权利和责任。随着护理科学的发展和医学高新技术在临床上的广泛应用,现代医学出现了许多医学难题,如人体实验、人工生殖技术、安乐死等,都需要我们去研究探讨。因此,严谨的治学态度、实事求是的工作作风、对人们健康高度负责的精神,是护理人员在医学护理科研工作中应遵循的基本道德准则。

二、护理伦理学的研究内容

1. 护理道德基本理论

护理道德基本理论包括护理道德的产生、发展及其规律,护理道德的本质、特点及其社会作用,护理道德的伦理基础等。

2. 护理道德基本原则和规范

护理道德基本原则和规范包括社会主义护理道德的基本原则及临床诊疗活动中的护理道德原则,护理人员与医、患、护等之间的基本道德规范,护理人员在不同领域(临床医疗、护理、预防保健、计划生育等)、不同方式(基础护理、责任制护理、心理护理、整体护理、特殊护理等)和不同学科(内科、外科等)的具体道德规范,临终护理和尸体料理中的特殊道德规范。

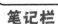

3.护理道德基本实践

护理道德基本实践包括护理道德评价、护理道德教育、护理道德修养。

4.护理道德难题

护理道德难题是指在护理实践中因推行新技术或开辟新的领域而产生的道德问题,如人工生殖技术、基因技术、器官移植、卫生资源分配、安乐死等方面产生的与传统道德有着尖锐冲突的道德问题。

第三节　护理伦理学与相关学科的关系

一、护理伦理学与护理学等生命医学科学的关系

护理伦理学与生命医学科学的关系密不可分,二者相互促进,共同发展。一方面,护理伦理学与生命医学科学一样,均以增进和维护人类健康为目的,护理学等生命科学是护理伦理学存在的来源,生命医学科学的存在和不断发展为护理伦理学带来了更多亟待解决的伦理学问题甚至伦理难题、伦理困境,在试图解决这些问题的同时,护理伦理学的研究范围得以拓宽和发展;另一方面,护理伦理学通过解决这些问题为生命医学科学的具体行为提供了行为指南,也有力地促进了生命医学科学的发展和进步。

二、护理伦理学与行为科学的关系

行为科学可从狭义和广义的范畴进行分析、研读。狭义的行为科学是指个人及群体的组织活动行为以及对其行为产生的原因、表现进行分析和研究的一门综合性的学科。广义上的行为科学是泛指一切与行为有关的研究,得到公认的行为科学有心理学、社会学、社会人类学,以及在观点和方法上与之类似的其他一些学科。护理伦理学进行研究和探讨的过程中常常需要借鉴大量的行为学科的研究成果和方法。行为科学是护理伦理学探究的基础,行为科学的发展与进步能间接推动护理伦理学的研究与发展。

三、护理伦理学与护理心理学的关系

护理伦理学与护理心理学的研究侧重点不同。护理伦理学是对护患关系、护际关系等护理道德的研究。护理心理学是研究人的心理因素在人类的健康与疾病相互转化过程中的作用与规律,从而实施最佳的心理治疗和护理,使患者尽快康复。虽然二者的研究侧重点不同,但又不可分离。护理心理学对患者心理状态的了解和调节必须以良好的护患关系为前提,才能得到最真实的资料,提供最佳护理方法,帮助患者恢复健康;良好护患关系的建立又依赖于从事护理心理研究的高尚护理道德,护理人员对患者的态度、工作方法等直接影响患者的心理状态和健康。所以,护理伦理学有助于护理心理学的研究,而护理伦理学也需要护理心理学的支持和补充。

四、护理伦理学与卫生法学的关系

护理伦理学的研究对象是护理道德,护理道德主要依靠护理人员的自觉性以及约定俗成的各种规范调节和约束护理人员的行为,并随着护理职业的发展而拓展。卫生法学则涉及医政、疾病控制、卫生科技、医学教育、地方病的防治、妇幼保健等众多方面,具有普通法律的强制性特征,其作用范围与护理伦理学的研究范围有一定的重叠。一方面,卫生法的制定和修订需要护理伦理学、生命科学的研究成果作为前提和背景;另一方面,完善和发展护理伦理学也需要卫生法方面的行政协调和保障。此外,护理道德与卫生法律还相互渗透、相互补充,护理伦理学中包含相关的法律内容,卫生法律中也反映着一定的护理道德内涵。护理道德能为卫生法律的制定奠定一定的社会基础,卫生法律的制定也能为护理道德建设提供必要的法治保障。

五、护理伦理学与美学的关系

护理伦理学研究护理人员行为的善与恶,美学则研究客观事物及人类行为的美与丑,因此二者是有区别的。但是,人类行为的善与美、恶与丑有着内在的联系。护理伦理学对护理道德原则、规范的研究和对护理行为的评价,需要美学以审美观念进行理解和判断,而审美观念和审美标准的确定,又需要以正确的社会道德进行领悟。护理伦理学要求护理人员履行道德义务时,力求从美学角度去体验并满足服务对象的审美需要,以提高护理质量。而美又以善为基础,以科学的真为依据。护理行为要力求达到真、善、美的统一。

护理伦理学还与人际沟通学、教育学等学科有着广泛联系。护理伦理学的发展和学习需要运用和借助这些学科的理论成果,同时护理伦理学的研究成果也为这些学科的发展提供了支撑,起着相互补充的作用。

第四节　学习护理伦理学的意义和方法

学习护理伦理学要解决"为什么学"和"怎样学"的问题,即学习的意义和学习的方法问题,就像人为什么要有道德,社会为什么要存在道德现象一样。无须太多的考察就能发现,人有许多共同的需要,因为人与人的交往构成了社会,社会为了满足人们的这些需要,便形成了一些必要的道德规范和原则。这些规范和原则鼓励人们相互合作,和谐相处,这样才能使社会中每一个人的需要都能尽量得到满足。如"不许杀人",这样每个人都不必担心自己被无端杀死;如"尊重他人",这样才能保证自己的人格得到尊重。所以,道德的产生是社会的需要。如果每一个人都受到道德的约束,都适当控制自己的私欲,才有可能最低限度地保证自己的个人利益。

一、学习护理伦理学的意义

1.造就合格的护理人才
新型合格的护理人才不仅要有坚定正确的政治方向,而且要有良好的护理道德观念;不仅要掌握科学的现代护理理论和知识及娴熟的护理技能,拥有良好的身心素质,而且需要培养崇高的护理道德品质。护理行业不同于一般的日常生活,做道德判断也不同,它涉及患者的生命健康,其中的伦理学问题远比日常生活多,故护士所具有的日常生活中的道德是不够的。我们教育的目的是培养德、智、体全面发展的高技术应用护理人才。在日常生活中,周围的环境是患者所熟悉的,但当患者在医院时,他们感到的是焦虑、不安全,甚至有的是处于无意识状态,这种状态下患者所做出的道德决策与正常的生活状态是不同的,甚至根本不能做出道德判断。因此,护士需要具备专业的护理伦理学的知识,帮助患者冷静地分析、解决所面临的伦理问题。护理道德不仅是"德"的重要内容之一,而且从临床护理实践的角度来看,也是"智"的一个重要方面。新医学模式和整体护理观念指导下的护理工作,对护理人员的素质提出了全新的要求。护理道德素质已经成为护理人员必不可少的素质。在职业当中,一定要考虑到专业角色的不同对一个人的影响,因为从个人利益和职业利益出发几乎是一个人的"本能",即自觉不自觉地按照自己利益的方向来进行活动,这就必然存在多方面的利益冲突:患者利益、个人利益和医院利益,前两者的冲突更直接。个人利益远不止是经济利益,有些利益冲突也许不能通过法律解决,但无论如何,它影响了我们的行为。受法律谴责的当然属于我们研究的范围,但法律可能被理解为由社会根据广为接受的社会标准而建立起来的最低标准,而道德的关怀则超出了最低标准,去考察那些可能被法律接受但可能不符合某些道德准则和原则的行为,这是因为合法的行为有时不一定是道德的。如使用"老农""小贩"等字眼,或是一个不屑的眼神,甚至护患之间的不信任等,虽然不是法律管辖的范围,但却能令患者感到人格受到侮辱或不舒适。要提高这一素质,就必须努力学习护理伦理学。这样,才能全面系统的了解护理道德基本理论,掌握护理道德原则、规范体系,从而自觉地在护理道德实践中提高护理道德品质。

2. 推动护理事业和护理科学的发展

高尚的护理道德能提高护理人员的责任感和服务精神,能推动护理人员在业务上精益求精,能激励护理人员在护理学研究上不断探索、勇于创新,能促使护理人员正确处理好护理领域的人际关系并协调好各部门、各科室的关系。所有这些,最终必将保证护理质量和护理管理水平的不断提高,也将推动护理事业和护理科学的发展。当代护理科学发展日新月异,生物医学模式向生物-心理-社会医学模式转变、功能制护理向整体护理转变。新的医学和护理技术使用和新的护理领域的开辟,对护理人员提出了更高的道德要求。由于医学技术高度发展,现代的医学和护理"操纵"人的生命的力量更大了,这使得卫生保健领域的情况不同于日常生活,护士介入了与以往完全不同的道德难题中,介入一个人和一个家庭的生离死别的境地。必然地,护士日常的道德判断已经不可能应付这种性命攸关的情况了。护士身上的角色很多——要同患者、医生、家庭、社区甚至法院等发生关系,可能在某一时刻某一方面的角色要优先。但究竟哪一个角色应该优先,优先顺序的确定涉及不同人的利益,而涉及利益必然引出伦理学的问题。因此,如何使行为更符合伦理学的要求,是需要学习的。护理人员系统学习和研究护理伦理学,就能自觉地运用护理道德理论指导自己的护理实践,正确回答现代护理实践中种种伦理道德问题,排除道德选择中的困难,为自己的护理工作及科研找到正确的航向。

3.促进社会的和谐

道德建设是和谐社会的一个重要内容。护理工作涉及整个社会的千家万户,护理道德作为一种职业道德,它是整个社会道德体系中的一个重要组成部分。1941 年毛泽东同志为护理工作者题词:护士工作有很大的政治重要性。因此,学习护理伦理学,运用护理道德理论对护理人员进行道德教育,不仅能提高护理人员的道德水平,还能建立起文明的护理行业新风。护士与很多患者接触,而这些患者有着不同的道德教育背景,也来自不同的文化背景,对伦理学问题有着不同的反应方式。护士必须考虑与自己有着不同道德视角的患者和其家属。因此,护士在护理实践中的道德决策与日常生活中的决策肯定是不同的,必须遵守相关的道德规范。日常生活中,人们都认为自己的道德直觉是绝对正确的,但这是得不到支持的,因为在有道德冲突时,很难为哪一方辩护,尤其是在卫生保健领域,如果没有考虑对方和其他人的观点,是没有充分的证据证明自己的道德观点是正确的。更为重要的是,护理工作与社会所有成员都有密切联系,护理行业是一个以服务为特点的"窗口"行业,其道德风貌在和谐社会建设方面有较强的辐射作用。如果护理人员实践着高尚的护理道德,患者及其家属就会从中受到启迪,受到感染,产生共鸣,并传递到家庭、单位和社会,从而促使社会风尚的提高,推动社会和谐发展。相反,低劣的护理技术服务、不良的护理道德,常常引起护患关系紧张,导致矛盾丛生而发生不愉快的事,不但影响患者的安危,而且涉及家庭和社会的安定,给和谐社会带来不稳定。

二、学习护理伦理学的方法

学习护理伦理学的一般方法有:历史分析的方法、理论联系实际的方法、系统论的方法、比较的方法、逻辑分析的方法、价值分析的方法、社会调查法、学科间交叉法、探讨或讨论法。其基础在于坚持辩证唯物论和历史唯物论这一根本的方法论。这里介绍几种常见的方法。

1.历史分析的方法

学习和研究护理伦理学,一定要坚持历史分析的方法,对护理道德现象和护理道德关系的研究同一定的社会经济关系、意识形态、政治和法律制度、护理发展的状况等联系起来,深入研究护理道德产生和发展的基础,探求其产生、发展的根源和条件。只有这样,才能对护理道德做出科学的解释,解释其产生和发展的规律。

2.理论联系实际的方法

理论与实际的统一,是学习和研究护理伦理学的正确方法。要做到理论联系实际,首先,必须认真学习和研究护理伦理学的基本理论及其相关学科的知识,同时要注意了解和掌握护理学的发展动态,这样才具备理论联系实际的前提条件,才能对现实提出的各种护理道德问题做出科学的说明,从而避免为了临时应急热衷于只言片语的实用主义和凭经验处理问题的倾向。其次,学习和研究护理伦理学不要满足于一些抽象概念的探讨,或把理论变成僵死的教条,或形成知行不一的倾向,要紧密联系我国卫生界的护理道德状况、先进人物以及本单位、个人的思想实际,注重调查研究护理实践中产生的新道德问题,并运用掌握的护理道德理论进行解释,加深认识,逐步改变不良的护理道德观念,推动护理学的发展和护理道德的进步。

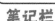

笔记栏

3. 系统论的方法

系统论的研究方法已成为科学研究普遍使用的方法。系统论要求把对象作为一个系统,并认为系统是由若干要素所构成的有机整体。因而,系统论的研究方法要求把对象整体和要素结合起来加以认识,从而全面地揭示对象的本质及其规律。护理道德是由道德意识、道德关系、道德活动三个子系统构成的系统,其中三个子系统之间相互关联、相互制约构成有机整体。学习护理伦理学就要把护理道德作为系统来认识,即坚持整体性原则,把护理道德的各个要素联系起来考虑;坚持动态性原则,研究护理道德的发展变化和历史联系。

4. 价值分析的方法

科学反映事物的本质和变化发展的规律,解决"是什么"的问题,属于事实的判断。伦理学研究人的行为及其社会关系,要解决行为"该不该"的问题,属于价值的判断。在护理实践中,护理人员将面临对这两种判断的分析。涉及护理技术领域,护理人员要进行事实的分析;而涉及护理道德领域,护理人员就要进行价值的分析。在护理实践中,护理人员不仅要区分事实与价值,还要区分哪些行为有价值,哪些行为无价值,甚至是负价值。要分析护理行为的科学价值和社会价值,对自己的价值和对服务对象的价值。护理人员要做出正确的价值判断,并从中提高自己道德思考、道德想象和道德分析判断的能力。

思考题

一、选择题

1. 人们在社会生活实践中形成的,由经济基础决定的,用善恶标准去评价的,以社会舆论、内心信念和传统习俗维系的,调节人与人、人与社会、人与自然关系的行为准则的总和,即是(　　)

　A. 伦理　　　　　B. 道德　　　　　C. 法律　　　　　D. 规则

2. 道德评价的标准是(　　)

　A. 是非　　　　　B. 应该与不应该　　　C. 正当与不正当　　　D. 善恶

3. 伦理学研究的基本问题是(　　)

　A. 道德和利益的关系问题　　　　　　B. 人与人的关系问题

　C. 人生观、世界观问题　　　　　　　D. 个人利益与他人利益关系问题

4. (　　)不属于护理伦理学的研究对象

　A. 护士与护士的关系　　　　　　　　B. 护士与患者的关系

　C. 护士与医生的关系　　　　　　　　D. 患者与患者的关系

二、简答题

1. 怎样理解伦理与道德、伦理学与护理伦理学的概念?

2. 护理伦理学研究的主要内容有哪些?

三、案例分析

阅读下面材料,谈谈你的感想。

爱的坚守——记柘城县人民医院护理部主任宋静
(第45届南丁格尔奖获得者)

柘城县人民医院护理部主任宋静,34年如一日,忠于职守,矢志不渝,坚守在护理一线,用实际

行动诠释了南丁格尔精神。近日,第45届南丁格尔奖章候选人名单进行公示,宋静在列。

100多年前,在漆黑的夜晚,"提灯女神"南丁格尔手提油灯,走进一间间病房,巡视着在睡梦中的伤病员,用爱心为他们疗伤。

今天,在柘城县人民医院,51岁的护理部主任宋静34年如一日,坚守在护理一线,用爱心温暖他人,让南丁格尔精神有了新的时代内涵,焕发出新的时代光芒。

爱之无畏

20世纪90年代,一些地区无序采血,造成了艾滋病的局部暴发流行,柘城县成为艾滋病的高发区。

当时,人们谈"艾"色变。2000年,当政府决定在全县开展艾滋病普查,需要抽调护士下乡时,宋静也曾经犹豫过。

宋静笑着说,那时,她确实也有些害怕。但转念一想,这是咱们护士分内的事情,哪能考虑那么多呢?

至今,柘城县人民医院院长李德怀清楚地记得,宋静是第一个报名"参战"的护士,而且要求到疫情最严重的岗王乡双庙村。李德怀说,时至今日,宋静的无畏仍然让他记忆犹新。

那时,正值数九寒冬,因为车辆不足,只能骑自行车下乡,宋静和同事们带着干粮、背上背包就出发了。20多千米的乡间小路,他们没走多远,手指就冻得伸不开了。

然而,普查工作的难度远远超出了宋静的想象。到了村,进不了村;进了村,入不了户;入了户,村民拒绝抽血、服药。那时,人们对艾滋病缺乏了解,心存恐惧,甚至有人认为,"政府送来的抗病毒药是毒药,想毒死患者"。

有人犹豫了,但天生倔强的宋静态度坚决。她说,老百姓不理解,正说明普查工作的必要性。她苦口婆心地给村民们讲解普查工作的重要性,向群众普及艾滋病防治知识。

初春时节,宋静再次来到田间地头宣传,一名朱姓村民在干活儿时不小心被玻璃划破了手,血流如注。宋静看见了,来不及进行自我防护,便毫不犹豫地给这名村民包扎止血。血止住了,但宋静的手上也沾上了那名村民的血。40多岁的大男人,当时感动得哽咽了。

普查工作好不容易完成了,宋静他们又面临着新的挑战:救治艾滋病患者和艾滋病病毒感染者。

柘城县有一家看守所,在押人员中也发现了艾滋病患者和艾滋病病毒感染者,宋静等人就一次次走进看守所,零距离地给艾滋病患者和艾滋病病毒感染者做治疗。

2006年冬天的一个上午,宋静为1名发热的范姓在押人员(患艾滋病)输液。走进范某被羁押的房间,看到范某空洞、冰冷的眼神时,宋静禁不住打了个寒战。她定了定神,就一边准备药品一边跟范某聊了起来。宋静一口气说了1个多小时,范某才开始简单地应付几句。

4瓶液体,下午3点左右输完。中午,宋静就坐在范某床边,和他一起吃午饭。范某惊诧了,开始和宋静聊了起来。6个多小时过去了,这名曾经自残过的患者热泪盈眶:"你们不嫌弃我,我再也不糟蹋自己了!我要好好悔过,早日回归社会,重新做人!"

爱之无声

1981年,18岁的宋静从当时的市卫生学校护理专业毕业,戴上了燕尾帽,穿上了白大褂。对宋静来说,这是一件"实现了心愿"的高兴事。只要走进医院,她就不知道什么是累:给患者倒大小便;为患者洗头、理发、剪指甲;背着重症患者去做检查、转病房;给半夜逝去的人穿衣服,又抬逝者到太平间……

"当年值夜班,我也像南丁格尔一样,提上煤油灯,去查房、换药,从熟睡的患者身边轻轻走过。"

宋静说，"护士的工作就是这样，往往是无声的，但又特别重要。"

有件事让宋静至今难忘，一次，她晚班巡视患者时，细心的她发现患者刘老太太的病情突然变化，出现心跳、呼吸骤停，她迅疾作出判断，患者可能是肺源性心脏病合并心跳、呼吸骤停，于是果断采取相应措施抢救。大约 40 min 后，宋静硬是把患者从死亡线上拉了回来。

数十年的护理工作，宋静激情犹在，热情不减，从关心患者到心系众人。同事们谁家里有个难事儿，她总是帮上一把；20 年如一日，坚持每月下乡一次送医送药，为敬老院老人体检、护理；长年照顾孤寡老人、关心留守儿童，把无声的爱送到弱势群体身边。

在宋静的老家城关镇毛庄村，一位 80 岁的老太太瘫痪在床，老太太 70 多岁的弟弟智障。一有空儿，宋静就骑着自行车给他们打针送药，顺便还给他们捎点儿蛋糕，买点儿鱼、肉。近 3 年来，由于老太太瘫痪了，宋静一周去一两次，有时给他们百十块钱，还给他们梳头、洗脸、洗衣服。

另外，宋静还做了 2 名留守儿童的代理妈妈。陈青集镇小学的李伟伟和李曼，因父母外出打工无人照料，宋静主动与两个孩子建立帮扶关系。每个月，她都要到孩子的学校，给孩子送去学习用品，送去衣物，一直帮扶他们到小学毕业。直到今天，她还不时给他们打电话，嘘寒问暖。2 个孩子时常感动地说："我们的妈妈尽管不在身边，但我们身边有宋妈妈，她比亲娘还亲！"

爱之无私

熟悉宋静的人都知道，她是一个干净利落却不爱张扬的人。干了 30 多年的护理工作，她一直任劳任怨，默默无闻，除去婚假、产假，她从没请过一天事假。

1988 年 10 月，宋静新婚 2 个月时，她丈夫患肿瘤，需要手术治疗。但她硬是没请一天假。白天，她拼命工作；晚上，她才能陪伴丈夫。幸运的是，宋静的丈夫手术后发现肿瘤是良性的，很快就痊愈了。

李德怀说，宋静就是这样的人，她深爱着护理这个职业，爱患者胜过爱自己，爱患者胜过爱家人。

1990 年冬天的一个夜晚，外面下起了鹅毛大雪。交完班的宋静匆匆走出病房，正准备往家里赶，因为家里发热的孩子在盼着妈妈回家。这时，接连抬来 2 个急诊患者，怎么办？是走还是留？尽管牵挂孩子，但她还是返回病房，立即投入抢救患者的战斗中。

直到第二天黎明抢救完患者，宋静才急匆匆地赶到女儿的病床边。此时，女儿病情危重。因长时间高热没有及时得到治疗，女儿满脸通红，双眼紧闭，已处于浅昏迷状态，但女儿的小嘴在不停地翕动，喃喃地说："妈妈，妈妈，我要妈妈！"宋静的心被深深地刺痛了，两行热泪禁不住夺眶而出。

此后的一段时间，女儿多次反问宋静，自己到底是不是妈妈亲生的，因为小孩子不明白，为什么自己有病时当护士的妈妈不在身边，为什么放学时妈妈总不来接。每每听到这些话，宋静的心里就一阵酸楚。

宋静的丈夫是一名警察，工作也很忙。丈夫曾多次劝说她调换工作岗位，多照顾家里；朋友们建议她换一个清闲的工作，好好休息休息。她也曾有过两次改行的机会，一次是在 1987 年，团县委调她去从事行政工作，她婉言谢绝了；一次是 1991 年，医院让她从事病理工作，她最终选择放弃。

"从医者，就要忠于职守，心无旁骛；当护士，就要心系患者，尽职尽责。"宋静这样告诉记者，"我既然选择了护理这一职业，就会矢志不渝，坚守一辈子！"

（选自医药卫生网 2015.2.5）

（鹤壁职业技术学院　张玉泉）

第二章 护理伦理学的理论基础

【案例2-1】

现年24岁的泰默是匈牙利布达佩斯吉亚拉·尼罗尔医院的一名护士。由于她平时喜欢穿着黑色的衣服并留有一头黑色的长发,所以她的同事都叫她"黑天使"。一段时间以来,在她供职的医院中发现了一些奇怪的现象,即只要一轮到泰默上夜班,夜间患者的死亡人数就会有所增加。起初,护士和医生都没有特别的注意,因为死者都是些年老体衰或患了绝症的患者,随时都有死亡的危险。不过,由于死亡发生得太过频繁,医院还是展开了调查,结果发现,一些死者并非自然死亡,而是被人注射了大量的镇静剂或其他药物。人们很快发现许多患者是死在她的班上。通过调查,医院的主管还发现,注射给患者并造成他们死亡的药物都不在医生开出的药方中。布达佩斯警方宣布,他们抓获了被称为"黑天使"的女护士泰默,她已经向调查人员承认,她曾利用上夜班的机会杀害了大约40名患者。但在认罪的同时,她还为自己辩护说,之所以这么做是因为想帮助年老的和遭受病痛折磨的人摆脱痛苦。在被警方拘捕之后,泰默很快就承认了是她故意为患者注射镇静剂的。她承认自己曾这样干过30～40次,还清楚地说出了其中19位被她杀死的患者的名字。她还说,自己是出于"仁慈"才这么做的。警方也承认,至今还没有发现有任何证据可以证明,泰默在杀害这些患者时有其他物质上的动机。可是,法律专家和伦理学家指出,即使泰默没有其他目的,甚至是出于"人道"的目的,这样给患者注射药物致其死亡的行为都是犯罪。因为对患者来说,"安乐死"是主动而不是被动的行为。匈牙利的法律规定"安乐死"是非法的,但1997年的一项法律允许患有绝症的患者在有公证人在场的情况下可以通过书面声明拒绝医院提供的维持其生命的救治工作。可是,无论如何,如果患者不提出来,医生或者护士都没有权利擅自剥夺患者的生存权。犯罪学家说,如果泰默故意杀人罪名成立,她将被判处20年监禁。

护理工作是技术性、道德性和社会性很强的工作。随着社会的老龄化和疾病谱的变化,慢性病增多,社会医疗加强,作为护理学科的主体,护士在卫生保健与健康促进工作中的作用日益增强和提高,这越来越要求护士对自己的工作做出独立的伦理判断和决策,而这些决策是以护理伦理理论为基础,在职业伦理良心的审视和监督下,为护理行为的正确选择负责。在护理伦理学中,美德论、医学人道主义及生命论、道义论和功利论是护理伦理学的理论基础,是学习和研究护理伦理学所必须理解和掌握的。

第一节　美德论

美德论又称为德行论或品德论,是研究做人应具备的品格、品德的理论。不同国家、不同地区、不同民族都有许多传统美德,而这些美德可能在不同历史时期以及不同人群中有着不同的理解和要求。因此,认识什么是美德,什么是美德论,进而树立正确的审美观和道德观,是培养优秀护理人员的前提。

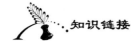

知识链接

　　美德与过恶,道德上的善与恶,都是对社会有利或有害的行为;在任何地点,在任何时代,为公益做出最大牺牲的人,都是人们称为最道德的人。

——伏尔泰

一、美德论概述

1. 美德论的基本观点

美德是指高尚的思想、品德、情操和语言、行为的和谐统一。美德论是关于道德品质的学说,重点研究做人应该具备的品格、品德或品质。换句话说,美德论告诉人们什么是道德上的完美以及如何追求道德上的完美,它所讨论的主要问题是:道德上完美的人是什么样子,人如何实现道德完美的理想,而不是道德要求我们做什么。美德论的理论出发点是人性、人格或人的本质。道德品质是指一定社会的道德原则、道德规范在个人思想和行为中的体现,是人们在长期的道德实践中培养形成的,从而表现出的一种稳定的道德倾向和心理特征。道德品质的构成要素为:道德认识、道德情感、道德意志、道德信念、道德行为。

道德认识是对客观存在着的道德关系及如何处理这种关系的规范、准则的认识。道德认识是个体道德品质形成的重要基础,离开或缺乏认识基础的情感或行为是没有多大道德价值和意义的,正确的道德认识有助于指导道德行为,可以产生相应的道德情感,或使之更理智更健康。道德认识与相应的道德情感相结合可以成为产生道德行为的内部动力。道德情感是指人们依据一定的道德标准,对现实的道德关系和自己或他人的道德行为等所产生的爱憎好恶等心理体验。个人一旦对某种义务和行为形成道德情感,就会积极地影响其道德选择。某种道德情感一旦扩展为社会性的情感,也就会不同程度地影响社会道德风尚。道德意志是人们在道德行为过程中克服困难、障碍而做出行为抉择的努力和坚持精神。道德意志和道德信念是密切联系的。当人们把道德认识变成个人的行动原则,并坚信它的正确性和正义性时,就在内心形成一种坚定不移地实现道德义务的信念,同时也就形成了体现这种信念的道德意志。道德意志是道德行为发展的重要阶段,它使一个人能够对自己提出严格的要求,做出行为的抉择,并在道德行为中坚持一贯,自觉地培养和造就自己的道德品质。道德信念是人们对某种人生观、道德理想和道德要求等的正确性和正义性的深刻而有根据的笃信,以及由此而产生的对履行某种道德义务的强烈责任感。它是深刻的道德认识、炽烈的道德情感和顽强的道德意志的有机统一。道德行为指在一定的道德意识支配下表现出来的有利或者有害于他人和社会的行为,是人的道德认识、道德品质的外部表现,是实现道德动机的手段。

美德论所重视的不只是行为,而且重视情感、人格以及道德习惯。人们除了知道自己"应该做什么"之外,还应该拥有必要的气质倾向、动机和情感,强调应该以理想的人格典范作为道德的核心,而不仅仅是要求行为合乎义务;重视人自身具有的良好能力的发挥,强调道德判断能力的培养、实践智慧的养成。正如黑格尔所言,一个人做了这样或那样一件合乎伦理的事,还不能说他是有德的;只有当这种行为方式成为他性格中的固定要素时,才可以说他是有德的。

2. 美德论的历史发展

在人类历史长河的绝大部分阶段中,美德论一直是人类道德生活之舟的领航者。即使是在受到了功利论、权利论巨大冲击的近现代,它也仍然对人类道德生活发生着重大的影响。在后现代的西方国家,甚至出现了美德论回归的倾向。

在中国,美德论是人们从古至今道德生活的主旋律,是一直高擎的伦理旗子。追求美德一直是中国人民在精神生活中孜孜以求的主题。如在中国文明史中第一次思想大解放、人文精神大放异彩的春秋战国时代,尽管诸子百家对美德的理解有很大差异:老庄强调自由无为、返璞归真;孔子看重和谐、仁义礼智;墨家关注兼爱利他、节俭非攻等,但注重人的精神生活、追求做人的美德是完全一致的。正是由于他们的思考和贡献,才最终造就了以美德论为基本内容的伦理中心主义的文化传统。在中华文明史中,这种美德论传统一以贯之,不仅形成了积极进取、注重终极关怀的价值取向,如生活中的"三不朽"(立德、立功、立言)的强烈追求,而且塑造了勤劳勇敢、自强不息、奉献社会、厚德载物等闻名于世的中华民族精神,涌现出一批又一批的美德楷模、民族精英,如一心治水、三过家门而不入的大禹,被称为文圣的孔子,被称为武圣的孙武子,被称为医圣的张仲景等。孔孟学派的美德论的理论性成果以《论语》和《孟子》为代表。近现代以来,这种美德论传统得到了发扬光大。以孙中山为代表的资产阶级革命家,以天下为公的美德开启了中国社会由传统向现代转型的第一扇大门。以毛泽东为代表的中国共产党人及其领导的无产阶级和劳动人民,以为人民服务的美德推动中国完成了无产阶级革命并全面向现代化进军。无论是在变法时期、战争时期,还是在和平建设时期,谭嗣同、董存瑞、王进喜们都对美德论做出了新的诠释,进一步展示了美德对人类生活的意义。在改革开放的今天,美德论虽然受到严峻的挑战,但它的价值绝不会被否定或替代,其出路只能更加完善,因为全面建成小康社会需要美德,小康社会也造就美德。

在西方,直至近代以来,美德论一直是人们生活的主旋律。古希腊神话传说中的诸神可以视为那个时代历史反光镜中具有相应美德的英雄,《荷马史诗》则是古希腊美德论的首次综合文字表述,苏格拉底是集中体现知识分子美德的哲人,而宗教神学

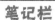

所塑造的上帝无非是人类全部美德的集大成者。由于文化特点等多种原因,西方古代对人类美德的思考更具有理论性和系统性,其代表性成果是古希腊最伟大的思想家、伦理学家亚里士多德的美德论。亚里士多德根据灵魂的类型将美德划分成两种,即理智德行和道德德行。在思想中,理性构成活动本身,表现卓越就是理智德行,其表现是智慧、理智、审慎。在与思想活动相区别的那些活动中,我们可能做到也可能做不到遵从理性的戒律,而表现卓越就是道德德行,其表现是慷慨、节制。

亚里士多德指出:美德不是先天就有的,而是后天训练的结果;理智德行一般是明晰的训练产物,道德德行一般是习惯的积淀。亚里士多德还系统地阐述了美德与知识、情感、自愿、行为、快乐、中道等之间的关系,创立了完整的美德论体系。继之而起的宗教神学伦理学,以扭曲的形式继承了美德论,对西方的道德生活起到了至关重要的作用。近代以来,由于功利论、权利论的崛起,美德论受到了严重的冲击并且被边缘化,道德生活在走向进步的过程中出现了严重的倒退,这一局面一直延续到现代。从20世纪中叶开始,西方有识之士就试图力挽狂澜。其中,最有代表性的人物是新亚里士多德主义的代言人、当代美国著名伦理学家阿拉斯代尔·麦金太尔。麦金太尔认为,现代西方社会处于传统的德性视野之后,要拯救现代社会,就要向亚里士多德美德论回归。因此,麦金太尔创立了新的美德论。麦金太尔的美德论肇始于20世纪60年代的《伦理学简史》一书,确立和完善于20世纪80年代的《德性之后》《谁的正义?何种合理性?》两部经典之作。麦金太尔从实践概念入手,将人们在实践中所获利益区分为内在利益和外在利益,并以内在利益界定美德概念的内涵。在此基础上,麦金太尔系统地论述了美德与实践之间的密切关系、美德与个人生活整体之间的密切关系、美德与传统之间的双向关系。

二、美德论的内容

护理工作者在长期的护理实践中,继承和培养了许多高尚的道德品质,它们都是美德论的重要组成部分。主要包括以下几项:

仁慈:即仁爱慈善。仁慈是人的基本美德,更是护理人员应该努力修养和履行的首要职业道德品行。要求护理人员对服务对象富有爱心,对人及其生命有高度的仁爱精神。

诚挚:要求护理人员应热爱护理事业,忠诚于服务对象,说真话,办实事,不怕困难,淡泊名利,努力维护患者及其家属的利益,敢于同损害患者利益的现象做斗争。

严谨:要求护理人员应具备严肃认真的科学态度、周详缜密的思维方法、审慎负责的工作作风。

公正:要求护理人员一视同仁地对待服务对象,合情合理地处理公私关系和分配卫生资源,尤其是稀缺卫生资源的分配。不能因为患者的年龄、性别、种族、国籍、职务高低、贫富、美丑等差异而区别对待。对每一位患者都能够做到热心接诊、细心诊断、专心救治。要做到大公无私,正确处理好国家、集体和个人三者之间的关系。面对稀缺卫生资源的分配时,要做到公平公正,避免只为少数人服务。

进取:要求护理人员为追求护理学科的进步而勤奋学习,刻苦钻研业务,不断更新知识,持续提升技能,提高护理质量。

奉献:要求护理人员在工作中要不怕苦,不怕累,不嫌脏,不嫌麻烦,不畏困难,对提高社会公众的健康具有高度的社会责任感和爱护生命的纯朴情怀。只有奉献,才能够有所收获;只有奉献,才能够有资格索取;只有具备拼搏和奉献精神,才能够不畏艰苦,勇往直前,最终取得成功。

协作:要求护理人员能与其他学科、专业的人员密切配合,互相尊重和支持,齐心协力,为服务对象的身心健康水平的提升而共同努力。医疗和护理虽然是两门独立的学科,但却息息相关、密不可分,医护人员必须密切配合、携手合作,才能提高医护水平。

廉洁:要求护理人员办事公道,作风严谨,不沽名钓誉。要洁身自好,不贪图私利,不以权谋私。

三、对美德论的分析

美德论的理论特点主要表现在以下几个方面。

1. 把道德与有道德的人等同起来

以个人为道德的主体和载体,把道德与有道德的人等同起来,伦理认识的对象集中于独立的个人品德。重视人的道德主体性,强调自由、自律和负责精神。在解释个人品德的来源上,有天赋说(如孟子)、养成说和神授说等不同观点。孟子认为每个人都有怜悯之心,好像只要突然看见一个小孩掉进井里面去了,必然会产生同情的心理——这不是因为想和这孩子的父母拉关系,也不是因为要博取别人的赞赏与赢得良好的声誉,更不是因为厌恶这孩子的哭叫声才产生怜悯之心。所以孟子说:"恻隐之心,人皆有之;羞恶之心,人皆有之;恭敬之心,人皆有之;是非之心,人皆有之。恻隐之心,仁也;羞恶之心,义也;恭敬之心,礼也;是非之心,智也。仁义礼智,非由外铄我也,我固有之也,弗思耳矣。"意思是说,同情别人的心,人人都有;知道羞耻的心,人人都有;对别人恭敬的心,人人都有;明辨是非的心,人人都有。同情心属于仁,羞恶心属于义,恭敬心属于礼,是非心属于智。仁义礼智,不是外人强加给我的,是我本来就有的,不过是没有去思考追求罢了。

2. 把品德价值视为人的价值的一个方面

美德论不仅把品德好坏作为区分人与非人的界线,而且还作为衡量人的价值的重要标准。把人的美德作为价值追求的目的,而不是作为达到其他目的之手段。例如,李老先生是一位千万富翁,他有两位儿子,在他百年之后,他的财产会留给他的两位儿子。大儿子希望可以获得父亲的大部分遗产,因此十分孝顺李老先生,事事都以父亲的意愿为先,每晚都回家与父亲共膳,每次假期皆与父亲出外旅行,每次李老先生生日时,大儿子皆会与他庆祝生日,可谓是无微不至,亲戚朋友皆盛赞他是一位孝子。又如,陈先生是一位奔驰轿车的售货员,自小被教导要尊敬老人、孝顺父母。每年的新年、圣诞等节日,他要加班工作,不能陪伴父母,但他仍然坚持每晚回家吃饭,与父母共聚天伦,他的父母皆觉得他是一名孝子。按照美德论的要求,李老先生的大儿子就不是孝子,而陈先生才是真正的孝子。

3. 在伦理认识中,重视个体道德心理分析

美德论认为,道德表现于人的言谈举止,深藏于人的品性之中。因此,重视知、情、意等理性和非理性因素对行为选择的影响,以心理学为伦理学之基础。

4.重视品德范畴的体系建构和实际应用

有一套反映品德现象的特殊语言系统,并与其他的知识性语言系统相区别。相对于研究社群道德的宏观伦理学而言,美德论是注重个体道德研究的微观伦理学。中国儒家传统的道德修养功夫可以概括为格物、致知、修身、齐家、治国、平天下。

5.局限于个体人的道德完善,忽视社群环境对个体道德的制约性

它局限于个体人的道德完善,忽视社群环境对个体道德制约,没有把作为道德主体的人理解为社会关系的总和,不利于实现个体道德建设与社群道德建设的平衡发展。

四、美德论在护理中的应用

佛罗伦斯·南丁格尔认为,优良的道德品质是一个优秀的护士必须具备的显著特性。她提出,作为一名优秀的护士应具有"纯洁、忠诚、献身、可信、自制"等优良品质。护理行为和护理目的的善良助人,决定了护理工作是一种体现人类美德的工作。因此,护士在工作中要认识到护理工作本身的重要性与崇高性,增加自己的职业认同感与成就感,在个体的内心形成稳定的道德信念。在护理过程中,善于利用美德论来阐述护理行为与后果,评判护理当事人行为与后果的善恶。

由于道德品质是道德规范的他律走向自律的结果,它的形成客观上需要进行道德教育、道德评价、创造良好的道德环境,主观上需要个体在接受道德认识的基础上进行情感转化,通过修养锻炼道德意志,最终养成行为习惯。因此,要求护理管理者在培养护理人员良好的道德品质方面必须从两方面入手:一方面,要建立和完善护理人员道德教育与评价体系,建立良好的医院护理文化;另一方面,要对护理人员进行人性化管理,使护理人员将道德原则和规范内化为道德情感,形成道德认识与道德情感的统一,从而养成良好的护理职业行为。

第二节　道义论

【案例2-2】

在一所大医院的手术室里,一位年轻的护士第一次在手术台上配合一位著名的外科专家做手术。复杂艰苦的手术自上午进行至黄昏。眼看患者的伤口即将缝合,年轻的护士突然盯着专家说:"老师,我们有 12 块纱布,您只取出了 11块。""我已经都取出来了。手术已经一整天,立刻开始缝合伤口。"专家断言道。"不,不行!"年轻护士高声抗议,"我记得清清楚楚,手术中我们用了 12 块纱布。"专家不理她,命令道:"听我的,准备缝合!"年轻护士毫不含糊地说道:"您是医生,您不能这样做。"直到这时,专家冷漠的脸上才浮起欣慰的笑容。他举起左手里握着的第 12 块纱布向所有人宣布:"她是我合格的助手!"

道义论又称为义务论,是以道义、义务和责任为行动依据,以行为的正当性、应当性作为道德评价标准的伦理学理论。

笔记栏

一、道义论概述

"铁肩担道义,妙手著文章。"所谓道义,即是道德与正义的合称。在中国传统文化中,"道义"是一个既神圣又崇高的字眼:能够以实际的行动将这两个字体现得淋漓尽致的人,往往青史留名、千古流芳;相反,敢于将它践踏在自己脚下而且毫无惧色的人,则势必会被牢牢地钉在历史的耻辱柱上。《周易·系辞(上)》记载:成性存存,道义之门。也就是说,道义是万事万物之所以存在的根本原因,是天地化育万物、长养众生的至高德性,人类社会所遵从的道德规范及节义操守是这种至高德性的具体化表现。

1.道义论的基本观点

道义论,是指人的行为必须遵照某种道德原则或按照某种正当性去行为的道德理论。它以道德义务和责任为中心,研究和探讨人应该做什么,不应该做什么,即人应该遵守怎样的道德规范,并对人的行为动机和意向进行研究,以保证人的行为合乎道德。道义论侧重行为的动机,不注重行为的后果,而诉诸一定的行为规则、规范及标准,其理论的核心是义务和责任。也就是说,一个行为的正确与否,并不由这个行为的后果来决定的,而是由这个行为的动机和标准来决定的。注重的是这个行为的动机是否是"善"的,行为的本身是否体现了预设的道德标准。康德作为道义论的主要代表,主张"为义务而义务",遵照某种既定的原则或者某种东西本身固有的正当性去行为,而不去考虑行为对人对己带来的结果如何。其实质是,强调义务的绝对性、至高无上性、命令性和无条件性。从道德评价的角度看,评价的标准是行为的动机、意向和行为遵循的规则等道德因素,而不去考虑行为结果对人对己的利与害。

根据具体论证方法的不同,一般把道义论分为行为道义论和规则道义论两种类型。行为道义论是指做事情不一定遵循什么规则,只要行为本身是合乎道德的,这个行为就是正当的。规则道义论是指行为遵循的规则必须是合乎道德的,否则,便不是道德的行为。行为道义论看行为本身正当与否,规则道义论看遵循的规则是不是正当的。

2.道义论的历史发展

中国春秋时期的儒家伦理思想是中国道义论思想的典型代表,这一时期的"道义"指的是对封建礼教道德原则和规范的遵守。"君子喻于义,小人喻于利","君子以义为上"等思想把"义"与"利"做了鲜明的定位。孟子在此基础上把"义"与"利"绝对的对立起来,指出"何必曰利? 亦有仁义而已矣。"这样,以"义"抑"利"的思想成为中国道义思想的核心,并在中国传统思想中占据了极其重要的地位。"正其谊不谋其利,明其道不计其功"从理论上把"义"放在了社会生活的正统位置之上。在宋明理学之中明确地提出"不论利害,唯看义当为与不当为"。至此,中国在道义论学理上把"义"界定为了轻后果与结论、重规范与动机的道德行为标准。

在西方,苏格拉底在理论上首开道义论的先河,他主张"美德即知识",试图给道德提供具有普遍必然性的理性基础。柏拉图在《理想国》中设立了最高的、绝对的"善",认为人生的根本目的就是达到"至善"。按照亚里士多德的看法,这种"至善"一方面是社会组织(城邦)保障下的人的自我实现,另一方面,城邦的存在与发展又必须依赖公民的德性,以德性保障自我实现的手段是"一种相互保证正义的约定"。这

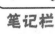

里的"约定"为契约的较早形式,后来发展成为社会契约论学说。由此,我们看到"自然法"和社会契约论始终是和社会正义及道德问题联系在一起的。霍布斯、卢梭等人把道义与国家政治、秩序和统治更为完整的结合起来,使得这一理论形态在社会政治生活中得到了更高的发展和一定的实践,但均是出于形而上的研究,故而没有取得显著而长久的社会认同。

在近代道义论研究中成绩最大的是康德,他所理解的道义论是典型的规则道义论。该理论的根本原理是绝对命令(categorical imperative)。所谓绝对命令,是无须证明并且具有普遍性,人们处于义务感而绝对服从的道德规则,而且只有这样才是道德的。绝对命令有两种表达形式:

第一种形式:一个人的行为符合一切人所能奉行的规则,这一行为就是道德的;反之,一个人的行为不能为一切人所奉行,那么,这一行为就是不道德的。此种形式是以一个人的行为能否普遍适用来证明其道德是非。康德给我们的一个启发是,义务的可普遍化原则可以成为判断行为是否正当的一个标准。比如说,你不知道为了解脱自己的困境,可不可以明知将来还不了钱,却还是向某人许一个到期归还的假诺言以借到他的钱,那么,你只要自问一声:许假诺这一行为是否可以普遍化呢?于是你马上就能发现,如果人人都可以这样许假诺,就根本不可能有许诺这件事了。因而许假诺的行为就是不正当的,你就不应当做这一件事。康德的"你应当遵守诺言"这一例子所指示的行为准则就是一种可普遍化、以人为目的和自我立法的准则,因而就构成对人的一种绝对的道德命令,而不管守诺会带来好的还是坏的结果。

第二种形式:一个人在某一行为中不把任何人单纯当作手段,而看成是行为的目的便是道德;反之,是不道德的。根据康德理论,一个人做任何事情,对人对己最终的目的要保持一致。例如,某护士为患者试用了一种新疗法,尽管此疗法效果是肯定的,但是此护士仅仅是为了其研究的需要,而不是为了患者治疗的需要,那么,此护士的行为在道德上是有缺失的,因为这位护士的所作所为不是把治疗患者作为目的,而仅仅当作研究手段。正像黑格尔在其《法哲学原理》中所说的那样:伦理学中的道义论,如果是指一种客观学说,就不应包括在道德主观性的空洞原则中,因为这个原则不规定任何东西。他进而指出,空泛、抽象的道德原则如果要成为能够作用于人的道德规范,那么,必须将其纳入人们生活的群体性特征所构筑的文化之中,也就是纳入到人的伦理生活之中。由此可以看到,"道义"是社会的产物,它一经脱离社会实践就不再具有其实践价值。

二、道义论的基本内容

道义论是以道德义务和责任为中心,对人的动机和意向进行研究,探讨护理人员应该做什么,不应该做什么,以及如何做才是道德的,即以护理人员的道德义务和责任为中心,确定护理人员的行为准则和规范,要求护理人员将这些准则和规范作为一种道德责任约束个人行为,强调对患者的生命和健康负责是护理人员的绝对义务和责任。

在护理伦理学中,护理人员的义务分为法律义务和道德义务两个方面。《中华人民共和国护士管理条例》对护士的法律义务做了比较详细的规定,护理人员的法律义务是道德义务的底线和基础。护士的道德义务是多方面的:对患者的义务、对同事的义务、对护理科学的义务、对社会的义务等。

三、对道义论的分析

道义论形成的内在根据是人类及社会对道德权利、道德秩序、道德义务和道德评价的现实需要。道德权利是指实践主体在利益、尊严与价值方面要求得到满足的权利,它是以社会舆论、传统习惯和实践主体的内心信念等方式来维护的。道德权利的实现要求人们遵循一定的道德秩序,只有有了良好的符合现实的道德秩序,社会的各项实践活动才能顺利进行,实践主体在利益、尊严与价值等方面的要求才能得以满足。道德权利的实现要求道德义务的履行。道德义务是人们基于一定的道德信念,自觉履行的对他人和社会的责任、任务和使命,它不以报偿为前提,这是获取道德权利、实现道德需要的基础所在。社会形态的变迁导致了道德评价的不同。在一个社会中,"人们依据一定社会或阶级的道德标准对他人或自己的行为进行善恶、荣辱、正当与不正当等道德价值的判断和评论,表明肯定或否定、赞成或反对的倾向性态度",决定着我们道德范畴的取舍、道德价值观的建构与道德行为的反思,所以道德评价在道义论形成的内在诸根据中占有主导地位。

人具有自然性和社会性。作为自然性的存在,人需要有维持自己生存和发展的行为,表现为个人利益,故人类有了对道德权利的要求。这个要求在本质上体现的是人性的自然化;作为社会性的存在,人需要有维护社会稳定和发展的行为,表现为社会共同利益,故人类社会有了对道德秩序和道德需要的要求。个人利益的实现,必然需要在有着道义规范的社会共同体中进行,这样人的自然性使人的道义具有了现实可能性,人的社会性使道义具有了存在的必要性。在历史的发展中,人类意识到了以"道义"为主导内容的道德规范不仅是保障他人行为实现的社会意识存在,而且是保障自我权利实现的道德规范的体现。正是出于这些,人类在不同的时期从事不同的社会实践的时候,总是要寻求符合当时社会总体价值导向的"道义"。人性内在需要客观地受制于外在秩序。只有"道义"规范下的社会秩序的存在,社会实践中的人的需要才可能得以和谐实现,所以社会的秩序性为人的个体发展提供了前提。我们的实践行为不仅要符合我们自己的利益,更要符合他人的利益,这是一种责任。在社会实践中,我们既要重视个人的正当利益,又不违背集体的道义原则,这也是马克思主义的一贯精神。集体主义效能的发挥,要以个人正当利益的实现为现实基础,从而,"道义"在保障个人利益实现的同时,保障了社会的有序运行。

人的自然性的实现要依靠人的社会性的实现,特别是"道义"的价值引导。用一句话来概括"道义论"形成的内在根据,即为了个体实践行为的有效实现和社会秩序的良性运行。一个行为的结果在我们行为之前已经以意识的形式表现出来了,也就是说"善"或者是"恶"成为既定的。在这个前提下,行为的动机、手段、正当性等则成为实践活动中最应该考虑的内容。人类永远都在追求着最大幸福,但实现这个追求的过程则要采用"道义"的手段。结果是最大幸福,但需要非道义的手段才能取得,或者已经用非道义的手段取得了,这对社会整体来说是一种"恶",只是对某些人或某个人来说是"善"罢了。在社会实践中,我们倡导形而下的"道义论"就是为了实现社会的最大幸福原则,这个原则的结果是和谐社会。

道义论侧重于社会道德规范的建构,把道德规范的实质理解为个人对他人、对社会应尽的义务。它的出发点是社会关系或社会实践。具体表现在：以维护社群整体利益为出发点，提出对个体的道德规范要求。重视社会道德规范体系的建构，并把这些道德规范是否被遵守作为评价个体行为正当性的依据；从个体方面来说，把履行社群提出的道德规范作为一种不可推卸的道德义务，也把学习和实践道德规范作为个体获得社群成员资格认可的必要条件；在对道德规范（或道德义务）正当性的论述中，不仅从社群生活的伦理关系出发，还从自然规律或超自然的信仰对象中寻找依据；在道德认识上把"实然"与"应然"、求"真"与求"善"结合起来。在道德价值上，强调社群利益高于或先于个人利益，坚持重群体轻个人或先群体后个人的价值导向。在道德实践上，重视道德教育和道德评价的他律作用；由道德规范所体现出来的道德义务，既可以是个人的，又可以是群体的。

但是，随着医学科学、护理科学的发展以及人们观念的转化，道义论也存在一些局限性，主要是：忽视了行为动机与效果的统一性，强调护理人员行为的动机纯正，不重视护理行为本身的价值及其导致的后果。如护理人员利用高精尖技术保持患者长期处于"植物生存状态"，甚至脑死亡状态，不仅没有给患者带来幸福，还给家庭和社会带来了沉重的负担。强调以患者为中心，强调对患者尽义务，忽视了护理人员对他人、对社会的义务，即忽视了对患者应尽的义务与对他人、对社会应尽义务的统一，如在护理工作中维护患者的利益与社会利益及卫生资源分配之间的矛盾。忽视了护患之间义务的双向性，强调护理人员对患者尽义务的绝对性和无条件性，忽视了患者应尽的义务，如在临床护理实践和护理科研中，患者利益与患者支持护理教学和支持护理科学发展的义务之间的矛盾。

四、道义论在护理中的应用

道义论作为护理伦理的基本理论之一，具体是指护士在护理过程中应该或不应该做什么，或者怎样做才是符合道德的。其内涵是指护理人员在护理过程中的道德情感、护理责任心、道德动机与良心的状态。道义论在医疗护理领域的应用一直占相当重要的统治地位，对护理学科的建设与健康发展起了巨大的推动作用。道义论要求护理人员在工作上要严谨务实，认真负责，力求最佳护理效果，同时注重自我内在素质的修养，对患者要富有仁爱救助、尽心尽力、同情关怀、不伤害和维护患者合法权益、公正、宽容、尊重等情感与心态，要积极创造最佳护理环境与氛围，全面提高护理质量。

第三节　功利论

一、功利论概述

功利论是一种以道德行为的目的性意义和可能产生的或已经产生的实质性价值（效果）作为道德评价标准的伦理学理论，又称为目的论（teleology）。判断某行为是否有道德主要看其行为所引起的后果如何。当某行为能够为大多数人带来最大幸福便是道德的，否则就是不道德的。在道德正当性问题上，功利论强调行为结果的善性价值,把对行为结果的非道德意义上的好坏作为评价道德正当性的依据。这样,"好"就是优先于正当的,正当依赖于"好"来确定。

当代美国著名哲学家弗兰克纳在《道德哲学导论》里给功利论做了一个明确的界定。他说:"功利原则十分严格地指出,我们做一件事情所寻求的总的说来就是善或利,超过恶或害的可能的最大余额,也可以说是恶超过善的最小的差额。"这里讲的"善"或者"恶",指的是非道德意义上的善和恶。非道德意义上的"善"和"恶"是什么呢?简单说就是好和坏。

二、功利论的历史发展

功利主义作为一种伦理学说,无论是在伦理学发展史上,还是在社会道德生活中,都产生了广泛、深刻和持久的影响。

功利主义的思想渊源可以追溯到古希腊时期的幸福论和伊壁鸠鲁学派的快乐主义学说。17世纪英国经验论哲学家霍布斯、洛克和18世纪法国哲学家爱尔维修、霍尔巴赫等人的伦理思想已经具有了功利论的思想。19世纪由边沁和密尔建立起系统的功利主义伦理思想体系。密尔的伦理思想对19世纪末、20世纪初的直觉功利主义伦理思想产生了直接的影响。19世纪末,英国伦理学家西季维克用直觉来说明功利主义原则,其理论被称为直觉功利主义。

功利主义的鼎盛时期是19世纪。进入20世纪,由于受到各种伦理思潮的批判和攻击,功利主义曾一度转入沉寂。到了20世纪50~60年代,社会的变化发展呼唤伦理学对种种新道德现象做出解释。伴随规范伦理学的复兴,后果主义讨论成为伦理学研究的中心,以及哲学向关注社会现实问题的转向,沉寂已久的功利主义又成为西方哲学界和伦理学界讨论的热点,并一直延续至今。

当代科学技术的发展和由此带来的社会变化,使许多领域产生了对伦理理论的需求。生命科学的发展对旧的生命道德观的冲击和对新的生命道德观的建立的渴望,要求人们在科学进步和道德控制之间做出选择,功利主义在一定程度上为这种选择提供了理论上的支持。现代生命伦理学的形成和发展,功利主义理论发挥了重要作用。无论是生命质量的确定、生命价值的判断、死亡方式的选择,还是医疗卫生事业的宏观决策、有限卫生资源的合理分配等,都存在依据什么样的标准进行价值判断和道德选择的问题。在各种判断和选择中,功利主义理论在原则和方法上具有不可替代的理论功用。

三、功利论的基本思想

以边沁和密尔为代表的英国19世纪的功利主义,继承和发展了历史上幸福论和快乐主义伦理思想,从自然人性论出发,认为人是自然的产物,人的本性是追求感官的快乐,逃避感官的痛苦,因而人都是处于苦和乐这两个最高主宰的控制之下,苦乐既是道德的来源,又是道德善恶的标准。凡是能求得快乐的就是善,反之就是恶。

在行为的道德评价依据上,功利主义是典型的效果论。功利主义认为,一个行为的正当与错误,是由行为所产生的善的、好的(即快乐、幸福)或恶的、坏的(即痛苦、罪恶)后果所决定的。或者说,从功利目的出发,一切行为的道德价值最主要的是看它能否产生快乐和幸福,即产生对行为者有利的效果。道德之所以有价值,不在于它有什么崇高的美名,而在于它有着能满足人们的快乐的实际利益。因此,对人的行为的善恶进行评价的根据,只能看行为的结果,离开行为对人们所产生的有利的效果,也就不可能有道德上的善恶。换言之,行为的正当,以行为增进幸福的倾向为比例;行为的不正当,以行为产生不幸福的倾向为比例。幸福是指痛苦的免除,不幸福是幸福的丧失。

边沁把快乐分为由感官引起的快乐、财富引起的快乐和权利引起的快乐等十几种,痛苦也分成由感觉引起的痛苦、穷困引起的痛苦和仇恨引起的痛苦等十几种。边沁认为,苦乐没有质的区别,只有量的不同,而且苦乐的量可以进行精密的对比和计算。为此,边沁编制了一个"快乐和痛苦的等级表"。该表设计了计算快乐的 7 个因子,并设计了计算快乐的方法来量化人的快乐。该表一方面可以根据苦乐自身的强弱度、持续性、确实程度和远近计算;另一方面也可以根据苦乐是否纯粹和对他人的影响程度计算。边沁计算的结果是:人们应当追求最持久、最确实、最迫切而且又是最广泛和最纯粹的快乐。在边沁看来,幸福就是趋乐避苦求得最大快乐,功利的原则应当是求得最大多数人的最大幸福,而幸福和快乐的基础是利益。

密尔直接继承发展了边沁的功利主义伦理思想,建立了以最大幸福主义为内容的完整系统的功利主义理论体系。密尔认为,人的本性都是追求幸福的,幸福就是免除痛苦,获得快乐。而快乐有高级和低级之分,精神快乐是高级快乐,感官快乐是低级快乐,人们都愿意而且应该选择高级的快乐,放弃低级的快乐。密尔认为,幸福就是一种利益,个人的幸福就是个人的利益;追求幸福的要求使人成为利己的。但在人性中又有一种强大的欲望,即社会感情,这种感情使个人想同人类成为一体,不再做损害他人和社会的事情,而要求人们以公共利益作为行动目的,以增进全体人的幸福为行为标准。因此,密尔提出应以增加还是减少社会幸福作为善恶标准,以追求"最大多数人的最大幸福"为最高道德标准。为了增进个人的幸福和保证个人的利益,需要增进社会的利益和幸福。所以功利主义又被称为"最大幸福主义"。

密尔还根据功利主义原则,批判了历史上各种动机论,主张动机与对行为的道德评价无关,评价一个行为是否符合道德,只应当看行为的效果。一个不好的动机做出一个好的行为,只表明这个人的品格不高,但行为本身仍是高尚的。

现代功利主义提出了两个基本问题:一是如何确定行为的效用;二是人应该如何行动才能获得最高福利。现代功利主义具有代表性的是行为功利主义(act-utilitarianism)和准则功利主义(rule-utilitarianism)。

准则功利主义把功利主义的效用原则和人们行为的道德准则结合起来,在坚持效用原则的同时,强调道德准则对指导人们行为的重要性。准则功利主义认为,判定行为的道德价值要根据这一行为是否符合具有普遍意义的规则。这种规则应该带来正效用,或者正效用大于负效用。规则可分为倡导性规则(或要求)和劝诫性规则(或禁令)。倡导性规则,如诚实守信等;劝诫性规则,如不许偷盗等。人们的行为选择之所以应该遵守一定的道德规则,是因为按照这些规则去做,就会产生最大的利益和幸福。准则功利主义把对大多数人能产生最大的利益和幸福作为他们所提倡的一般道德规则的根据。

行为功利主义的主要观点是,强调根据具体情况下的具体行为所产生的效果来确证一个行为的正当性。如果一个行为比任何另外的行为在此时、此地、此种情况下能更好或更有益处,那么这一行为就其内容来说就是善的、道德的。行为功利主义反对准则功利主义,认为准则功利主义评价人的行为的方法是抽象的,准则功利主义评价行为仅仅依据行为是否符合社会上通行的道德准则,而没有考虑个人的主要利益和福利。因此,行为功利主义认为,形式上的准则会使人做出与个人利益完全对立的行为,会迫使人做出导致贫困和失败的行为。

【案例2-3】

一位15岁女孩患肾炎继发肾功能衰竭住院3年,一直做肾透析,等候肾移植。经父母商讨,同意家人进行活体移植。经检查:其母因组织类型不符被排除,其弟年纪小也不适宜,其父中年、组织类型符合。医生与其父商量作为供者,但其父经一番思考决定不做供者,并恳请医生告诉他的家人他不适合做供者,因他怕家人指责他对子女没有感情,医生虽不大满意还是按照他的意愿做了。

在这个案例中,从道义论出发,父亲对其子女有抚养的责任,当女儿生命处于危急之中,父亲为了保全自己,连亲骨肉也"视死不救",在道德上是有缺陷的,为中国的传统道德所不容,会受到人们的谴责,也影响家庭的和睦,在个人良心上也是一件憾事;从功利论出发,女孩的生命质量已很低,即便移植成功生命质量也难以保障,以一方的器官丧失来挽救成活未卜的15岁孩子,从效用上未必有价值。况且,其父是中年人,还有抚养另一子女的责任,正是干事业的最佳年龄,从代价效应分析,他不做供者符合行为功利主义的观点,可以得到道德上的支持。

四、对功利论的评价

1. 关于功利主义的效果论

功利主义作为一种效果论,强调动机必须见诸效果,它的合理性在于认识到了动机作为一种内在的心理意识活动,如果没有相应的行动表现出来,人们就难以判断行为人是否确实具有某种动机。在这个意义上,功利主义抓住了以康德为代表的动机论的弱点。但是功利主义却由此走到了另一个极端,即否定动机在进行道德评价时的作用,认为对于行为的道德评价只能唯一地依据行为所产生的效果;如果一切以行为的效果来判断其善恶,那么一些从恶劣的损人利己的动机,或从恶劣的贪婪欲求出发的行为,都将抹去它的恶的道德特性;那些以欺骗的手段来达到个人的某种卑劣目的而做的某种所谓的"好事",也应该从道德上给予善的评价。因此,功利主义的效果论容易在相当大的范围内否定善恶的区别,甚至导致把恶当成善,这样就使道德评价失去了应有的意义和功能。

2. 关于功利主义的快乐标准

功利主义所说的行为的效用是以该行为能不能带来幸福或快乐为标准。能给自己带来幸福或快乐的是利己主义的功利论,能给他人带来幸福或快乐的是利他主义的功利论。功利主义的决策程序是:首先列举一切可供选择的办法,然后计算每一种办法可能的后果对自己和别人产生了多少幸福(快乐)和不幸(痛苦),最后比较这些后果,找出导致最大幸福(快乐)和最小不幸(痛苦)的办法。按照功利主义的观点和逻辑,杀人的行为本身在道德上不一定是错的,错就错在后果,如果杀某个人给世界带来的不幸少于不杀这个人带来的不幸,那么杀掉这个人就是对的。再如,只要患者已经不可治愈,又极度痛苦,用药无法缓解,并且患者和家属有所要求,医生就可以给患者用药使他无痛苦地死亡,这也是善的、好的,功利主义必然会得出这样的结论。案例2-1中护士泰默的行为如果按照这种观点无疑是应该得到支持的,但是她的行为无疑又是违法犯罪的行为。

3. 关于功利主义的偏好论

按照功利的要求来列举一切可选择的办法,然后计算出每一种办法可能的效用,找出正效用最大、负效用最小的办法,实际上是不可行的。于是,有人提出一个以人的主观偏好为准的偏好效用主义。偏好是指个人所要的。这样,只要个人的主观要求得到满足,就有了效用,也就不必去做那些费力不讨好的计算了。但是,偏好效用主义有一个很大的问题,即如果一个人有不能令人接受的偏好,那么应该怎么办呢?解决这个问题有两种办法:一种办法是确认一般人不会有令人不可接受的偏好。但这种办法不能解决问题,因为一个人没有令人不可接受的偏好是不太可能的。另一种办法是将可以接受的偏好与不可接受的偏好区分开来,这同样不能解决问题。因为,其一,找到这种区分标准是不容易的;其二,这种做法本身就否定了偏好论,即个人主观偏好不是一个确定效用的可靠标准。也许援引公正原则能够区分可以接受的偏好与不可以接受的偏好,但这样做也等于否定了只凭效用来评价行为善恶的偏好论。

4. 行为功利主义在实践中的问题

行为功利主义使人的选择只根据个人在某一具体情境下的利弊,从而使道德选择失去了客观标准。在实践中,行为功利主义会遇到理论上的困难。如一个人杀了人,不留丝毫痕迹,结果这个人未遭逮捕和惩罚;另一个人杀了人,由于作案手段不高明,很快被逮捕并判了刑。通常人们认为两人都有罪。而按照行为功利主义的观点,前者带来的不幸要比后者带来的少。但是按照常理进行道德判断,实际上前者比后者更坏、危害性更大。而准则功利主义可以摆脱行为功利主义的困难。准则功利主义认为这两个人都有罪,因为他们都破坏了"我们应该尊重他人生命"的规则,而破坏这条规则会带来极大的负效用。再如,我们能不能杀死一个身体健康、智商只有20的青年,并将他的器官移植给4个分别是心、肝、肺、肾功能衰竭却为国家做出巨大贡献的院士呢?按照功利论的计算方法其效用肯定大,可以这样做。但是人本论和直觉告诉我们不能这样做。当然,也可以这样解释,杀死一个残疾人带来的负效用会大大超过救活4个院士的正效用。但这种结果是难以计算出来的。如果按照准则功利主义的观点,则可以说这样做就破坏了"不能杀死无辜的人"这一规则,而这一规则的破坏可以带来更为严重的负效用。

5. 准则功利主义在实践中的问题

准则功利主义的问题在于:规则有没有例外?即某一行为破坏了一般认为是正确的伦理学规则,但该行为却是合乎道德的。这里有两种情况:一种情况是当两条规则发生冲突时,就必须使其中的一条规则成为例外。如纳粹秘密警察来查问犹太人藏在何处时,"不伤害无辜的人"与"讲真话"这两条规则发生矛盾,这时遵守第一条规则就更为重要。另一种情况是,在特定情况下,例外的后果比遵守规则好。如一家快要饿死的穷人捡到一个百万富翁的钱包,也许不还比还更合理,因为饿死一家人的不幸比捡了钱包不还使百万富翁遭受的损失更大。在这里,捡钱不还显然违背了拾金不昧这一道德原则。按照第一种情况,需要有某种更高的伦理学规则,即二级伦理学原则来处理这两条规则的冲突。按照这种二级原则,"不伤害"规则比"讲真话"规则更重要。而检验二级规则的正确性也是它的效用。按照第二种情况,准则功利主义认为,需要参照某种原则来决定,按遵守该行为规则所带来的坏处是否超过了破坏该规则所带来的坏处来检验该规则带来的效用有多大。

在现实中,我们经常应用功利论来评价我们的行为,进行成本和效益分析、风险评估等都充分体现了这一点。如医生抢救一个重病孕妇的生命,为了挽救孕妇的生命不得不牺牲胎儿的生命时,通常是要保障孕妇而舍弃胎儿,所谓"留得青山在,不怕没柴烧"。在这一难题中做出选择是困难的,人们称这种选择为"悲剧性选择"。因为任何一种选择都会有一定的消极后果,于是人们只能"两害相权择其轻"。这是功利主义的一种选择,也是有价值的。

总之,对功利主义的批评主要集中在两个方面:一是效用难以定量和计算,也难以预测,即:各种不同的效用如何能还原为一个单位进行计算呢?几乎是不可能的。二是有可能导致社会不公正。如果我们选择一个我们认为能导致"最大多数人最大幸福"的行为,那么对没有从这种行为中获益,甚至权益受损且处于弱势地位的少数人就是不公正的了。如用极端手段惩罚和震慑可能无辜的人,的确能给大多数人带来某种福利,也许能够得到功利论的辩护,但由此对无辜的个人造成伤害,就严重违背了人本论与公正论这些也许更为根本的理念。这说明,虽然功利论是我们广泛应用的理论,但对其也要有充分的认识,避免陷入其中的误区。

五、功利论在护理工作中的应用

功利论在护理领域中的应用,最大的好处是护士在判断或进行行为选择时,以患者和社会多数人的利益为重,同时兼顾护士个人的正当利益和医院利益,有利于将有限的卫生资源按照符合社会整体利益的方向进行分配,从而避免浪费。同时在护理实践中,功利论的主要观点有助于护士树立正确的功利观,促使其将患者和社会人群的生命健康利益放在首位,在肯定医护人员正当利益的前提下,尽量满足被服务者的利益,平等善良地对待每一位患者。另外,护理人员在实践过程中进行伦理决策与判断时要充分认识到功利主义的缺陷,避免滑向"重利轻义"的极端,防止因过分注重眼前利益而忽视长远利益和重大利益。

第四节　美德论、道义论、功利论的关系

一、区分三种理论的简便方法

一般来说,规范伦理学的回答多与实践相关(即什么类别的事情是好的),而元伦理学多注重语义学(即什么是"好")的研究,描述伦理学只是陈述现象,不做评价。这既是伦理学研究的三种方法,也构成了伦理学的三种体系。规范伦理学作为一种主要

的伦理学体系,其中又有不同的时期、不同的国家和不同的人提出的多种理论。一般情况下,不论哪种规范伦理学,有个经典的方法可以区分,因为凡是规范伦理学,都含有三个结构:发出行为的人、行为本身和行为的后果。如下所示:

$$P \qquad \rightarrow \qquad \qquad +++++++$$

Agent   Action   Consequences

人   行为   结果

如果价值判断主要基于当事人,这类伦理学理论就是美德论。

如果价值判断主要基于行为本身,对此一般有三种表述方式:被社会要求的(你必须做什么),被社会允许和提倡的(你应该做什么或做什么将是好的)和被社会禁止的(你做什么将是错的)。这类伦理学理论就是道义论。

如果价值判断主要侧重于结果,即以行为后果的好坏来判断行为的善恶,这类伦理学理论就是功利论。

总之,美德论注重的是行为主体本身的品德,道义论着眼于行为主体的动机,功利论注重的是行为的后果。

二、美德论、道义论和功利论的关系

1. 美德论与道义论

美德论与道义论的区别既是价值论的,又是方法论的,它们二者的优势是互补的。美德论突出了道德的自律性和人类学意义;道义论突出了道德的他律性和社会学意义。这两个方面是任何一个社会的伦理学体系都不可或缺的。另外,道义论的判断基于行为,美德论的判断则基于品质。

2. 道义论与功利论

功利论和道义论都是以个人利益和社会利益的对立为基础的。功利论强调的是个人利益,认为社会利益是个人利益的总和;道义论强调的是整体利益,忽视,甚至扼杀个人利益和个性发展。由此,二者在外在的功利价值和内在的精神价值关系上是对立的。在工具性和目的性关系上也是对立的。功利论把行为所获得的功利效果作为道德评价的标准;道义论把行为的道德根据归结为它本身的善及符合一定的准则和规范。因此,功利论所提出的义务是实质性的;道义论所提出的义务是形式性的。功利论是在工具或手段意义上来使用道德的;道义论是在目的意义上谈论道德的。因此,功利论提出的是相对的义务;道义论提出的则是绝对的和无条件的义务。

因此,我们可以说,道义论表现出对道德更为有利和纯正的弘扬,它强调道德的崇高性、绝对性和纯洁性,但它有可能忽视人的需要、目标和所派生的价值。道德生活并非是人生的全部内容,尤其在社会的层面更是如此。道义论的极端是可能彻底割断道德与人生的联系,使道德成为完全枯燥、空洞和生硬的东西。反过来,功利论虽然使道德与人类全面的追求发生积极的联系,但其极端则可能走向完全以"目的证明手段"的非道德主义。在实际生活中,当动机与效果矛盾时,只强调某一方面会有失偏颇。因此,这两种理论的结合是完善的伦理学理论应具备的。

3. 三种理论在人们的头脑中是并存的

我们每个人都不是绝对的道义论或绝对的功利论的持有者,或美德论的持有者。人们在日常生活中,支配其思想与行为的道德原则,有功利论,也有道义论。只要仔细观察、研究人们的生活,就不难发现这个道德真理。例如,人们经常思考:做某件事值得不值得,做某件事合算不合算。人们也常说:"两害相权取其轻,两利相衡取其重。"或者告诫朋友,不要占便宜,占小便宜吃大亏。凡此种种,说明人们在当下的思想与行为是在功利论道德意识支配下采取的。但人们的思想、行为是否完全如此呢? 不是。人们的思想、行为也常常受道义论的支配,例如,人们称道"见义勇为"是好样的! 某人对他的朋友说:"您做这种事太缺德了。"不论人们意识到与否、自觉与否,两种伦理观同时并存,每时每刻都在支配人们的思想与行为,并评价着人们的思想与行为,不过时而是功利论,时而是道义论,有时同时并用而已。同时,道义论、功利论又都可以转化为美德论。因为,道义论也好,功利论也好,都是人们德性的外在体现。我们在评价一个行为或运用这些理论指导我们的行为时,应综合分析,不断积累经验。

第五节 医学人道主义和生命论

一、医学人道主义

(一)医学人道主义的含义

人道主义(humanism)一词从拉丁文 humanistas(人道精神)引申而来,是关于人的本质、使命、地位、价值和个性发展等的思潮和理论。人道主义有狭义与广义之分。狭义的人道主义指欧洲文艺复兴时期,新兴资产阶级反封建、反宗教神学的一种思想和文化运动。广义的人道主义是倡导维护人的尊严、尊重人的权利和自由、重视人的价值,使人能得到充分自由发展的"以人为本"的人文思想。

医学人道主义是指在医护活动中同情和关心患者,珍视患者的生命价值和生命质量,尊重患者的人格和权利,维护患者利益的伦理思想。从属于广义人道主义的范畴。

医学人道主义起源于医学实践,由于受到当时社会历史条件和医学科学发展水平的影响与制约,它的发展在不同的时代表现出不同的形式和特点。医学人道主义经历了古代朴素的医学人道主义、近代实验医学时期的医学人道主义、现代医学人道主义三个历史发展阶段。

1. 古代朴素的医学人道主义

古代朴素的医学人道主义主要表现为对病弱者的关爱和对生命的珍重,医者对患者痛苦的怜悯和同情发自于自身的恻隐之心。这一阶段,因为医学水平低下,常会出现医者的人道主义愿望与非人道的医疗手段不协调的现象。古代朴素的医学人道主义的理论基础是医生对患者个体的义务论和宗教的因果报应说。

2. 近代实验医学时期的医学人道主义

近代实验医学时期的医学人道主义是在反对封建专制和医疗等级制度的斗争中形成的,具有鲜明的反对封建等级制度和神学的科学精神。近代实验科学的产生和发展,为医学人道主义的实现提供了坚实的基础和条件。这一时期人道主义的理论基础是生命神圣论、人性论和人权论。

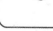
3. 现代医学人道主义

现代医学人道主义是指 19 世纪末、20 世纪初至今的医学人道观和人权观,是医学人道主义发展的新阶段,特别是二战以后,鉴于法西斯的不人道的罪行,世界医学大会制定并通过了有关医学人道主义的法规,如《纽伦堡法典》《东京宣言》,使医学人道主义的社会价值有了新提高。现代医学人道主义强调医学是全人类的事业;把人的生存权和健康权看作是基本人权的重要内容,坚决反对利用医学残害人类或作为政治斗争工具的行为;给予战俘、囚犯等医疗权利和医学人道主义待遇。这一时期人道主义的理论基础是身心统一的患者义务论、生命神圣与生命质量论、价值论、公益与公正论。

(二)医学人道主义的核心内容

1. 尊重患者的生命

尊重患者的生命是医学人道主义最根本的思想。《黄帝内经》指出"天覆地载,万物悉备,莫贵于人",唐代名医孙思邈提出:"人命至重,有贵千金",都体现了天地万物之间,人的生命是最神圣、最宝贵的,人的生命只有一次,所以医护人员应当尊重患者的生命,尽心竭力治病救人。

2. 尊重患者的人格

患者具有人的尊严,其人格应当得到医护人员的尊重和维护,绝不能嘲讽、歧视和侮辱,在对待精神病患者、传染病患者及残疾患者时亦应如此。

3. 尊重患者平等医疗的权利

医学面前人人平等是医学人道主义的重要目标。《护士伦理学国际法》指出:"职业性护理服务以人类的需要为基础,所以不受对国籍、种族、信仰、肤色、政治和社会状况的考虑的限制"。对战俘和囚犯也应给予必要的医护措施。

4. 尊重患者的生命价值,维护人类整体利益

患者是具有"生物""心理""社会"三重属性的人,因此在医护工作中,尽力挽救患者的生命的同时,也要重视患者的生命质量,更要重视患者的生命价值;不仅对患者个人承担责任,更注重对人类群体和社会承担责任。

二、生命论

生命论(biognosis)是关于人的生命本质和意义的理论。人们对生命本质和意义的认识,是随着社会的进步和医学的发展而不断发展变化的,在社会发展的历史进程中,人们逐步形成了生命神圣论、生命质量论和生命价值论三种伦理认识。

(一)生命神圣论

1. 生命神圣论的含义

生命神圣论是强调人的生命至高无上,神圣不可侵犯的伦理观念和理论。其基本内容是:应当无条件地保存生命,不惜任何代价地维护与延续生命,一切人为终止生命的行为都是不道德的。强调人的生的权利。

2. 生命神圣论的形成与发展

生命神圣论的形成与发展伴随着人类思想的历史发展过程,并且受到多种社会因素的影响,逐步得以完善、成熟。

（1）医护实践活动的道德要求催生了生命神圣论　医护实践活动因为人类维护生命和健康的需要而产生,当它成为一种独立的社会职业时,生命神圣就是医护实践活动推崇的最重要的职业道德观念。从"医者,生人之术也"的职业定义,"医乃仁术""夫医者,非仁爱之士不可托也"的职业情感,到"一视同仁,诚信尊重""关爱健康,护卫生命"的职业行为准则中,都要求医护人员必须有一颗仁爱之心,以维护人的生命和健康为己任,不论在何时、何地、何种情况下都不能结束人的生命。虽然在人类社会早期,人类因为面对恶劣的生存环境,感受到了生命的脆弱易逝而萌发了生命可贵的意识,但是只有医护实践活动中救死扶伤的行为,才真正实现了人的生命至高无上以及珍爱生命、救助生命的生命神圣观。

（2）宗教神学对生命神圣论的发展和制约　生命神圣论体现在许多宗教教义中,在宗教思想的影响下,生命神圣论衍生出"敬畏生命伦理学"和"生命绝对神圣论"。德国当代伟大医生阿尔贝特·施韦泽因为在长期积极的宗教活动中深刻体会到了生命的神圣,因而创立了"敬畏生命"伦理学。在当代医学实践中,"敬畏生命"是生命神圣论的核心观念。敬畏生命充分肯定一切生命都是神圣的,只允许在具体情况和必然性的强制之下做出区分,只允许处于不可避免的必然性才能伤害和毁灭生命,即使是合理地牺牲生命,也必须意识到并承担起重大责任,但是坚决反对由于疏忽而伤害和毁灭生命。敬畏生命伦理学深刻揭示了生命神圣论的本质,科学地发展了生命神圣论。生命绝对神圣论认为,无论生命处于何种阶段和状态,都是神圣不可侵犯的,罗马教皇认为,起始于受精卵的生命意志都是绝对神圣的。因此,他不仅反对人工流产,甚至连避孕都不赞成。在古代中国,不仅要尊重活人的生命,对死人也绝对不能侵犯,至今影响颇深。生命绝对神圣论把生命神圣论推向了极端。

（3）社会和科学的发展全面推进了生命神圣论　欧洲文艺复兴时期反对封建主义、反对神学的斗争,使人们开始重视自身价值,并且树立起了"自由、平等、尊重人权和人格"的观念,为生命神圣论提供了理论基础。近代实验医学的发展揭示了生命的奥秘,为生命神圣论奠定了科学基础。生命神圣论的观点进一步系统化、理论化。

3. 生命神圣论的历史意义和局限性

（1）生命神圣论的历史意义　强调生命至高无上、珍爱生命的观点,有利于人类的生存和发展;强调重视生命、珍惜生命,赋予了医学神圣的职责与使命,彰显了医学、护理学的价值,促进了医护人员道德品质的培养;生命神圣的信念,激励着广大医护人员为解除人民病痛、维护生命、挽救生命积极探索更有效的方法,从而推动了医学科学技术的发展;为医学人道主义的形成和发展奠定了思想基础。

（2）生命神圣论的局限性　生命神圣论虽然促进了生产力的提高和社会的进步,但是当世界人口数量已远远超过了社会生产、经济文化建设、资源和生态负荷时,再单纯强调生命神圣而无计划地增加人口,对人类、对社会将会产生灾难性的影响;一味强调生命神圣,强调必须无条件地、不遗余力的保护生命,与计划生育政策及避孕、流产、绝育等生育控制措施发生了尖锐的冲突;阻碍了器官移植、安乐死、人体实验等新技术的研究和发展;受生命绝对神圣论影响,去世后捐赠尸体的人很少,更是影响了医学教学、科研的发展;临终关怀也是基于对生命的尊重,使临终的生命能够减少痛苦、有尊严地离开人世,但是必须打破生命神圣论的桎梏,才能健康发展;基于生命神圣论的观点,要不惜代价地维持无价值的濒死生命,但这些生命已失去了对自身、家庭和社会的

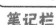

任何价值,造成了有限卫生资源的浪费与分配不合理。

(二)生命质量论

1. 生命质量论的含义

生命质量论是以人的自然素质(体能和智能)的高低、优劣为依据,衡量生命对自身、他人和社会存在价值的一种伦理观。从医学伦理学的角度上讲,生命质量论主张依据人的生命质量好坏,从人类整体利益出发,对人类的生命个体实施有效控制。生命质量论的出现,弥补了生命神圣论的部分缺陷,成为现代医学伦理学和生命伦理学的理论基础。

生命质量论认为,人的生命质量主要包括三个层面:①主要质量,也称人性素质,指个体生命的身体或智力状态。这种状态能满足个体自身生理及生存的最基本需要,是区别正常人与不健全人的标准。根据这一标准,生命质量论认为,如严重的先天畸形和无脑儿,其主要质量已经非常低,可视为非人素质,对其生命不予承认,因此,已经没有必要进行生命维持。②根本质量,指生命的目的、意义,以及与他人在社会和道德上的相互作用。根据这一生命质量标准,生命质量论认为,如极度痛苦的晚期肿瘤病人、不可逆转的昏迷病人已经失去了与他人在社会和道德上的关系,失去了生命的意义和目的,因此,已经没有必要进行生命维持。③操作质量,是利用智商或诊断学的标准来测定智力和生理状况。根据这一生命质量标准,有的生命质量论者认为,智商高于 140 的人是高生命质量的天才,智商在 70 以下的人属于心理缺陷,智商在 30 以下者是智力缺陷较为严重的人,智商在 20 以下的就不算是人。

生命质量论认为,护理工作的目的是最大程度地减少患者的痛苦,提高生命质量,给患者带来幸福,凡是有助于实现这一目标的行为都是道德的。对不符合生命质量标准的人给予救治并不能增加其快乐和幸福,也不能减少他的痛苦,所以对其放弃治疗或不治疗,也是道德的。

2. 生命质量论产生的背景

生命质量论产生于 20 世纪 50 年代。由于现代医学生物技术的发展和成熟,如人工生殖技术、器官移植、基因治疗等,使人类能够有效地、道德地干预人类生命过程,为人类保存生命、改善生命质量提供了技术保障。随着社会现代化,一些社会问题成为制约人类全面、协调、可持续发展的不利因素,尤其是人口问题,如果不控制人口数量,提高人口质量,人类自身的生存和发展将受到威胁。因此,促进了生命伦理观由生命神圣论向生命质量论转变。

3. 生命质量论的意义和局限性

(1)生命质量论的意义 生命质量论的产生标志着人类生命观已经发生了历史性的转变,是人类自我认识和自我控制的新发展,使生命伦理学更加科学和完善;生命质量论为解决当代医学道德难题与困惑提供了伦理支持,为医护人员认识和处理生与死的问题,选择诊断治疗方案,提供了理论依据,如流产、安乐死、临终关怀等;生命质量论为社会制定人口政策、环境政策、生态政策等提供了理论依据。

(2)生命质量论的局限性 生命质量论仅从人的自然素质的状况讨论生命存在的价值,有其局限之处,而且其理论也存在着无法解决的矛盾,比如,有的人生命质量很高,但社会价值很小,甚至是负价值;也有的人虽然生命质量不高,但是社会价值却超过常人,生命质量论不能使二者统一。这些矛盾的存在进一步引发了人们对生命价值的探讨和研究。

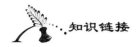

生命价值

斯蒂芬·威廉·霍金,1942 年 1 月 8 日出生于英国的牛津,1961 年霍金在牛津大学毕业后即到剑桥大学读研究生。因患肌萎缩侧索硬化(卢伽雷氏症),被禁锢在轮椅上,全身只有三根手指会动,1985 年,霍金又因肺炎进行了气管穿刺术,之后,完全不能说话,依靠语言合成器与人进行交谈。

斯蒂芬·威廉·霍金,是本世纪享有国际盛誉的伟人之一,剑桥大学应用数学及理论物理学系教授,当代最重要的广义相对论和宇宙论家。20 世纪 70 年代他与彭罗斯一起证明了著名的奇性定理,为此他们共同获得了 1988 年的沃尔夫物理奖。被誉为继爱因斯坦之后世界上最著名的科学思想家和最杰出的理论物理学家。他证明了黑洞的面积定理,其黑洞蒸发理论和量子宇宙论震动了自然科学界,并且对哲学和宗教也有深远影响,是有史以来最杰出的科学家之一。

(三)生命价值论

1.生命价值论的含义

生命价值论就是以人具有的内在价值与外在价值的统一来衡量生命意义的一种伦理观。生命价值论主张以个人对他人、对社会的作用及意义大小为标准,确定其生命的社会意义,以保证人类和谐生存和发展。

生命价值论认为,生命的价值主要体现在两个方面:生命的内在价值和生命的外在价值。生命的内在价值就是生命的自我价值,即生命所具有的潜在的创造能力或劳动能力,由生命质量决定。生命的外在价值就是把内在价值发挥出来,为社会创造物质财富和精神财富的社会价值,即个体生命对他人、对社会、对人类的意义。生命的内在价值是外在价值的基础,外在价值是内在价值的表现。二者密不可分,生命的内在价值不断转化为外在价值,外在价值不断地丰富内在价值。在伦理学判断中,判断一个人的价值要把生命的内在价值和外在价值结合起来,不仅要看生命的内在价值,更要重视生命的外在价值,即看他对他人、对社会的贡献。贡献越多,其生命就越崇高,生命价值就越大。

2.生命价值论的意义

生命价值论的出现,为全面认识人的生命价值提供了科学论证。生命价值论为人们审视生命、尊重生命、关爱生命、珍惜生命找到了科学的依据与标准;为医护实践活动中护理人员的行为选择和决策提供了新的依据;为计划生育、优生优育等提供了道德论证,也为处理临床工作中的一系列道德难题,如不可逆转的病人的抢救、器官移植、严重缺陷新生儿的处置、安乐死的推行提供了新的思路。

生命神圣论、生命质量论和生命价值论三种观点，表明人类对自身认识的深入发展，由孤立、个人的生命至上发展到在社会存在和关系中认识生命存在的意义，应当在三者的辩证统一中看待生命，在生命价值与质量的前提下维护人的生的权利，维护生命的神圣和尊严。

 思考题

一、选择题

1. 目前我国护理伦理学主要的研究方向是（　　　）

A. 公民道德问题　　　　　　　　B. 临床道德问题

C. 生命科学的发展　　　　　　　D. 护理实践中的道德意识、规范和行为问题

2. 美国著名哲学家弗兰克纳在《道德哲学导论》里做了一个明确的界定是（　　　）

A. 功利论　　　　　　　　　　　B. 道义论

C. 美德论　　　　　　　　　　　D. 人文主义

二、简答题

1. 简述医学人道主义的核心内容。

2. 简述美德论的内容。

三、案例分析

请运用护理伦理学的基本理论分析以下案例。

1. 产妇范某，39 岁，妊 4 产 1。因过去有习惯性流产，第四次妊娠保胎至 31 周早产，新生儿体重 1 850 g，而且出生后呼吸多次暂停，最长一次达 20 min。B 超检查发现新生儿有颅内出血，后来又出现吸入性肺炎、硬皮肿。医生向产妇及家属交代新生儿病情危重，即使经过抢救能够存活下来，但未来的智力可能较差。最终，产妇和家属决定：即使孩子长大是痴呆也要不惜一切代价地抢救。此时，医务人员应如何决策？

2. 患者郑某，男，65 岁，工人，参保职工。因肠梗阻和阻塞性黄疸急诊住某医院。体检：巩膜及皮肤黄染，右下腹轻压痛和肌紧张，左下腹触及一个直径 4 cm 的圆形质韧肿物，边界不清且随呼吸上下移动。综合 CT、B 超及胃镜检查结果，临床诊断结肠癌的可能性大，但不能完全排除淋巴瘤及十二指肠肿瘤，于是决定开腹探查。术中发现空肠近端壁上有直径 5 cm 的肿物，肠系膜上有直径 2 cm 的肿大淋巴结，空肠远端壁上有直径 3 cm 的肿物，胰头附近有多个淋巴结肿大，胆总管扩张，结肠未见肿物。活检冰冻切片为恶性肿瘤，有淋巴结转移，肿瘤已达晚期，失去了根治的可能性，故行姑息性手术。

术后患者发生肺部感染、左心衰竭，继之又发生应激性溃疡而致上消化道出血，虽经抢救，但病情仍反复，患者处于多器官功能衰竭状态。医生下病危通知，告知患者家属已无康复希望，并劝其放弃治疗。此时，虽然患者已欠下医院医疗费 8 万元，而家属不但不愿放弃治疗且要求输血等抢救措施。医务人员为避免与家属发生纠纷，遵照家属的要求而不惜一切代价地继续抢救半个月直至死亡，患者医疗费用总共为 20 多万元。

（鹤壁职业技术学院　苏丽秋）

第三章 护理伦理学的基本原则

护理伦理学最终表达的是人类爱的意志与人道精神,由这种崇高的精神生发出护理伦理的基本原则。护理伦理学的基本原则是指护理道德最一般的道德原则,是构建护理道德规范的最基本、最一般的道德依据,贯穿护理道德体系的始终。护理伦理学的基本原则分别为尊重原则、不伤害原则、行善原则、公正原则,这些原则是由比彻姆和查尔瑞斯在 20 世纪 80 年代《生物医学伦理学原则》中提出的,现已在国际范围内被接受,并应用在医学伦理学和护理伦理学领域,为伦理问题的解决办法提供伦理辩护。

第一节 尊重原则

我们为什么要尊重人? 因为人是世界上唯一有理性、有建立和维持人际(社会)关系能力、有目的、有价值、有信念的实体。天地之性,人为贵。人是世界上最宝贵的。尊重人包括人的自主性、自我决定权、贯彻知情同意、保护隐私、保密等内容。

一、尊重原则的含义

尊重原则,本意是尊重自主的原则,现多简化为尊重原则。尊重是人的一种基本需要,从心理学角度来认识,患者需要得到比常人更多的尊重。尊重原则可以延伸为被广泛使用的自主原则或患者自主原则,宽容原则也源于尊重自主原则。该原则的基本含义是对人应该尊重,被尊重是人的一种基本需要,每个人都应该得到社会和他人的尊重。狭义的尊重原则主要是指对人的人格的尊重;广义的尊重原则还包括尊重人的权利,即尊重人的自主权,尊重患者的生命和生命价值等。对患者来讲,得到医护人员的尊重是一个绝对无条件的道德权利;对于医护人员来讲,尊重患者是一个绝对的无条件的道德义务。

需要明确的是,尊重原则中自主的权利,对于任何人都应具有,因为疾病的原因使得一些患者丧失了自主的能力,成为自主性受限的人,没有或者缺乏行使自主权的能力,护理人员仍然要坚持尊重自主的原则。在道德上不干涉患者,在追求其价值目标中的信仰和行动,患者有权利在医疗护理活动中独立的、自愿的选择行使自主权。对患者施以任何措施和行为,都应做出真实全面的说明,由他们自主做出决定,而不能欺骗、强迫或利诱患者。对于缺乏自主能力的人（幼小的儿童、智力障碍患者等），其自主权由监护人行使执行。

二、尊重原则的依据

护理职业原本是一门充满着浓厚的人道主义的职业，它要求护理人员以人道主义精神和态度对待患者，而不能把患者视为损坏了的"机器"随意处置。但是，由于历史的种种原因，在护理学发展的长河中，尤其是在家长式的护患关系模式下，护士处于主动地位，患者处于被动地位。随着护患关系模式的转变与医院管理方式的改变，对患者的尊重在医疗实践中的应用日益广泛，其原因有如下几方面：

（1）世界各国护患关系发生了显著的变化。原先以家长式为特征的"主动-被动"型护患关系模式正在朝着以民主化为特征的"指导-合作"型与"共同参与"型的护患关系模式方向转变。这种转变的最大特征就是护患关系趋向于民主化。民主化的护患关系，一方面促使患者自主意识的增强，另一方面促使护理人员重视对患者的尊重。

（2）现代生物-心理-社会医学模式要求护理人员不仅从生物学角度，还必须从社会学角度、心理学角度去认识疾病的发生、发展和转归；既要重视患者的躯体疾病，又要了解患者的行为方式和心理状态；既要治"身"，又要治"心"；既要给患者开药物处方，又要给患者开心理处方和社会处方。在这一背景下，对患者的尊重比以往任何时期都占据着更重要的位置，尊重患者也成为护患之间共同关心的新课题。

（3）在护理实践中，由于护士与患者之间、患者与患者之间所处的情况不同（政治情况、生活情况、经济情况，对生命的理解、人生态度以及价值取向的不同），存在着对相同疾病的诊断与治疗，护士与患者、患者与患者可能出现不同的选择。面对这种情况，患者的自主权日益受到护理人员的高度尊重。

（4）现代健康教育充分利用各种传统的和现代的技术、手段对民众进行有的放矢的健康知识的普及教育，使民众健康知识的量与质得到明显的提高，这为民众患病之后，对临床诊疗措施利弊的评价奠定了基础，也为患者争取获得更多的尊重提供了知识准备，护患之间信息不对称的状况逐渐得以缓解。正是在这种背景下，对患者的尊重越来越受到关注。

三、尊重原则的具体内容

在西方国家，个人自由有着深厚的文化背景，尊重原则一般在四原则中排在首位。在现代护患关系中，尊重原则主要体现为尊重患者的自主权和知情同意权。

（一）患者的自主权

患者的自主权是患者权利中最为基本的权利和价值，患者的自主权已经成为国际生命伦理学研究的重要原则。在我国，尊重患者的自主权，一切以患者为中心，已经成为医护人员的共识。《医疗机构管理条例》第三十三条明确规定："医疗机构实施手术、特殊检查或者特殊治疗时，必须征得患者同意。"《执业医师法》第二十六条规定："医师进行实验性临床医疗，应当经医院批准并征得患者本人或者其家属同意。"

通常，患者的自主权主要包括以下几项：

（1）有权利选择医疗机构、医疗服务方式和医护人员。

笔记栏

（2）有权利自主决定接受或不接受任何一项医疗服务,特殊情况下（如患者生命危急、神志不清不能自主表达意见）可由患者家属决定。

（3）有权利拒绝非医疗活动。

（4）有权利决定出院时间,但患者只能在医疗终结前行使此权利,且必须签署一项声明或说明,说明患者出院与医疗单位判断相悖。

（5）有权利决定转院治疗,但在病情极不稳定或随时有可能危及生命的情况下,应签署一份书面文件,说明在临床医师的充分说明和理解基础上做出的决定。

（6）有权利自主付费,并与其指定的专家讨论病情。

（7）有权利拒绝或接受任何指定的药物、检查、处理或治疗,并有权利知道相应的后果。

（8）有权利决定其遗体或器官如何使用。

（9）有权利享有来访及与外界联系,但应在遵守医院规章制度的基础之上。

（10）其他应当由患者自主决定。

但是,患者的自主权并不是绝对的。有些人会因身体及心理的情况而降低其自主性,自主原则并不适合于所有患者。对于自主能力较弱甚至是没有自主能力的患者,由于其本身根本不具备理性的思考和判断能力,也就不具有自主决定的能力,此类患者需要医护人员加以照顾。

（二）患者的知情同意权

1. 知情同意的含义

在尊重原则中,最能代表尊重患者的方式就是知情同意。知情同意也称知情承诺,临床上指在患者和医生之间,当对患者做出诊断或推荐一种治疗方案时,要求医护人员必须向患者提供包括诊断结论、治疗方案、病情预后以及治疗费用等方面的真实信息,让患者或家属经过理性的思考做出选择,并以相应的方式表达接受或者拒绝此种治疗方案的意愿或承诺。换言之,知情同意就是患者有权知道自己的病情,并对自己疾病的治疗有所了解,同意并清楚所采用相应的治疗措施。

2. 知情同意的行使

关于是否告诉患者完全的信息,有的医护人员认为要视患者的具体情况和个体差异,来决定医护人员告知患者的项目和内容。如果患者拒绝某项治疗或检查将产生危险时,医护人员可选择性的强调此信息。我国临床上,如神经内科做腰椎穿刺的检查,这是非常重要的鉴别诊断,在确保此检查必须做的基础上,有的医院的医护人员一般在这方面没有做到让患者知情同意,只是告诉患者何时要做,应该如何准备等,而不是事先征求患者的意见;但当患者提出不想做某项检查时,医护人员也会尊重患者的选择。

一个具有法律上行为能力和责任能力的人,依法可以完全自主行使同意权。当患者接受某些侵入性检查或治疗前,经由医护人员向其说明实施的目的、原因、过程、如何配合、成功率、可能发生的危险与并发症,并在患者充分了解后,由本人亲自签署同意书。若患者不能行使知情同意权,或弱势群体（如智力障碍、精神疾病、昏迷患者及幼儿等）不宜行使同意权,由其家属、监护人等行使同意权都要受到尊重。在我国,知情同意权代理人的先后顺序为:配偶—子女—家庭其他成员—患者委托的其他人员—医疗机构负责人。为了不延误治疗时机,对某些需要急救又无法行使同意权的患者,

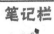

可以不受知情同意权的限制。

【案例3-1】

患者李某,男,62岁,退休干部,因喉癌住院。住院后他告诉医生:"如果肿瘤已到晚期,不要告诉我任何关于我将要死亡的消息,只要能让我舒适即可,也不要做过多的抢救。"并且立下字据,交给医生。因此,当患者病情垂危时,医生未给其使用呼吸机等抢救措施,只给予足够减轻疼痛的药物。但家属希望尽量延长患者的生命,并使用一切抢救、治疗手段。此时,患者神志已不清醒,面对家属的强烈要求,医生感到无所适从。

在此案例中,患者在清醒时立下的字据具有法律意义,应该受到尊重。但其家属希望尽量延长患者的生命,这也是可以理解的。考虑到卫生资源的缺乏,患者既然已到癌症晚期,使用高新技术抢救、治疗只是延长患者的生命;不进行抢救和治疗,对患者、他人均是有益的,这也是对患者自主性的要求。医生应向家属解释清楚,必要时可以出示患者立下的字据。

在国际上,对未成年人的知情同意权考虑比较细致,要看其精神状态、严重程度等是否了解所给予治疗的知情同意权。

3. 不行使知情同意的情况

有些情况不需要行使知情同意。

(1)紧急情况 紧急情况时,若有时间,即使是有限的时间,亦为有效;若无时间,亦为无效。

(2)治疗上的特殊情况 某些特殊情况,允许医护人员在衡量患者情况后,可告知其认为对患者健康有害的信息,目的是减轻患者的焦虑,担心患者拒绝接受治疗或检查。一旦患者情况改善,可接受所有信息时,医护人员即应将原先隐瞒的信息告知患者。

(3)患者已放弃某些(项)检查或接受某些检查时 患者入院时即主动表示同意医护人员对其住院期间所执行的各项检查与治疗,并签署协议书;或患者接受某项检查与治疗,于第一次实施时,医护人员应遵照知情同意的过程告知患者,患者了解相关信息,再次检查或治疗时,直接签署同意书。

如果患者处在特殊情况下,可不经其同意,即给予实施必要的处理,如患者的生命和健康有急迫威胁、患者无同意能力(法定代理人又无法联系上)等情况。这是临床医护人员在特殊的情况下为挽救患者生命而享有的治疗特权,也可视为患者知情同意权的特殊代行现象,或者说是推定同意的一种特殊形式。

4. 放弃治疗和尊重自主

当患者充分了解和理解有关自己病情的信息后,其做出的决定和医护人员的建议往往是一致的。但医护人员在遇到患者放弃治疗或自杀等问题时,患者和医护人员的观点不一致。虽然有些情况可强行采取医生的方式,有些还是要采取尊重患者自主权的方式,但这绝不意味着医护人员要放弃自己的责任,还应根据情况帮助、劝导,甚至限制患者的选择。

(1)患者理解决定后的放弃治疗 患者由于信仰等原因,理性地放弃了治疗,医护人员应尊重其选择,比如一名耶和华教派的信徒,遇车祸需要输血才能挽救生命,但他在清醒的时候要求不给他输血,医生将给他输血的问题提交法院,法院决定尊重其决定,不给予输血治疗。耶和华派认为输血就是喝别人的血,是不可宽恕的罪行,死后不能进入天堂,所以法院决定尊重他的要求。但类似的情况发生在一名耶和华教派女信徒身上,法院却下令输血。此同一教派妇女,怀孕 7 个月,因溃疡穿孔大出血,需要马上输血,孕妇和其丈夫都拒绝输血,医院请求法院下令输血,法官同意了医院的请求。为什么同样是耶和华教徒输血,法官的判决却不同呢?关键在于后一个案例涉及了另外的生命,而且胎儿今后是否信仰此教还不确定,所以采取对胎儿的不伤害为首要选择,而不是以尊重孕妇的自主性为主。

有时患者的决定是理性的,但如果影响到他人或社会的利益,典型的如传染病患者拒绝治疗、放弃治疗等,作为医护人员既要履行对他人和社会的责任,也要使患者的损失降到最低限度,此时医护人员要行使干涉的权利。

(2)缺失或丧失选择能力的患者放弃治疗 婴幼儿和儿童、严重的精神患者和严重智力低下患者、老年痴呆患者、昏迷患者、植物人等缺乏或没有自主能力的患者,其自主选择权在其家属或监护人手上,即家属或监护人决定被视为自主决定。当继续治疗对患者明显有利,而家属或监护人选择放弃治疗时,这时自主选择不符合患者根本利益,依据《中华人民共和国民法通则》的司法解释的条款,其他有资格做监护人的人可向法院起诉剥夺其监护资格,情节严重的构成刑法中的遗弃罪。但医护人员常常面对永远解不了的现实矛盾,医护人员可在尽可能的情况下,与家属或监护人等进行沟通协商,保护患者的利益,而不是被动地尊重监护人的自主决定。

四、尊重人格的应用

1. 尊重患者的人格

在护理实践中,无论是对人道的提倡,或是对生命的尊重,最终指向的都是对患者一视同仁、平等医疗。要做到一视同仁,首先就必须尊重患者的人格。只要人是社会的存在,就必须承认生活在社会中的每个人都有自己的尊严,这是社会给予每个人的基本权利。《中华人民共和国民法通则》第一百零一条明确规定:公民、法人享有名誉权,公民的人格尊严受法律保护。患者作为公民的一分子,在医疗服务过程中人格尊严,应该受到社会的保护。患者的人格并不因为身患疾病而被降低。相反,因其身心正在承受病痛折磨,护理人员更应该尊重和保护他们。护理人员对任何患者(包括死去的患者)都应该绝对的、无条件的尊重其人格尊严,避免因态度不当和服务不好而造成护患矛盾,引发纠纷。

2. 尊重患者的自主选择权

随着社会文明程度的提高和社会人群文化水平的提高,护患关系从家长式向民主式的转变,尊重患者的自主选择权越来越受到社会和医务人员的重视。患者也越来越希望在接受医疗护理服务过程中拥有更多的自主权。作为临床护患关系和伦理学的一个特定概念,患者自主权是指具有行为能力并处于医疗关系中的患者,在护患交流之后,经过深思熟虑,把有关自己疾病和健康问题所做出的合乎理性和自身价值观的决定,并因此采取负责的行动。它是患者权利中最为基本的一种权利,也是体现患者生命价值和人格尊严的重要内容。

尊重患者的自主选择权,首先,要增强患者自主选择的意识。因为意识是行为的先导,有什么样的意识就会有什么样的行为。其次,要努力让患者了解更多的医疗信息。了解有关医疗信息是患者做出决定的前提,能让患者获取有关医疗信息是尊重患者自主权的关键环节。再次,要帮助患者理解,医务人员不仅仅是让患者简单地签字或决定,重要的是要帮助患者理解让他们做决定的相关信息。理解有关医疗信息,是自主决定的基础,离开了这个基础就无自主可言。最后,要给患者更多自主的机会。尊重患者自主选择权还应该注意到护患之间关系不对称性和不对等性的特点,使患者成为关系中的主体,应该坚持与患者协商,主动向患者提供有关疾病治疗的信息,给患者提供更多的自主机会,鼓励患者自主地做出选择。患者有拒绝诊疗的权利,这也是尊重原则的具体体现。在通常情况下,为了使患者享有自主选择权,护理人员有义务主动提供足够的信息、适宜的环境和必要的条件,努力让患者了解更多的医疗信息;同时要帮助患者理解这些信息,保证患者充分行使自主权,并可做出有效决定。

3. 尊重患者的隐私权

一般来说,隐私就是个人享有的与他人和社会公共利益无关的私人事情。隐私权实际上就是使自己的个人隐私不受他人侵犯的权利。护理职业的特点决定了护理人员常常可以了解到患者的某些隐私,可涉足患者从未和他人谈及或暴露过的身心领域。对患者的这些隐私护理人员要予以保护,随意泄露会给患者带来伤害。为此,尊重患者的隐私权一直是中外护理伦理学一条重要的道德规范。1994 年制定的《国际医学伦理准则》中规定:"因为患者的信任,一个医生必须绝对保守患者的隐私。"我国《执业医师法》也规定:"关心、爱护、尊重患者,保护患者的隐私。"

4. 护理人员在护理活动中的"家长主义"

护理人员尊重患者的自主权,绝不意味着推卸或者减轻自己的医德责任,绝不意味着听从患者的任何意愿和要求。由于患者不懂医学,患病后身心处于不利地位,特殊情况下不能做出合乎理性的决定,为了患者的利益这时应由医护人员做出决定,这就是医学上的"家长主义"。当患者由于无行为能力或者受到外来因素影响不能做出理智的选择和决定时,护理人员应该为了患者的利益对患者的行为进行干涉,这叫作"家长主义的干涉"。如果患者的行为危害他人、危害社会,护理人员也应该干涉,这是"非家长主义"干涉。以上两种情况在伦理学上都能得到辩护。反之,护理人员站在纯中立的立场,仅充当为患者提供信息的角色,或是当患者或其家属、监护人、代理人所做的决定明显有误且一意孤行时,护理人员听其自然,都是违背患者自主原则精神的。

五、尊重原则对护理人员的要求

尊重患者的关键在于尊重患者的真实意愿。由于患者和护理人员在医学专业知识上存在明显差异,加上患者因为病痛而处于劣势地位,许多患者自身常常忽略自主权,护理人员在行使各项诊疗措施时,不能因为患者对医学知识的相对贫乏而忽略患者的感受或者对患者的自主权视而不见。在中国的护理实践中,护理人员对许多患者常采用"家属同意"的方式剥夺患者自主参与决定的机会,事实上,家属只是在患者丧失了自主能力时才使用的权宜之策,不能代表患者的自主权利,尊重患者,就要患者行使自主权。

1.增强尊重患者自主权的意识

珍视生命、尊重患者的尊严和健康权利是护理人员的天职,护理工作从本质上讲就是尊重患者的生命和健康权利,在具体工作中给个人、家庭和社会群体提供医疗健康服务,尊重患者是护理服务理念的最高境界。护理人员在日常护理工作中应自觉养成尊重患者的习惯,主动改正与患者自主权相违背的语言与行为,让患者自身参与到的医疗和护理过程中。

2.让患者了解更多的医疗护理信息

医学是一门专业性很强的科学,容易出现医患信息的不对等,即患者对自己的病情和护理人员对自己所采取的诊疗护理措施不理解或者不完全理解。患者由于不知情就没有选择和决定的可能,从而很难真正实现尊重患者的自主权,因此,在护理工作过程中应加强护患之间的沟通与交流。责任护士有责任向新入院的患者介绍其所患的疾病,以及该疾病的诊疗措施和预后情况,药物的应用及其副作用等情况,并且将患者的反应和选择意见告知主管医生,共同探讨有利于疾病康复的具体方案,对一些不利于患者康复的信息委婉告知,或者将真实的情况与家属沟通,同样有利于患者疾病的康复。

3.帮助和鼓励患者做出恰当的选择

护理人员除了让患者了解更多的医学信息外,更重要的是帮助患者理解这些信息,鼓励患者在获知相关信息后做出恰当的选择。在取得患者充分信任的基础上向患者说明各种医学检查和治疗措施的利弊,提出医护人员的建议,鼓励患者表达自己的真实意愿和选择恰当的医疗方案。

第二节　不伤害原则

所谓伤害,在生物医学中主要是指身体上的伤害,包括疼痛和痛苦、残疾和死亡、精神上的伤害以及其他损害(如经济上的损失)。不伤害的义务包括有意的伤害和伤害的风险。风险是指在治疗时可能发生的伤害,伤害是指在治疗过程中实际发生的伤害。如截肢后可能发生血栓,这是风险,而失去一条腿就是伤害。并无恶意甚至无意造成的伤害也违背不伤害原则。

一、不伤害原则的含义

不伤害原则,也可称有利无伤原则,是指护理人员的医疗行为,其动机与结果均不给患者带来本来完全可以避免的肉体和精神上的痛苦、损害、疾病甚至死亡,同时,不伤害原则还应包括不将患者置于会受伤害的危险情况下。在目前的医疗护理实践活动中,任何的医疗护理措施都是与患者的健康利益及医疗伤害相伴而来的,与患者的巨大健康利益是联系在一起的。医学技术在为患者带来一定的健康利益的同时,也存在着对患者的潜在伤害。所以,护理人员在诊疗实践活动中应树立不伤害的伦理理念,恪守不伤害的伦理原则,一切以患者的利益为中心,把医疗的伤害性降低到最低限度,做到以最小的损伤代价获取患者的最大利益。希波克拉底誓言和南丁格尔誓言中都强调应该预防任何有害之事,不用或不故意使用有害药物。

二、医疗伤害

医疗伤害是一种职业伤害,任何一种医疗、护理技术本身都存在利弊两重性,因而医疗伤害与患者的巨大健康利益纠缠在一起,中国古代医学早已认识到这一点,并明确指出医术可以救人,也可以杀人。概括来说,医疗伤害可分为道德性伤害、技术性伤害和经济性伤害。

1. 道德性伤害

道德性伤害是指由于医护人员缺乏医德而造成的,可由于医护人员的语言、态度或行为对患者造成的精神性伤害。如不负责、态度冷漠、出言不逊、行为不端;或者对患者态度恶劣、粗暴,告知患者病情方法不当;无故泄露患者隐私,说话不注意场合和对象;体检手法不当或环境不适宜等均会给患者带来不同程度的心理、精神乃至人格伤害。

2. 技术性伤害

所谓技术性伤害,是指由于医疗技术使用不当造成的患者身体或健康的伤害。由于医疗护理技术使用不当,或者医护人员医疗护理技术水平不高,均会对患者的身体或健康带来伤害。主要包括药物、手术、诊断及护理操作等对患者的伤害。在临床上,违背医药科学原理或不符合患者病情及生理病理状况的用药,称为不合理用药或滥用药。包含两层含义:一是与治疗目的不一致的用药,二是不合常规的超量使用药物。在临床上主要表现为:用药指征不明确,即没有对症下药;违反禁忌用药原则;剂量过大或不足;疗程过长或过短;合并用药过多等。滥用药物所造成的医疗伤害是:药源性疾病增多、药物性依赖增多、医药资源浪费。手术治疗以其见效快、不容易复发的优势成为根除某些疾病最常用的方法。但是,手术治疗是以一定的创伤性、破坏性为前提的,会给患者身体带来一定程度的伤害,使患者遭受一定的痛苦。在日常医疗实践活动中,手术治疗出现的缺陷,概括起来主要有三种:一是计划性缺陷;二是意外性缺陷;三是过失性缺陷。其中过失性缺陷必须追究医务人员道德和法律的责任。常用的辅助检查的诊断技术如放射诊断中的 X 射线透视、造影等对患者身体也可能造成不同程度的损伤,这种损伤在临床上称为诊断伤害,它是导致医源性疾病的重要原因。如放射诊断中的 X 射线透视、造影伤害生殖细胞、致畸;光学内镜如肠镜、支气管镜造成对管壁的机械性损伤。据报道,支气管内镜医源性疾病的发生率为 0.8% ~ 17% ,死亡率达 0.1% ~ 0.5% 。

3. 经济性伤害

经济性伤害是指由于护理人员处于个人或集体的利益导致的"过度医疗消费",而使患者蒙受经济利益的损失。目前我国有些医疗单位和个人,存在着对一些本来可以用适宜技术治疗的疾病,但为了增加收入而"过度"使用高新技术的现象。对此,应引起护理人员的警惕。

【案例 3-2】

患者宋某,男,56 岁,农民。因左小腿丹毒复发到某医院就诊,医生给他开了价格较贵的新抗生素,患者要求改用过去使用有效而便宜的青霉素,此时,医生不耐烦地说:"是你说了算还是我说了算?难道我还会害你!"患者无奈,只好百思不解地离去。

在治疗中医生有处方权,患者也有知情选择权,此案例中医患权利发生了冲突,当然医生并非有意害患者,而患者的要求也并不过分。此时,医生应耐心解释使用新抗生素的原因,争取让患者接受,但是,医生不仅没有说明原因,反而运用职权让患者接受,这是不尊重患者的权利的表现。在市场经济的条件下,有些医生出于经济利益的考虑,使用价格昂贵的进口药或新药,对传统有效而便宜的药物不屑一顾,不能排除追求经济利益的可能性。

三、不伤害原则的内容

不伤害要注意到无论是身体的伤害还是精神的伤害均应避免,不伤害原则主要体现在医疗的最优化原则和保密原则。

(一)医疗最优化原则

1.医疗最优化原则的含义

医疗最优化原则是不伤害原则在临床工作中的具体应用,可以视为一项护理伦理学规则。它是指在护理实践中,护理方案的选择和实施追求以最小的代价获取最大效果的决策,也叫最佳方案原则。如药物配伍中首选药物的最优化、外科手术方案的最优化、辅助检查手段的最优化、告知患者病情方式的最优化、晚期肿瘤患者治疗的最优化等。就临床医疗而言,最优化原则是最普通、最基本的诊疗原则。

2.医疗最优化原则的实质

医疗最优化原则的道德本质就是要促使护理人员在护理实践中,追求技术判断与伦理判断的高度统一、协调一致。任何护理判断都是由护理技术判断和护理伦理判断构成的。例如,直肠癌的诊断,从护理技术判断来看,就目前的医学手段可以采用 X 射线造影、超声波、CT 断层扫描、肠镜及活检、剖腹探查等多种检查手段。这些方法对直肠癌的诊断均是有价值的,均可以被选用,无论选用哪一种都是正确的。但是,究竟选用何种检查方法才最有利于患者,这就超出了单纯的护理技术判断的范围,它更多地涉及"应该与不应该"的问题,对于 A 患者来说,选择 CT 断层扫描是应该的,但对 B 患者而言,选择 CT 断层扫描不一定是应该的,相反剖腹探查则是应该的。"应该与不应该"问题的判断不是技术判断,而是伦理判断。伦理判断就要涉及经济基础、价值观、人生观、生命观、健康观等问题,这些不是技术解答的问题,而是伦理回答的。可见,技术的判断需要伦理判断,任何一个技术判断,任何一个护理行为的选择都是护理技术判断与护理伦理判断共同作用的结果。护理技术判断的目的在于保证护理行为选择的科学性和正确性,其判断水平高低与否主要取决于所掌握的专业知识与技能等;而护理伦理判断的目的在于保证护理行为的价值取向的目的性和善良性,其判断水平高低主要取决于判断者的道德理念、道德品质等。医疗最优化的伦理意义在于追求技术判断与伦理判断的高度统一,最终达到善待生命、善待患者、善待社会的目的。

(二)保密原则

1.保密原则的概念

保密通常是指护理人员在护理过程中不向他人泄露可能造成不良后果的有关患

者疾病的隐私。这一概念有三层含义：一是"患者疾病的隐私"，主要包含患者根据医生诊断的需要而提供的有关个人生活、行为、生理和心理等方面的隐私，同时还包括诊断中已了解到的有关患者疾病性质、诊断、预后、治疗等方面的信息；二是"不向他人泄露"，主要是指不向医护人员之外的其他人员泄露患者的隐私；三是"不良后果"，是指泄露患者的隐私会直接或间接损害患者身心健康及人格、尊严和声誉等。

2. 保密原则的伦理意义与条件

保密原则是尊重原则在护理实践中的运用原则之一，是尊重原则的具体体现，是不伤害原则在临床中的具体应用。保密体现了对患者隐私权、人格和尊严的尊重。我国现行法律法规中患者的基本权利含有隐私权。隐私权是指患者享有不公开自己病情、家族史、接触史、身体隐蔽部位、异常生理特征等个人生活秘密和自由的权利，护理人员不得非法泄密。保密是维系良好护患关系的重要保证，是取得患者信任和主动合作的重要条件。在护理实践中，无论是有意还是无意泄露患者隐私都会对患者造成伤害，都会破坏护患之间的信任关系，降低患者对护理人员的信任程度，从而导致护患关系的恶性循环，甚至因此引起不必要的纠纷。保护性护理就是趋善、向善、至善的具体体现。保密原则是保护性护理的一种重要的措施与手段。当护理人员面对诸如心理承受能力差或性格不健全或癌症等特定的患者，应该采取一定的保护性防治措施，增强其战胜病魔的信心，防止不良后果和意外事件的发生。

在护理实践中，对患者隐私权的保密并不是无限制的、绝对的，它还受到相关权力的冲突和限制。具体来说，恪守保密原则必须满足以下几个伦理条件：①保密原则的实施必须以不伤害患者自身的健康与生命利益为前提。因为，在现实的临床工作中，常常会出现恪守保密原则就会与患者自身健康与生命利益相冲突。如一个有自杀意向并且有能力付诸行动的患者，要求护理人员对其自杀意向进行保密，在这种情况下，护士能为患者保密吗？显然，护理人员从患者的生命和健康考虑不能做无条件保密的承诺，在道德上是能被接受的。②保密原则的实施不伤害无辜者的利益。当满足患者保密的要求会给无辜的第三者带来伤害时，应该放弃这种保密；否则，伦理学不会给予支持。例如，一方在婚前检查中被发现患有严重遗传性疾病或性病后，并要求护理人员对另一方进行保密时，护理人员就必须以不损害他人的利益作为一个基本的伦理前提。③恪守保密原则必须满足不损害社会利益的伦理条件。当为患者保密的后果将必然危害他人和社会利益时，应以他人和社会利益为重，对这种保密要求予以拒绝。④遵循保密原则不能与现行法律相冲突；否则，它的应用就失去了伦理学的意义。

总之，保密原则在护理实践中的应用是有条件的，必须考虑到患者以外的包括他人、社会、医疗、法律等的需要和价值。其中，他人和社会利益应是为患者保密与否的最高判定标准。

3. 保密原则的具体内容

保密不仅指保守患者隐私和秘密，即为患者保密，而且也指在一些特定情况下不向患者透露真实病情，即对患者保密。此外，还包括保守医务人员的秘密。

(1) 为患者保密　在护理实践中，护理人员为了诊治疾病的需要，常常需要了解与患者疾病相关的，而且患者又不愿意向别人透露的个人生活方式、行为习惯、生理、心理等方面的隐私，也会了解和诊疗中的有关患者疾病性质、愈后情况、生理缺陷等方面的医疗信息。而患者为了治病或救命的需要，通常又会将这些个人隐私告诉护士。

这些隐私可分为四个层次的秘密:一般秘密——指有关私事可与特定范围的亲戚、朋友分享;机密——主要指可与亲人(如配偶、子女)分享的隐私;绝密——指一般不与他人分享的隐私,甚至是最亲近的人;核心自我——是一辈子也不会泄露给他人的内心世界。护士了解患者的这些隐私的目的是为了诊治疾病的需要,除此以外再不应有别的什么目的,为此,护理人员有责任为患者保守这些秘密。

(2)对患者保密 保密也是临床上常见的一项保护性治疗措施,对患者保密的目的就是对一些特殊的患者施行治疗保护的举措。生物-心理-社会的医学模式要求在治疗疾病的过程中,既要"治身",也要"治心"。"治心"就要考虑到患者的人格特征、认知水平心理素质等特征对治疗疾病和战胜病魔的影响。对预后不良的患者,尤其是临终患者,当获知所患疾病的真实情况后很可能会悲观失望、失去战胜疾病的信心、消极对待治疗,甚至放弃治疗或拒绝治疗而使疾病恶化或加速死亡。针对这种现象,长期以来,对这类患有预后不良疾病的患者常常采取保护性的隐瞒真实病情的做法。值得指出的是,医学界对这种做法也存在着争议。

(3)保守医务人员秘密 护理实践中,护理人员在护理过程中的失误及护理差错等情况一般不应当告诉患者。这并不是对患者的不真诚,而是因为这样做:一是有损同行的职业威信和自尊,违背最基本的同行间的信用关系;二是对诊断、治疗不利,最终影响以信任为基础的护患关系。护士的护理差错或事故对上级和组织不可隐瞒,至于该不该同患者讲则应该由组织决定处理。

四、不伤害原则的应用

不伤害原则并非是一个绝对的伦理原则,这是因为护理实践中有时无法避免的会给患者带来身体或心理的伤害,如车祸导致腿部严重损伤,实施截肢手术就会对身体和心理造成伤害。正因为如此,护理人员应持慎重的态度,认真选择,权衡利害。最优化原则就是不伤害原则在临床工作中的具体应用。最优化的本质在于医护人员在临床工作中,追求技术判断与伦理判断的一致性,对技术的运用和行为的选择必须恪守不伤害原则,使治疗的动机与结果既对患者有利又避免对患者的伤害,具体体现在以下几个方面。

1. 疗效最佳

疗效最佳指的是诊疗效果在当时的医学发展水平上或在当地医院的技术条件下是最佳的。疗效最佳的判断既要考虑护理人员选用的治疗措施所产生的效果应该是目前医学界普遍认可的,同时又是适应具体患者的最有效的检查、药物、手术等诊疗措施,这一诊疗措施符合和反映该医院的现有技术水平,同时被患者所接受。如目前医学界普遍认为CT在占位性病变诊断中的效果优于B超检查,所属医院能提供此项检查且患者能够接受,此时,CT选用就是最优化选择。反之,如果患者不接受CT,或者所属医院缺乏CT设备,则B超检查就是最优化选择。

2. 损害最小

任何治疗技术都具有损益的双重性,给患者造成伤害有时是难以避免的。为了减少对患者的伤害,最优化原则要求应当审慎的对待易造成患者伤害的护理技术。通常,在疗效相当的情况下,护理人员应当以安全最高、副作用最小、风险最低、伤害最少作为选择的诊疗标准,不仅应注重危险与利益分析,也应该考虑患者伤害与利益分析,选择利大于弊的护理措施。如早期未转移的直肠癌患者,在治疗中需要实施直肠切除术以及结肠造瘘术以保全患者生命,尽管手术后结肠造瘘会对患者的身心造成影响,却可以预防癌症转移威胁生命的危险,此种情况下,在伦理上是得当的。

3. 痛苦最轻

对患者而言,痛苦是客观存在的。既包括疾病本身的痛苦,也包括患者因治疗疾病过程中所带来的负面影响;既有身体上的痛苦,也有精神上的痛苦;既有医疗技术所引发的痛苦,也有非医疗技术所引发的痛苦。正因为如此,最优化原则要求护理人员应当在确保治疗效果的前提下选择给患者带来痛苦最轻的治疗手段,减轻患者的痛苦是护理人员的应尽责任。在特殊情况下,如癌症晚期患者、临终患者等,护理人员选择治疗方案时应把减轻疼痛放在第一位考虑。

4. 耗费最少

随着市场经济改革的深入,医院经营模式的转变,医疗费用的问题成为影响患者接受治疗的重要因素之一。成本与利益的分析方法不仅适用于市场主体,也影响了患者、医护人员和医院。在这样的环境下,护患之间容易发生矛盾和冲突,患者的最优与医院的最优并不一致。所以,只有要求医院恪守道德,在确保治疗效果的前提下,选择对患者而言耗费最优的治疗措施。在医疗卫生体系未完善之前,尤其要反对医院"过度医疗消费"来损害患者的正当经济利益。

5. 不滥施辅助检查

不伤害原则要求医务人员努力做到:不做无关辅助检查,不做弊大于利的辅助检查。我们知道,许多辅助检查或多或少会给患者带来一定的损伤和伤害,所以,使用辅助检查必须严格掌握适应指征,根据诊治疾病的需要来决定是否进行辅助检查。坚决杜绝因经济原因、满足患者不正当要求,或护理研究的原因而施行与疾病诊治无关的辅助检查。另外,还必须根据诊治的需要、患者忍受性强弱及风险性大小进行多方面的综合分析,权衡利弊,选择利大于弊的检查,最大限度地防范辅助检查给患者带来的伤害。

6. 不滥用药物

许多药物在一定剂量下是良药,在另一剂量下却成为毒药。不仅如此,同一药物、同一剂量,对某人有治疗的作用,而对另一些人不但无效,而且还可能会引起不良反应或毒性。因此,在药物治疗中,如果用药不当,不仅治疗无效,延误病情,甚至还会造成严重的后果。所以,在药物治疗中,要严格遵守不伤害原则,防止使用没有用药指征的用药,防止出现与治疗作用不一致的用药,防止不合常规的超剂量用药,杜绝滥用药物给患者造成的严重伤害。

7. 不滥施手术

手术治疗都会使患者付出一定代价,诸如疼痛、功能受损、器官缺如,轻则会增加患者痛苦,重则致患者残废,甚至死亡。正是这些特点决定了在手术治疗中,护理人员必须严格遵守不伤害原则,权衡手术治疗与非手术治疗的利弊及其界线,掌握手术治疗的适应证,防止滥施手术给患者带来不必要的伤害。实施手术治疗必须是患者病情确实允许的,在现有条件下其他治疗方法又是与其不能相比的,并且是最好的或唯一的治疗方法。凡是可做可不做的,术后无希望的以及术后反而加速病情恶化的,或手术治疗虽是必需的,但做手术条件并不具备的都不宜施行手术治疗。

五、不伤害原则对护理人员的要求

1. 强化以患者为中心的服务思想,坚决杜绝责任性伤害

护理人员要建立正确的职业道德观念,患者的利益才有可能被保护。不伤害原则的前提是珍惜人的生命,尊重人生命的价值。护理人员在护理活动中应特别珍惜患者的生命,绝对不能因人为的因素而造成患者的身心伤害。在护理过程中针对不同的情况应该有不同的处理方案,尽量以最小的损害获得最佳的效果,绝对不能为达到某种个人目的而滥用诊疗手段,人为地增加患者的痛苦。在人体实验中同样需要首先维护受试者的利益,权衡利弊,选择对受试者损害最小、获利最大的实验方案。如果某项实验的利弊难以预测而不能保证受试者的安全时,即使这种实验对科学进展有利,也应禁止实施。

2. 恪尽职守,努力防范或减少难免的伤害和意外伤害

一切护理措施都是以科学为依据的,护理人员必须尊重科学,实事求是。医学是一把双刃剑,在治疗疾病的过程中也会给患者带来一定程度的伤害,具有双重影响。但这种伤害是间接的且事先可以预知的,而不是恶意或者故意造成的,完全是为了正当的行为所产生的附带影响,但护理人员要尽力使这些损害和不良反应减少到最低限度,更要防止本可以避免的伤害发生。在临床用药过程中尽量选择无毒副作用的,坚持药物的治疗作用远大于不良反应,遵循用药的原则,防止因不合理用药而导致药源性疾病痛苦或者增加患者的经济负担。

3. 伤害不可避免时,选择对患者损害小的

对利害得失进行全面衡量,经过风险/治疗、伤害/受益的比较评价,选择受益最大、伤害最小的优化治疗方案,并在实施中尽量不给患者造成可避免的身心损害和经济损失,把不可避免的但可以控制的伤害控制在最低限度之内。

第三节 行善原则

【案例3-3】

某医院儿科收治一名高热患儿,经医生初诊为"发热待查,不排除脑炎"。急诊值班护士凭多年经验,对患儿仔细观察,发现精神越来越差,末梢循环不好,伴有谵语,但患儿颈部不强直。于是,护士又详细询问其家长,怀疑是中毒性菌痢。经肛门指诊、大便化验,证实为菌痢,值班护士便及时报告给医生。经医护密切配合抢救,患儿得救。

行善原则无论在传统的护理道德体系里,还是在现代护理的道德体系里,无论在西方还是在中国,始终都是一条最基本、最重要的道德原则,它要求人们在护理活动中,恪守这样一个道德信条:努力行善,扬善抑恶,做好事,不做坏事,制止坏事,做一个善良的、有道德的人。

一、行善原则的含义

行善按字义解释是仁慈或做善事。行善要求人们在行为活动中,恪守的道德信条是努力行善、扬善抑恶。因为护患之间掌握的医学知识的不均等,患者处在脆弱和依赖的地位,护理人员有许多正面义务,应该帮助患者治疗或治愈疾病、恢复健康、避免过早的死亡、解除或减轻痛苦。

比彻姆与查尔瑞斯认为行善是一种义务,是帮助人促进重要而正当利益的义务。希波克拉底在他的早期著作中提出:应该做对患者有益之事,至少不伤害患者。现代护理的创始人南丁格尔也强调了行善的重要性,提出:护理患者时,应关心患者的福祉,一方面为患者做善事,另一方面则应预防伤害患者,强调护理人员要善待患者,具有行善的责任。

行善原则涉及救死扶伤,照护与关爱人的性命及提高生命质量的生命价值的问题。善是道德行为的重要特征,"医术"历来被认为是"仁术"。"仁术"最大的特征就是富有浓厚的人道性和善性。所以,行善在长期的护理实践中,成为评价护理人员行为的重要依据,并成为一条重要的伦理原则。

二、行善原则的依据

1. 行善与尊重生命

护理道德是护理实践的产物,是伴随护理学的产生和发展而形成的一种思想意识。当护理从原始的宗教和巫术中脱胎而出时,同时引发了两个颇有意义的结果:一是利用自然哲学的理论来解释人的生命、人的健康和疾病,产生了真正的护理学理论体系;二是把对神的敬仰转化为对人的尊重,把健康从上帝的恩赐转化到人类自身,产生了内在的护理道德。这种护理道德的核心,就是生命神圣论。生命神圣论认为人是万物之灵,"天覆地载,万物悉备,莫贵于人"(《黄帝内经》)。对于人来说,生命是最宝贵的,无论是人类的群体,还是人类中的个体,失去了生命就意味着失去一切,没有生命就没有人类的一切社会实践活动。因而,人类在认识世界、改造世界的过程中,每时每刻都在追求着生命,渴望着生命。护理学的诞生正是人类对健康生命追求和渴望的结果。护理学从诞生之日起就一直与生命打交道,是生命的捍卫者和保护者。所以,在护理实践中,生命神圣自然而然成为护理道德的一个根本理念。"人命至重,有贵千金,一方济之,德逾于此"(孙思邈《千金方》),便成了护理人员奉行的最高道德信条。从道德发生学的角度看,这一道德理念和道德信条规定了一个尊重生命和善待生命的人必须是一个行善的人,尊重生命和善待生命的行为必须是行善的行为。在现实生活中,只要承认尊重生命、善待生命的合理性,就必然承认行善的现实性,尊重生命、善待生命便成了护理人员行善的重要根据之一。

2. 行善与护理目的

在社会生活中,人们的一切具体行为和各种活动都在追求着某种目的,任何一个职业都有其自己的职业目的,职业目的又常常影响到职业行为,决定着职业内从业人员的行为趋向,这种目的趋向总是与追求幸福生活紧密相连的。护士始终把"促进健康,预防疾病,恢复健康,减轻痛苦"作为目的。这一目的本身就是对善的追求,它要求从业人员的护理行为必须"向善""趋善""至善";否则,护理就失去它存在的意义。

3.行善与护理价值

护理技术是一种直接干预、控制和调节人的健康状况的技术。这种技术与其他技术一样是一种以追求效用为目标的理性活动。这种理性活动的存在,是由它的效用所决定的。护理技术的效用主要表现在它能否增进健康,任何一项技术如果不能解除患者的病痛,不能治疗疾病,那么,它就没有存在的价值,就会被淘汰。护理技术的这一效用性构成了护理技术活动的内在目的及存在的合理性,这是护理技术的内在价值。此外,护理技术的价值还表现在它的使用所带来的社会功效大小之上,即护理技术的使用是为少数人谋利益还是为大多数人谋利益,是满足少部分人的需要还是满足社会的需要,这就是护理技术的外在价值。无论是护理技术的内在价值,还是其外在价值,它们的价值大小最终体现在能否成功地服务于人类对生命和健康追求的目的,能在多大程度上满足人类对生命的维系、健康的增进等需要。可见,护理技术的价值也决定了护理人员必须行善。

三、行善原则的具体内容

行善原则的基本精神是做好事、不做坏事、制止坏事。这一精神在其实质意义上就是要善待生命、善待患者、善待社会。

1.善待生命

善待生命是行善原则对护理人员的重要道德要求。在护理实践中,无论是对人道的提倡,还是强调对生命的尊重,最终指向的都是善待生命。善待生命的基本道德要求是:对待患者普同一等、一视同仁、平等医疗。人类社会实践告诉我们,人的生命对每个具体的个体来说是同等重要的,失去生命就失去一切。任何人的生命都只有一次,它不会因人的地位高低、知识多寡、财富多少、容貌美丑而有质和量的不同,在追求生命和渴望生存方面,人人都是平等的。这种平等决定了护理人员在护理实践中,当患者的生命受到疾病的威胁时,必须履行"治疗救人、救死扶伤"的职责,做到善待生命、普同一等、一视同仁、平等医疗;否则,就是对生命的蔑视,对人道主义的玷污。

2.善待患者

善待患者要求"仁爱救人,以仁为怀"。"仁爱救人"是指要用爱人之心、恻隐之心去救治患者。"以仁为怀"就是要同情患者,关心患者,体贴患者。总之,善待患者就是要把患者的健康利益与生命利益放在首位,并以此作为护理工作的出发点和归宿。

3.善待社会

行善原则不仅要求护理人员善待个体生命和善待个体患者,同时也要求善待社会。健康是人的一项基本权利,这种权利对任何人来说都同等重要,护理事业是为了满足人的健康权利而提供护理服务的社会性事业。因而,它的服务对象和范围就不能局限于患者个体治疗,而应该扩大为社会全体成员的卫生保健。所以,行善原则要求护理人员把满足个体患者健康利益与满足人人享有卫生保健的利益统一起来,以追求人人健康利益为目的,以社会公益为基础。另外,由于卫生资源的有限性与卫生需求的无限性决定了现实中的护理工作,必须合理、公正地分配护理资源,把有限的护理资源投放到卫生保健最需要的地方去,以最小的代价获得最大的利益。当然,由于现代医学模式的转变,使得护理人员应更加关注社会关系甚至是社会环境因素带给护理的诸多影响,这是善待社会的具体要求。

四、何时可以停止行善

为患者提供医疗照顾是医护人员的责任,但我们试想这样的情况:如果尽可能做所有事情以维持一个永久性昏迷患者的生命,将对谁有益处?这个问题使我们联想到何时医护人员可以停止行善的问题。当治疗徒劳无益,或负担远多于收益时,医护人员是否可停止治疗?对此,我国尚无具体规定,多数依家属的意见而定。1973年美国医学会认为医生有停止治疗患者的权利,这说明医生在这个问题上有一定的自主性,但要符合下列三个条件:①患者的生命需靠非常性的方法维持。②患者已被证实是生物性死亡。③患者以及(或)家属同意。

我国临床实际情况多受经济因素制约,即便医护人员想为患者行善,尤其对那些继续治疗有很大希望的患者,希望家属能继续治疗,但可能因为经济的原因家庭无法支付费用,医护人员只能停止行善;否则,科室的经济效益受到影响,继而影响到医护人员自己的利益。现实中也存在患者不想治,但家属本着尽孝或其他原因,不惜一切代价治疗的情况。如果治疗后好转的希望大,倒也未尝不可,但对那些治疗后患者更痛苦,只是延长了生命时间的情况,医护人员往往也无法违背家属的意愿(即便知道这样做对患者不是在行善)。其实从社会公正角度说,这是制度问题引起的不公正,需要国家对医疗制度进行改革,不要让医护人员陷于这种非技术和非伦理的矛盾之中。

五、行善原则对护理人员的要求

行善是通过保护生命、预防疾病、恢复健康、减轻痛苦来实现的,基本精神是选择好的护理行为,不做坏事,制止与护理宗旨相违背的行为。

1. 积极做对患者有益的事

护理人员要积极努力,尽可能防止可能的伤害。积极探索,勇于创新,全方位采取措施,排除现存的损伤或丧失能力等情况。真诚切实地为患者服务,换位思考,真正地视患者如亲人,做患者的保护神。

2. 权衡利害大小,尽可能减轻患者受伤害的程度

护理人员在帮助患者的时候,应充分为患者考虑,不应使患者付出太大的代价,也就是说不能使行善的危险超过对患者的益处。

第四节　公正原则

在生命面前,人人都是平等的。所以,任何社会与国家都把生命权放在首要的位置,给予法律与伦理的认可,公正原则也成为护理道德的重要伦理原则。从目前国内理论界对公正问题所进行的讨论来看,对"公正"一词的意义大体上有两种不同的理解和解释,一是将"公正"简单地等同于"平等""平等分配"或"平均主义",二是将"公正"与"正义""公平"等视为同义词来进行理解和解释。从词源上讲,第一种解释有悖

于"公正"一词的内涵。在汉语中,"公正"与"公平"是近义词,它一般表示按合理的或大家都能接受的原则办事。而"平等"则是指人与人之间在政治或经济上处于同等的社会地位,至于"平等分配""平均主义"则是指人们在分配中应享有相同的份额。护理中所强调的"公正"与"平等"不能混为一谈,"平等分配"与"平均主义"不是公正原则。

一、公正原则的含义

公正就是公平、正义。在护理实践中,公平原则就是根据生命权的要求,按合理的或大家都能接受的道德原则给予每个人所应得到的护理服务,以公正合理的态度对待每一位患者及其家属。公正原则又可称公益原则,只是突出对公共利益的强调。公正是一个古老而又常新的伦理范畴,也是伦理学的基本原则之一。

社会主义的公正是对同样需要者的同样对待,特别是在基本医疗照顾方面,应该力求做到人人享有卫生保健,并以同样的服务态度、护理水平对待有同样护理需要的患者,不能因为护理以外的其他因素亲此疏彼,对不同需要者区别对待都应该一视同仁。公正原则不否认人人均有生命和健康的权利,但也不是说人人都应有平均的医疗保健资源,对不同需要的患者给予平均的医疗待遇不能说是一种公正,如在门诊排队等候的过程中,要求病情危急的患者和普通患者一起排队等候就不能说是公正。

二、公正原则的具体内容

1. 底线保障

公正原则对社会成员的基本权利予以保障,是从人的生存和健康底线来体现对个人的社会贡献和人尊严的肯定。公民最基本的权利是人的生命健康权,人的生命具有独一无二的价值,生命的权利是人类的基本权利。与人的生命照护紧密相连的护理工作,在人的生命受到疾病折磨和威胁时,就应该遵循尊重生命的道德精神,给予公正的护理。所以护理人员应公正对待患者,不因患者国籍、种族、宗教信仰、文化、政治、教育、经济、人格、角色和性格的不同而不同,在人的生命受到威胁的时候,就应该遵循生命神圣的道德精神给予公正的护理,是护理人员的基本道德规范。

2. 机会平等

机会平等事实上就是强调程序性公正的要求。通常包括两层含义:一是共享机会,即从总体上来说每个社会成员都应有大致相同的基本医疗保障和照顾;二是差别机会,即社会成员在卫生资源的享有上不可能完全相等,会存在着程度不同的差别。只要这些差距就总体而言没有到达极端化的地步,没有损害公正原则,就有助于卫生资源的开发和创造,有利于推进医疗卫生事业的进步,实现公正的相对性和绝对性的统一。

3. 贡献分配

在社会财富的形成过程中,个体人对社会的具体贡献是有差别的。根据每个社会成员的具体贡献对卫生资源进行有所差别的分配,一方面体现了公正的理念,另一方面更体现了自由的理念,充分尊重并承认了个体人对于社会各自不同的贡献。按照贡献进行卫生资源的分配,是按劳分配原则在护理服务中的体现,它把个体人对社会的具体贡献同自身的健康利益紧密结合在一起。

4. 调剂分配

护理事业作为社会医疗事业，不仅对同一时代的每个成员产生影响，而且还会影响到未来的后代。因此，为了实现护理的可持续发展，需要立足社会的整体利益，对于初次分配后的利益格局进行一些必要的调整，可以减少、缓解或消除人群之间、阶层之间、个体之间等由于卫生资源分配而引发的矛盾和冲突，使社会成员能够普遍享受到护理事业发展带来的益处，从而提高护理服务质量，满足社会对护理的需求。

【案例3-4】

一对夫妇抱着低热2周的婴儿前往某医院儿科就诊，因怕医生敷衍了事特意挂了一个著名专家的号。然而，当轮到他们就诊时，却挤进一位带着孩子的家长抢先就诊，这位家长与专家又说又笑看似熟人，专家详细检查后说："你的孩子虽瘦，但没什么疾病，以后给孩子加强些营养就行了。"家长说："谢谢！有事需要我帮忙尽管打电话啊！"说完，带着孩子离去。此时，专家才让抱着婴儿的父母进去，专家边听父母的诉说边简单做了一下检查，然后开了一张化验单，让给婴儿验血，接着专家又叫别的患儿进入诊室。待婴儿的爸爸取回化验结果交给专家后，专家没有看化验单就将开好的处方交给婴儿的爸爸，并说："婴儿是发热待查，先吃些药试试。"婴儿的父母颇感困惑，迟疑了一会，还是抱着婴儿赶往另一家医院儿科诊治。

此案例中，婴儿的父母原来抱着对专家的信任而就诊，但是专家的言行使婴儿的父母期望破灭。专家不尊重患者平等就医的权利，对待生人与熟人不一样。虽然医生可以根据患者的轻重缓急安排诊治顺序，但是后挤进去的家长带去的孩子并没有明显的疾病，并且检查得比较仔细；而对焦急等待的婴儿父母来说，不但延误了就诊，而且检查草草了事，故而对婴儿的父母是不公正的。

三、公正原则的应用

在护理实践中，应用公正原则，应注意以下几个问题。

1. 内容的整体性

公正原则的主要内容是一个有机整体，每项内容都分别侧重地体现着公正某一不可缺的层面，执行着某项特有的功能。具体来说，底线保障原则在底线的意义上保护每个社会成员最基本的医疗权利；机会平等原则对社会成员尽可能地提供平等的机会；贡献分配原则在直接分配的层面上合理体现了每个社会成员对社会的具体贡献；调剂分配原则从社会整体利益出发，确保医疗卫生事业的相对稳定，并能在较高层面上获得发展。

2. 内容之间的优先次序

在公正原则的应用过程中，道德难题往往是由于不同内容之间的交叉冲突形成的。在解决和评价道德难题时，具体内容的优先次序显得很重要，否则，公正有可能缺乏层次性和可操作性。公正内容之间的优先次序，从操作层面来看，依次优先实施的底线保障原则、机会平等原则、贡献分配原则和调剂分配原则，前一原则均优先于其后的原则,前一原则均是后面原则的前提。

3.内容与其实际兑现之间的差距

在现实社会中,公正原则的内容与其实际兑现之间往往存在着明显的差距。完全实现的公正只是一种理想。公正内容与其实现程度之间之所以会出现差距,在于:①经济科技因素,公正的实现程度受社会的经济、科学和护理技术发展水平的制约。②政治法律因素,公正的实现程度还受卫生政策的制定和保障卫生政策得以贯彻执行的法律等因素的影响。③思想道德因素,没有公正的思想认识和道德情操,就没有公平的社会行为。正是由于受上述因素的左右,公平的主要内容与其实际兑现之间自然会存在着某种差距。

四、公正原则在微观上分配的具体标准

微观分配,可简单地理解成患者选择,即选择哪个患者能得到此资源。

在选择患者时,首先是医学标准,然后是社会学标准。在医疗实践中,形式上的公正原则是指将有关的类似的情况以同样的准则加以处理,而将不同的情况以不同的准则加以处理。但是,在稀有卫生资源分配时,还要考虑公正的内容原则,如根据个人的需要、根据个人的能力、根据对社会的贡献、根据家庭的角色地位、根据疾病的科研价值标准等综合考虑。一般来说,可依据如下的原则来作为参考。

(1)回顾性原则 即依照个人的努力或功绩分配,但对于新生儿、小孩或有严重残障的成年人可能便显得不公平。

(2)前瞻性原则 即看他对社会潜在的价值。这样,年幼者比年老者有优势。社会价值与需求经常改变,将使人在某一时期被认为没有社会价值,但在另一时期却被视为极有价值者。

(3)余年寿命原则 即看获得卫生资源后能活多长,但寿命又是由多因素控制的。

(4)家庭角色原则 即家庭中依靠他生活的人数多的,将可能获得资源。

(5)科研价值原则 即有科研价值的,为国家的科研能做出贡献的,将可能得到稀有资源。

有医护人员认为,依据这些标准判断,是很难操作的,干脆依据"先来后到"原则,既公正,又省事。其实这也是许多国家现行的做法,如需要进行器官移植的都在网上登记,排队等候。另外,经济能力、生病事实中是否含有自身的责任因素(如不倾向于给因酗酒而造成肝病的人进行肝移植)等也是可以讨论的标准。

五、实现公正原则的要求

在护理实践中,公正原则涉及如何对待每一个患者,但如果从大的范围来说,公正原则涉及的核心问题是护理资源的如何分配。实现护理的公正是一个复杂的、繁重的系统工程,需要社会成员的共同努力。

1.促进社会全面进步,创造实现公正的必要条件

大力开展卫生经济,开发和创造出更多的卫生资源。加强科学研究,开发实用技术,推广先进技术,提高公正分配的总体含量。加强卫生方面的民主法制建设、思想道

德建设以及健康道德的宣传和教育,使公正不仅有法律保障,也有社会舆论和内心信念的保证。

2.加强相关学科研究,确立实现公正的具体原则

如何实现公正不是一个简单的伦理学的问题,而是一个复杂的社会问题,必须进行多学科、全方位的综合研究。护理伦理学应该为卫生资源的分配提出科学的公正原则,应该积极探索护理公正行为的基本特点的形成机制。公正不是一个空洞的口号,而应是具有丰富内涵、跨学科的综合研究的,从实际出发可操作的具体原则。护理人员在处理患者和患者、患者和社会关系时,要体现公正原则,就要坚持不同的疾病得到不同的治疗,同样的疾病得到同等的治疗,不小病大治,也不大病小治。

3.深化卫生体制改革,建立体现公正原则的具体模式

在社会主义初级阶段,我国的卫生体制必然存在多元化的现象。从所有制关系上看,医疗单位有全民、集体、合作和合资之分;从保健制度上看,又有公费、劳保、集资和自费之别。各种矛盾交织在一起,使得不同医疗体系之间以及每个医疗体系内部都存在护理公正问题,这一社会问题只有通过深化卫生医疗体制改革才能逐步解决。

第五节　护理伦理基本原则的冲突

一、尊重原则与不伤害原则的冲突

这种情况多表现为医护人员为尊重患者的自主性而无法选择使患者不受到伤害的医疗行为。如患者家属或其法定代理人已表明患者在某一情况下的价值观,而医护人员未将患者的愿望或利益列入伦理决策的考虑范围,即构成对患者的伤害。如果患者家属或法定代理人未表明其抉择或不确定患者在该情况下可能的选择,而医护人员选择给予对患者造成的痛苦大于其可获得之益处时,此治疗行为对患者而言也是一种伤害。

有时护理人员认为对患者有益的事情,但是患者不能接受,也可能被界定为是种伤害。在医护人员的基本职责中,"不伤害"的责任比"要尽力照护或协助患者"的责任受到重视。临床上,"首先不要做对患者有害之事"是医护人员的首要伦理原则,这就需要医护人员了解患者,站在患者的角度考虑问题,可大大减少因沟通不足而对患者造成的伤害。

医学高科技在为患者提供极大帮助的同时,也可能会对患者造成新的伤害。一般来讲,如果患者可由治疗中受益且在知情同意下接受治疗,即不构成伤害的问题。如未经患者或家属同意,即给予末期或濒死患者使用呼吸机,虽然医护人员是本着保护患者生命的原则、竭尽全力救治患者、延长患者生命,但是这样也可能伤害患者,因为对末期或濒死患者而言,延长生命同样也延长了死亡过程,增加患者痛苦并导致其人格尊严受到伤害。如果患者已事先表示希望能安详、无痛苦的走完人生旅途的意愿,医护人员除应评估患者情况与价值,提供可增进其身心舒适的措施,尊重患者意愿,不再实施积极治疗,减少对患者的伤害,发挥生命的价值,让濒死患者无痛苦地面对死亡,是伦理道德允许的。

二、行善原则与尊重原则的冲突

这种情况比不伤害原则与尊重原则的冲突更为普遍,表现医护人员的选择与患者的自主决定不一致,一般多以患者有特殊原因(如经济或情感等原因)为主,如某孕妇若继续妊娠将对健康很不利,但孕妇出于某种原因抱一线希望要把孩子生下来,于是医生出于孕妇的健康考虑,基于行善原则劝导孕妇终止妊娠的决定,与孕妇的自主决定就产生了矛盾。在这种情况下,有的医护人员会一心为了行善而干预甚至违背患者的意愿,执行其认为对患者有利的医护活动,有的医护人员会让孕妇和家属商量好后拿主意,不论决定如何医生都不会干预,在以往义务论占绝对优势的年代,前一种做法比较普遍,而且由于患者权利意识并不强烈,患者也没有自己的权利被侵犯的感觉,双方的信任占主导地位,这种忽视患者的自主性,由医护人员拿主意的做法称作医疗父权主义。现在看来,持续一种做法的医护人员数目大大增加,因为他们已经认识到患者自主性的重要。父权主义认为,对患者行善重于尊重患者的自主,因为医护人员认为,疾病导致了患者自我决定能力的下降,患者可能因选择不当而导致无法挽回的结果,为患者的利益着想是医护人员的天职,因而医护人员常常根据其专业知识判断,并在未告知患者的情况下,代替患者决定某些医护活动,此情况即产生了行善与自主的冲突。如一位年轻的腿部患骨癌的女舞蹈演员,由于无法忍受手术造成的身体形象的改变而拒绝接受手术。对此患者而言,其价值观认为身体的完整性比生命更重要,但是,很明显地医护人员认为可以拯救患者生命的截肢手术不被患者接受。不过也有患者认为生命的延续重于身体的完整,会接受手术。因此,医护人员对患者施予善行时,需要结合患者的价值观,同样的疾病,因所患病的人持有不同的价值观,就意味着不同的选择,这些选择的结果都是善,并不是说,某种决策是善,另外的就是恶,需要具体情况具体分析。

另外,有些特殊情况下,患者做出了看似自主的决定,而且医生在当时很短的时间内无法否定患者的决定不是自主的,事实上要按照患者的决定执行,患者将会受到很大的伤害,而若按照医生的决定执行,不仅可以促进患者的健康,甚至可以挽救患者的生命,同时对患者不会造成伤害(这一点至关重要),那么,在这种情况下,行善原则和尊重原则冲突的结果是按照医生的理智去执行。

三、不伤害原则与行善原则的冲突

这种冲突以"两害相权取其轻"为典型。如一足部有严重溃疡的糖尿病患者,经治疗病情没有减轻,随时有发生败血症的危险,此时为保住患者的生命选择对患者截肢,从表面上看,这样对患者将造成很大的伤害,但为了保全患者的生命,即更大的善,这样是符合不伤害原则的。因为医护人员的行为往往不单纯给患者带来益处,也常常伴有副作用,此时行善原则就要求医护人员权衡利害,使医疗行为能够得到最大可能的益处而带来最小可能的伤害。

在人体实验中,受试者本人可能并不得益,而且很可能受到伤害,然而这种实验对其他大量的患者,对社会乃至对全人类有好处,那就是对社会多数行善,行善与不伤害就产生了矛盾。

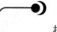

四、公正原则与其他原则的冲突

每个人均为社会团体中的一分子,有享用社会资源的权利。当医护人员为某些患者的健康与幸福努力时,亦应考虑是否威胁到其他患者的利益、需求与权利。当卫生资源不足时,谁先享用、如何公平分配等,这些均为公正与行善的伦理冲突。例如,一重症监护治疗病房现只有一张病床,但是有两个患者都需要进来,怎样分配? 也可以这样说,当行善对两个人来说不可能同时得到时,只有采用公正原则来解决问题,这就是行善与公正的矛盾,同样是社会现实/政策制定者应该考虑的问题。

公正原则与其他原则的冲突,主要体现在稀有的卫生资源分配中,由于资源的有限,既不能对所有的人保证不伤害、行善,也不能以患者的自主决定为依据。

护理伦理学是应用伦理学,但不等于说把这些原则应用到具体案例中就可以解决问题,因为不仅患者本身有他自身的特殊情况,而且原则本身也存在冲突。但要强调的是,尊重患者的自主性原则在发展趋势上将越来越重于其他原则。在稀有的卫生资源的分配上,公正原则应排在首位。

 思考题

一、选择题

1. 护理伦理中的基本原则是(　　　)

A. 公正原则、尊重原则、行善原则、自主原则

B. 公正原则、公平原则、行善原则、尊重原则

C. 维护患者利益原则、公平原则、主动原则、自主原则

D. 公正原则、不伤害原则、行善原则、尊重原则

2. 医疗护理实践中,取得患者"知情同意",其实质是(　　　)

A. 尊重患者自主权　　　　　　　　B. 不伤害患者自尊

C. 保护患者隐私　　　　　　　　　D. 医患双方平等

3. 一足部患有严重溃疡的糖尿病患者,经治疗病情未减轻,且有发生败血症的危险,此时为保证患者的生命而需要对患者截肢。这里包含的冲突是(　　　)

A. 行善原则与公正原则的冲突　　　B. 行善原则与尊重原则的冲突

C. 不伤害原则与行善原则的冲突　　D. 不伤害原则与公正原则的冲突

二、简答题

1. 简述护理伦理学四大基本原则。

2. 简述护理伦理基本学原则的冲突。

三、案例分析

一位临产妇女腹部疼痛难忍,医生诊断为:临产且慢性阑尾炎急性发作。决定行剖腹产,并经患者家属签字同意。产科医生在手术操作过程中,为产妇的健康利益着想,根据其实际情况,切除了产妇体内已发生病变的阑尾。事后产妇家属认为医生未经患者家属同意就擅自切除患者阑尾,侵犯了患者的知情同意权,并担心产科医生所做外科手术质量不高,伤口愈合不好。

您认为医生的做法有无不妥之处,为什么?

（鹤壁职业技术学院　　张淑艳）

第四章 护理伦理学的基本规范

护理伦理基本规范是对护理人员在护理实践中伦理关系的普遍概括和反映,是在护理伦理基本原则指导下的具体行为准则。它是引导护理人员在从事护理工作时遵守社会伦理道德的基本原则,并以此原则进行自我调整,以实施符合护理专业道德及社会规范的护理服务。

第一节 护理关系及其道德规范

一切护理活动都是在一定的社会关系中进行的,护理关系是进行护理活动的基础。护理关系是指在护理实践中,同护理有直接联系的人与人之间的交往关系,它包括护理人员与患者、护理人员之间、护理人员与其他医务人员以及护理人员与社会的关系。护理人员与患者是服务与被服务的关系;护理人员之间是平等协作的关系;护理人员和其他医务人员之间是团结互助、互相监督,共同为患者服务的关系;护理人员与社会之间的关系是护理人员履行社会义务和承担社会道德责任的关系。处理好这些护理关系,是护理伦理学研究的重要课题,也是对护理人员的基本要求。

一、护理伦理规范概述

(一)护理伦理规范的含义

1. 护理伦理规范的概念

护理伦理规范是在护理伦理基本原则和具体原则指导下,协调护理人员人际关系及护理人员与社会关系,适应护理实践需要而制定的行为准则和具体要求,是培养护理人员护理道德品质的具体标准,约束和指导着护理人员的思想行为。

2. 护理伦理规范与护理伦理原则的关系

护理伦理规范与护理伦理原则既相互联系,又相互区别。护理伦理原则、道德规范、道德要求等共同构成具有一定层次的护理伦理规范体系。在此层次结构中,护理伦理原则、规范是培养护理人员道德品质和道德行为的理论依据和准则,对于护理人员养成良好的道德品质,提高护理质量,促进社会主义精神文明建设具有重要意义。在护理实践中,只有以护理伦理原则和规范认真指导和检验自身言行,才能实现道德规范的内化,从而提高和完善道德人格。

在护理伦理规范体系中,护理伦理原则处于主导地位,贯穿于护理道德发展的始终,是整个护理伦理规范体系的总纲和精髓。护理伦理原则具有广泛的指导性和约束力,是衡量护理人员个人行为和道德品质的最高道德标准,是制定道德规范的依据和根本。

护理伦理规范是护理伦理规范体系中的基础内容,是整个体系的架构,是社会对护理人员的基本要求,是护理人员道德意识和道德行为的具体标准。护理伦理规范围绕道德原则展开,是道德原则的补充、展开和具体体现。道德规范是在护理实践中逐渐形成的行为标准和善恶标准,使护理伦理原则具有可操作性、针对性和导向性,从而使其在护理实践中得以实现和贯彻。

(二)护理伦理规范的特征

1.时代性

道德是社会存在的产物,具有鲜明的时代特征。随着社会和护理学的发展,护理道德的观念、原则和规范也相应改变。社会主义护理道德是社会主义道德在护理实践中的具体体现,是社会主义精神文明建设的重要内容。因此,要求护理人员立足本职岗位,把自己的职业同社会主义的总目标、总任务联系起来,同祖国和人民的需要联系起来,为社会主义建设贡献力量。

2.继承性

作为社会道德组成部分的护理道德,在不同的社会制度和不同的历史时期具有不同的内涵。无论何时何地,"救死扶伤""一心赴救""博施济众"等医护道德的基本要求是相同的。正是这种继承性将古代优秀的传统医德世代发扬光大,激励护理工作者将护理工作提高到新的水平。"实行社会主义的人道主义"是在肯定和继承人道主义传统的基础上,又适应历史发展的要求,赋予古老传统以崭新的意义,使传统的人道主义发生质的变化,具有当今时代的特点。

3.进取性

护理学伴随着医学科学的发展日新月异,护理道德建设亦在与时俱进,充分体现了护理道德的进取性特征。护理人员尽职尽责做好本职工作的同时,把护理事业同共产主义的伟大理想联系起来,把对患者的护理道德责任同对社会、对国家的道德责任统一起来,勇攀护理科学和技术的高峰,致力于为患者提供全方位的整体护理,展现出社会主义护理人员高尚的道德进取精神。

4.一致性

护理工作作为临床工作的一部分,与其他医疗活动无论从工作性质、工作宗旨,还是服务对象、服务内容、服务目的上都基本一致。因此医护人员的伦理指导原则是一致的,共同以"救死扶伤、防病治病、实行社会主义的人道主义,全心全意为人民的身心健康服务"作为自己的道德原则。因此,护理也充分显示了与医学在道德上的一致性。

5.科学性

护理道德的科学性决定护理人员必须具备积极、灵活、果断的主动精神,从社会主义的人道主义出发,以科学的方法、严谨的态度,按科学办事,严格执行医嘱和各项操作规程,保证各个护理环节的准确、及时、无误。

6.协调性

通过护理道德行为规范的要求协调各方面的关系,即协调护理人员与患者、护理人员与其他医务人员之间的关系,协调护理人员与医疗卫生事业和整个社会的关系,使这些错综复杂的关系围绕"以患者为中心"的服务轴心,促进患者恢复健康,实现救死扶伤、防病治病的目标。

二、护理伦理规范的内容

(一)热爱专业,忠于职守

热爱护理专业,具有强烈的职业荣誉感和责任心,以及献身护理事业的坚定信念是护理人员最重要的道德品质,是做好护理工作的根本道德信念和精神支柱。只有热爱护理专业,才能真正理解工作的价值和意义,爱护和尊重自己的服务对象,激发强烈的事业心和浓厚的工作兴趣,从而自觉承担本职工作的义务。

纵观护理发展史,凡是对护理学发展做出较大贡献者,无一不对护理事业竭尽忠诚。南丁格尔为了追求护理事业,不顾家庭的阻挠,不惜牺牲个人的爱情和家庭生活,以毕生精力投入到护理学的研究和教育中;我国一批批的南丁格尔奖章获得者,同样是怀着对护理事业的热爱,在各自平凡的岗位上创造出不平凡的业绩。

忠于职守,要求护理人员对自己所从事的职业竭尽忠诚,兢兢业业、踏踏实实地在本职岗位上全心全意地为人民的身心健康服务。无数事实证明,在治疗每一位患者的"功劳"之中都渗透着护理人员夜以继日的辛劳和汗水,护理人员温和的声音帮助患者减轻紧张和疼痛,护理人员甜美的微笑为患者带来愉快并增强战胜疾病的信心,忠于这一自豪的职业正是护理道德准则的要求。

(二)尊重患者,一视同仁

尊重患者,一视同仁,这是护理人员处理护患关系时必须遵守的准则之一。《国际护士伦理守则》规定:要珍视生命,尊重人的尊严和权利是护士的天职,对不同民族、种族、信仰、肤色、年龄、性别、政治观点和社会地位的人都要平等对待。尊重患者,平等对待患者是护理人员的基本的道德情感和文明行为,也是协调护患关系的前提条件。

【案例4-1】

患者李某系退休工人,因病到某医院就诊,诊断为肝癌晚期,病情严重,从入院到用药长达12 h,病案记录空白,且无任何治疗,经追查才给予注射。同时入院患者王某为某局局长,因肺部感染入院,入院40 min就开始治疗,医护人员相伴左右。

(三)举止端庄,文明礼貌

举止端庄,文明礼貌,是护理人员处理护患关系时必须遵循的伦理规范,也是现代生物-心理-社会医学模式所要求的。护理工作不仅是一门科学,同时也是一门艺术。其特殊的职业艺术魅力很大程度需要通过护理人员的角色形象表现出来,道德形象是内在道德品质的外化,护理人员应注重外在形象、内在气质以及言行举止,这对于帮助病人建立良好的心理状态、促进病人的健康有着积极的意义。

(四)遵章守纪,恪守慎独

高尚道德品质的培养离不开"慎独"修养,慎独是护理工作的特殊性对护理人员品质提出的要求。护理学上的慎独要求护理人员不但要在公众、社会场合及法律、道德等规范下严格要求自己,更要在独处时严格要求自己,自觉坚持护理道德信念,遵守护理伦理规范,按照护理伦理原则行事。因为护理人员的治疗行为,经常在无人监督,或很难实行监督的情况下独自进行,甚至有些是在患者失去知觉或不知情的情况下进行。

如夜班对患者观察次数的多寡、执行治疗有无差错、消毒处置是否严密、配制药液剂量是否准确、为患者服务是否周到等,这些护理行为的正确与否难以进行有效监督,全凭护理人员的道德良心和道德信念。因此,恪守"慎独"精神是每位护理人员必不可少的道德修养。要求护理人员做到无论白天还是夜间,有人监督还是无人监督,患者清醒还是意识不清,都要一丝不苟地对待工作,把每件细微小事都看作是对自己道德信念的考验,在任何情况下都要对患者的健康负责。

护理工作是一项科学性和技术性很强的工作,工作范围广泛、繁杂。护理人员需要在医学科学和护理科学理论的指导下,通过对患者进行严密的病情观察及执行一系列操作来完成护理任务,任何疏漏马虎、违章违规的做法都可能给患者带来致命的危险。因此,护理人员所担负的生命重任要求护理人员必须严格遵守规章制度和操作规程,把严肃的科学态度和严谨的工作作风贯穿于护理工作的始终,履行护理道德职责。

【案例4-2】

患儿,男,两岁半,因发热到某诊所就医。病情简介:曾于前晚由父母喂服半片扑热息痛后入睡。次日体温升高到38.3 ℃。门诊医生不在,护士薛某在没有为患儿量体温、没有听诊、没有做药物敏感试验、没开处方的情况下,让孩子的父母在两种阿奇霉素中选择,孩子的妈妈要了40元的粉针剂阿奇霉素。患儿在点滴快打完的时候哭闹厉害,父母遂喊来薛某拔下针头。随后,患儿出现全身抽搐,神志不清,最终在前往医院急救途中死亡。

(五)勤奋学习,精益求精

现代科学技术和医学的发展,使医疗保健领域的各个专业都发生了重大变革,护理专业技术逐渐向高、精、尖方向发展,操作性技能的难度越来越大;而且随着生活质量的不断提高,人们的卫生保健需求越来越强,患者不但要求得到生理上的护理,还要获得心理上的安慰。上述所有变化均对护理人员的知识结构、专业技能、文化素养提出了新的挑战。由于我国护理专业与先进水平的国际护理存在一定的差距,需要护理工作者不断更新观念和知识,立足国情,眼观世界,奋发进取。为承担照顾者、教育者、管理者、研究者等多种角色,护理人员需要在刻苦钻研护理专业知识、提高护理技术水平的同时,不断拓展知识面,涉猎医学、社会人文科学、自然科学等相关知识,提升整体素质,适应日益发展的护理工作的需要。

(六)互尊互助,团结协作

护理工作的广泛性决定了护理人员必须与医院各类人员、各个部门发生联系,因此需要妥善处理好医护、护技、护政等人际关系,以保证护理工作的顺利开展。互尊互助、团结协作,是处理护理人员人际关系的基本准则,是现代医学和护理学高度分化、高度综合、高度社会化的客观需要,也是现代社会强调集体主义、团队精神的突出要求。互尊互助、团结协作有利于护理事业的发展,有利于医院整体效应的发挥,有利于护理人才的培养,有利于建立和谐的护患关系。

日常护理工作中,在为患者服务的前提下,每位护理人员应具备协作精神,严于律己、宽以待人、默契配合、互相关心、互相尊重、同心同德地为患者提供优质服务。一旦工作中发生差错事故,应实事求是地总结经验教训,开展批评与自我批评,勇于承担责任。互相推诿、漠不关心、冷嘲热讽,甚至包庇、打击的做法和作风均有悖于护理伦理道德。

三、护理伦理规范的作用

1. 有利于促进医疗护理质量的提高

护理道德是医学道德的组成部分,医护工作是一个整体,在对患者进行诊断和治疗的过程中,二者需要紧密的配合才能完成对疾病治疗和康复的任务,且护理质量直接关系到医疗质量。护理人员只有具备高尚的道德观念才能以高度的责任感,尽心尽职地为患者服务,高质量地完成护理任务,从而保证医院各项规章制度的正确执行,减少或避免护理事故、差错和纠纷的发生,确保患者的利益,提高医疗护理质量。

2. 有利于护理学科的发展

护理学因道德而确立,而道德使"天使"形象生辉,重视护理伦理规范有利于护理学科的发展。护理人员在继承和发扬护理道德优良传统的基础上,不断学习和完善自己的知识结构,努力掌握新的护理技能,从而推动护理学科的发展,实现护理学科向高层次和新阶段的飞跃。

3. 有利于新型医、护、患关系的建立

护理道德是护理人员在护理患者的过程中,处理护理人际关系以及护理人员与社会关系应遵循的职业道德,包括护理人员与患者、护理人员与护理人员、护理人员与其他医务人员、护理人员与社会之间的关系。护理人员只有自觉地遵守护理道德,才能协调好医、护、患三者之间的关系。

4. 有利于新型护理人才的培养

随着生物医学模式向生物-心理-社会医学模式的转变,护理模式也由过去的以疾病为中心的护理模式逐步向以人为中心、以人的健康为中心的护理模式转变,此转变对护理人员提出了更高的要求,意味着现代护理队伍应是具备高素质的专业人才的群体。为此,需要进行护理道德教育以培养出具有良好道德素养的护理人员。

5. 有利于医院物质文明与精神文明的建设

医院作为社会文明的窗口,护理质量的高低直接影响到医院的形象。护理道德是社会主义精神文明在护理人员身上的具体体现,通过护理人员的工作得以具体化和形象化,因此护理人员的道德风貌对医院的精神文明建设具有不可忽视的作用。护理人员必须加强自身道德修养,以护理伦理规范严格要求自己的言行,自觉抵制护理实践中的不正之风,爱岗敬业,全心全意为患者服务,促进医院精神文明的建设。

护理道德通过其认识、调节、教育、激励等功能,可以培养护理人员的职业道德品

笔记栏

质,进而提高其护理业务、科研、管理等水平,促进护理学科的发展和医院、社会的精神文明建设。

第二节 护患关系及其道德规范

【案例4-3】

患者张某,女,51岁。因腰椎间盘突出入院准备手术治疗。患者住院后第2天清晨,护士长带领护理人员查房时,张某向护士长反映,夜间没有护理人员来巡视病房。第2天晚上值班的护理人员,整整一夜,一分不差地按规定时间每半小时就轻轻地去病房转一圈。但早晨,患者又向护士长反映护理人员工作不到位,巡视病房仅是形式。第3天晚上,患者早早吃完安定片,准备迎接次日的手术,而夜班护理人员每隔半小时给患者换杯热水,询问其"喝水吗?"或每半小时就打开床头灯问一下患者"您盖一床被子凉吗?""您怎么还没睡着?""您是不是太紧张?"结果,患者因没休息好,第2天早晨术前测血压时,血压199/130 mmHg(1 mmHg＝0.133 kPa),手术因此无法进行。患者一气之下又将护理人员告到了院长办公室。

本案例中护理人员应注意哪些问题,为什么?对于张某这样的患者,护理人员应采用何种方式进行沟通和护理?

人们都把护理人员比作"白衣天使",在市场经济条件下又把顾客比作了"上帝",似乎大家都是天上的神仙。其实,护理人员与患者的关系,完全可以借用一位意大利人的诗句来概括:我们都是只有一只翅膀的天使,只有相互拥抱着才能飞翔。护患关系是护理人际关系中一种特殊的关系,是人际关系在医疗情境中的一种具体化形式。良好的护患关系是进行一切护理工作的前提与关键,它直接涉及护理伦理原则的贯彻,对于改善护德护风,提高护理质量和医院的精神文明建设具有重要意义。

一、护患关系概述

护患关系是指护理人员通过医疗、护理等活动,与患者建立起的一定联系的人际关系。它包括护理人员与患者、患者家属、陪护人、监护人单位与组织等的关系,是护理关系中最重要的一种。

(一)护患关系的特征

护患关系是护理人员与患者在特定环境中交流互动所形成的一种特殊人际关系。所谓特殊的人际关系,是指其相对于友情、爱情等一般人际关系有一定差异。其特殊性主要体现为以下四个方面。

1. 护患关系是一种职业关系

建立良好的护患关系是护理人员职业的要求,护理人员与患者的交往是一种职业行为,具有一定的强制性。在整体护理模式下,建立良好的护患关系,不仅是护理工作的需要,也是护理人员的基本责任和义务。因此,不论护理人员愿意与否,或患者的年龄、身份、职业、素质如何,护理人员都应努力与患者建立良好的关系。

2. 护患关系是一种治疗关系

良好的护患关系,能有效地减轻或消除患者来自环境、诊疗过程及疾病本身的压力,有助于治疗和加速疾病的康复进程。反之,紧张的护患关系会加重患者的心理负担,甚至可能导致情绪恶化,严重影响治疗和康复。因此,护患关系是特殊的、须谨慎执行的治疗关系。

3. 护患关系是一种信任关系

信任关系是指护患之间设身处地、相互尊重和彼此信赖。护患之间的信任关系也是护理人员圆满完成护理工作所必须的条件之一。护患之间的情感联系,应服从于护理工作的目的、性质和任务,避免个人情感的过度卷入,以免影响护理工作的开展。

4. 护患关系是一种群群关系

所谓群群关系是指护理人员群体与患者群体之间的关系。衡量护患关系,不仅要看护理人员个体与其所负责患者个体的关系如何,还要评估护理人员群体与患者群体之间的关系。护理人员群体包括护理管理者、责任护理人员、护工等;患方群体包括患者及其家属。

(二)护患关系的成立和分期

患者到医院就医,挂号之后,就意味着与医院建立了合同关系。到了门诊的具体科室后,经护士的分诊,在未见到医生之前就已经与护士形成了实际的护患关系。若是收入院,与门诊护士的护患关系结束,转而与病房的护士建立了护患关系。若从大的范围看,即便患者没有到具体科室或病房,由于患者与医院之间关系的存在,患者与医院的所有的护士都存在护患关系,只不过尚未具体到谁的名下而已。具体可分为三个时期。

第一期,也称作认识期,开始于护士和患者一见面,此期的主要任务是建立信任关系,这时的患者在观察护士,看看能对护士信任到什么程度,以决定以后在多大程度上依靠这位护士。护士在这个阶段主要是收集资料、了解患者的情况、书写护理病历、发现问题、制订护理计划。为建立信任融洽的护患关系,护士应注意诚恳对待患者,让患者感到温暖,并准确发现患者的需要。其实,在与患者见面之前,即真正建立护患关系的时候,有个认识期,表现为护士在采集病史之前,要通过相关文件大概地了解患者,设计好如何与患者交谈,这样可以在与患者见面的初期较好地把握护患关系。

第二期,也称作治疗期,是在信任的基础上,用具体的行动来帮助患者解决问题。需要注意的是,如果护患之间缺乏信任,护士的行动可能有被强迫的感觉,进而影响护理效果。

第三期,也称作终末期,护士应尽可能在完全结束护患关系之前就考虑到护患关系结束后可能发生的问题,以便做好必要的准备,如进行健康教育,告知出院后应注意的事项征求患者的意见以便今后改进工作,此期通常以患者出院而结束。

护患关系与其他的人际关系明显的不同在于明确的目的性:为了了解到必要的信息,为了护理和治疗的开展。通过谈话能发现患者对工作、对家庭的看法,如通过患者对工作和自己事业的担心,可能有焦虑心理,也可能担心爱人知道后担心,也许是怕引起家庭关系的紧张,护士可帮助患者做些决策工作。

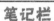

一般来说,护患关系的成立是以患者的就医行为的实际出发为条件,护患关系的解除也是以患者的主动结束为前提,当然也有因为疾病需要转院等情况由院方主动结束的情况。

(三)护患关系的基本内容

由于生理、心理、社会、文化环境、教育、经济等多种因素的影响,在实施各种护理活动的过程中,护患双方会形成不同内容的护患关系,主要表现在技术性关系和非技术关系两个方面。

1. 技术性关系

技术性关系是护患双方在一系列护理活动过程中所建立起来的,以护理人员拥有相关的护理知识及技术为前提的一种帮助关系。如患者提出主诉、反映治疗效果、病情变化等,护理人员给予注射、发药、换药、生活护理等。

技术性关系集中体现在护患双方在实施护理的过程中彼此的地位及心理方面上。在这种技术关系中,护理人员起主导作用,是服务主体,患者是服务对象,是服务客体。如果护理人员没有扎实的护理知识、娴熟的护理技能,不能满足患者在疾病治疗及护理方面的需要,就不可能建立良好的护患关系。因此,技术性关系是护患关系的基础,是维系护患关系的纽带。

2. 非技术性关系

非技术性关系是指护患双方由于社会、心理、经济等多种因素的影响,在实施护理技术的过程中形成的道德、利益、价值、法律等多种内容的关系。对护理人员而言,非技术性关系指的是在护理过程中的服务态度和服务作风等方面的内容。护患之间的非技术性关系是护患关系中最基本的、最重要的方面。非技术性关系包括以下几个方面。

(1)道德关系 护患道德关系是一种固有的基本关系,是非技术性的护患关系中主要的内容。这种道德关系虽然受社会道德影响及制约,但又相对独立。在这种道德关系中,护患双方由于社会、心理、教育、道德修养及职业等多种因素的影响,在护理活动中容易对一些问题或行为在理解及要求上产生矛盾及分歧。为了协调及避免矛盾,护患双方必须按照一定的道德规范及原则来约束自身行为,并尊重对方的权利、人格及利益。

(2)利益关系 护患双方在相互作用的过程中发生的物质和精神方面的利益关系。患者的利益体现在支付了一定的费用后,满足了解除病痛、恢复健康等切身利益的需要,而护理人员的利益表现在付出劳动后所得到的工资等经济利益,或由于自己的护理使患者康复而得到了精神上的满足及享受。但是,护理人员的天职是救死扶伤、治病救人,这种职业道德的特殊性,决定了护患之间的利益关系不能和一般商品的等价交换等同,而必须在维护患者健康及利益的前提下进行。

(3)法律关系 在任何一个文明的法制社会,护患双方都受到法律的保护及约束。在护理过程中,虽然护患双方没有签署正规的法律文件,但护理实践的基本原则是建立在法律基础上的信任关系。如法律规定护理人员从业有相应的资格、权利、责任及行为规范等要求,法律也规定了患者享有医疗、就医等权利。因此,护患双方都必须承担各自的法定责任与义务,时刻以法律作为自身行为的准则。

(4)价值关系 护患双方在护理过程中的相互作用及相互影响体现了人的社会

笔记栏

价值。在此过程中,一方面是护理人员通过运用自己的护理知识及技能为患者提供护理服务而实现自己的人生价值;另一方面是患者在恢复健康后又能重返工作岗位,从而实现为社会做贡献的人生价值。

(5)文化关系　护理活动是以文化背景为基础,在一定的文化氛围中进行的,因此,护患关系也是一种文化关系。由于护患双方所具有的文化水平、语言表达、素质修养、宗教信仰及风俗习惯等文化背景的差异,可能产生矛盾或误解。因此,在护理活动中,护理人员要尊重服务对象的宗教信仰及风俗习惯,时刻注意自己的言谈、举止及表情,对不同文化背景的患者采用不同的沟通方式,以建立良好的护患关系。

(四)护患关系模式及其特征

1976 年,美国学者萨斯和荷伦德在《内科学成就》上发表了《医患关系的基本模式》的文章,提出医务人员与患者关系中存在三种不同模式,即萨斯-荷伦德模式,此模式同样适用于护患关系。

护患关系的行为模式,依据护理人员和患者双方在共同形成的人际关系结构中各自所具有的心理方位、所发挥主导作用的程度等特点的不同,划分为主动-被动型模式、指导-合作型模式和共同参与型模式三种。三种模式各具特征。

1. 主动-被动型模式

这是一种最常见的单向性的,以生物医学模式及疾病的护理为主导思想的护患关系模式。其特征为"护理人员为患者做些什么",护理人员在护患关系中占主导地位,护患双方的心理为显著的心理差位关系。护理人员的权威不会被服务对象怀疑,服务对象一般也不会提出任何异议。此模式适用于护理人员与休克昏迷患者、麻醉病人、重度精神障碍的患者、婴幼儿等。

2. 指导-合作型模式

这是一种微弱单向,以生物-心理-社会医学模式及疾病的护理为指导思想的护患关系模式。其特征为"护理人员教会患者做些什么",护理人员在护患关系中仍占主导地位,护患双方的心理为微弱的心理差位关系。但护患双方在护理活动中都是主动的,尽管服务对象的主动是以执行护士的意志为基础,并且护理人员的权威在护患关系中仍然起主要作用,但服务对象可向护理人员提供有关自己疾病的信息,同时也可以对自己的护理及治疗提出意见。此模式适用于护理人员与重病初愈恢复期的患者、手术及创伤恢复过程的患者等。

3. 共同参与型模式

这是一种双向性的,以生物-心理-社会医学模式及人的健康为中心的护患关系模式,是责任制护理、整体护理的核心模式。其特征为"护理人员帮助患者自我恢复""让患者选择做些什么",护患双方的关系建立在平等的地位上,双方为心理等位关系。在这种模式中,护患双方是平等的,双方相互尊重,相互学习,相互协商,对护理目标、方法及结果都较为满意。此模式适用于护理人员与各类慢性躯体疾病患者、心身疾病患者、精神疾病缓解期的患者等。

以上三种护患关系模式在特定情况下都是正确的,其中护理人员的主动性因病人在疾病中的作用而不同。因此这三种模式并非固定不变,在护理过程中,护患关系可以随着服务对象的病情、护患愿望而从一种模式转向另一种模式,以达到满足病人需要、提高护理服务质量的目的。指导-合作型与共同参与型更能发挥患者的主动性,有利于提高护理效率,是我们提倡的护患关系模式。因此,只要患者能表达自己的意见,护理人员就应该尊重患者的权利,鼓励他们共同参与护理活动,共同参与到疾病的诊疗护理中来。

二、护患关系道德规范

1. 热爱本职,自尊自强

护理事业是一项平凡而崇高的事业。这种平凡与崇高是由其工作性质与特点所决定的。护理工作既要面向患者,又要面向社会各种类型及各种健康状况的人群,其责任重大,影响广泛。因此,护理人员应珍惜自己的职业声誉,树立职业的自豪感,爱惜"白衣天使"的美称,以从事护理工作为荣,尊重自己的职业,牢固树立护士光荣、护理工作高尚的信念。自尊,即尊重自己,尊重自己的职业。由于世俗的偏见或疾病的折磨,一些患者和家属心情不好时,往往向护士发泄,在言行上出现不尊重护士的现象。作为护士应给予更多的同情和谅解,用自己熟练的操作技术和热情周到的服务赢得患者的尊重和信赖,用实际行动维护自己的职业声誉。同时由于护理学具有较强的技术性和科学性,也要求护理人员必须具有扎实的理论知识和精湛的技能,不断地更新原有的知识,勤奋自强,不断进取,满足人民群众对护理工作的需求。

2. 举止端庄,态度和蔼

护士精神饱满、亲切自然,会给患者一种愉快的感觉。所以护士的举止应端庄、优雅、自然、大方、高雅脱俗、得体适度。站姿要挺胸收颌,坐姿要落座无声,离座谨慎,行姿要步履轻盈,步韵轻快,以体现出自己良好的文化修养及对对方的尊重与善意。遇到危重患者抢救时,可采取短促的快步姿,但应冷静、沉稳、神色镇定,使患者产生安全感和依赖感。护患之间朝夕相处,护士的态度直接影响着患者的情绪,所以护士应具备一颗善良的心,同情、关心、体贴患者,工作热情,服务周到。同时要保持乐观的心态,以和蔼、热情的态度给陌生的患者送去微笑,给忧愁的患者送去安慰和鼓励,给痛苦的患者送去帮助和温暖,给危重患者送去信心和力量,以体现白衣天使的爱。

3. 尊重患者,一视同仁

指尊重患者的生命价值、人格和权利,对所有患者平等对待。患者的情况是千差万别的,但他们的生命都具有一定的价值或潜在价值,护士应尊重患者的生命价值,即使面对严重后遗症的患者,也应鼓励其以坚强的意志战胜困难,实现其人生价值。人格是人在一定社会中的地位、尊严和作用的统一体。护士要尊重患者的人格,不分患者的地位、贫富、病情,都要以诚相待,平等施护。随着依法治国观念的增强,患者的权利问题愈来愈受到人们的关注,护士应当尊重患者的各种权利,并成为患者权利的忠实维护者。

4. 认真负责,任劳任怨

护理工作关系到患者的安危和千家万户的悲欢离合,每个护士都必须对患者的健康、安全和生命高度负责,自觉意识到自己对患者、对社会所负的道德责任。同时要不计较个人的得失,不辞辛苦,不厌其烦,不怕脏累,发扬乐于奉献、任劳任怨的精神。这就要求护理人员必须以严肃的态度、严格的要求和严谨的作风,遵守各项规章制度,执行各项操作规程,使各项护理措施及时、准确、安全和有效。要避免因护理工作平淡、疲倦而产生厌烦、松懈情绪;因护理工作紧张、繁忙而产生慌张、马虎作风;因护理工作不顺利、心情不舒畅而产生急躁、不耐烦的态度;因夜班无人监督而产生侥幸心理和省事念头等。

5.语言贴切,保守秘密

护理工作很多时间是与人打交道。护士对患者是否有同情心、是否关心体贴,在很大程度上是通过语言表达的。护理人员的语言应该是规范的,文明的,亲切的,富有感染力的。对初次入院的患者,护士应热情接待,耐心解释,用礼貌性语言,使患者情绪稳定,增强治疗的信心;当患者受到疾病折磨和生命受到威胁时,常会产生焦虑、悲伤,甚至绝望等情绪,护士要用安慰性语言,和气、亲切地开导,消除患者顾虑,使患者感到温暖,树立信心。出于人道主义精神,护士对患者的生理缺陷、隐私,以及疾病的不良预后,要用保护性语言,特别是对一些危及生命的疾病,不能随意告诉患者,以便使患者能愉快地度过自己生命的有限时光。

6.知识广博,精益求精

当前,医学新技术的发展以及各种先进医疗技术设备的应用,使护理专业的内容不断扩大。因此,一个合格的护理人员必须掌握扎实的医学、护理学专业知识及各种相关的知识,具有熟练的操作技术和丰富的临床经验。护理人员应懂得有关疾病的特点、疗程及病情可能发生的变化;懂得药物的主要适应证、剂量、副作用及药物配伍禁忌;掌握医疗仪器的使用操作常规,以及在技术操作过程中如何防止交叉感染等。所以护理人员要勤奋学习,不断汲取新知识,掌握新技术,不断创新并进行护理科学研究,使护理技术精益求精。

7.理解家属,耐心解疑

护理工作离不开患者家属的配合。护理人员与患者家属关系的好坏,会直接影响患者的情绪,甚至对疾病的治疗、护理起着相当关键的作用。所以护理人员应理解家属并做好其思想工作,以尊重和同情的态度对待他们。对于家属提出的要求,凡是合理的、能够做到的,应虚心接受并予以满足;要求合理但由于条件限制难以做到的,应向家属做好解释工作,以求得对方谅解;对家属提出的不合理要求不能满足也要耐心解释,不可急躁,也不能置之不理,应以平等的态度交换意见。

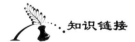 知识链接

本书后面附录中提供的文件,我们可以把护患关系道德规范的具体内容归纳如下。

●护士进行护理时,要尊重人的尊严及个人的独特性,且不受社会经济地位、个人特质或健康问题本质的限制。

●护士要以尊重患者的需要和价值观的方式对待患者,尊重患者的宗教信仰及风俗习惯,保护患者的利益。

●护士要为患者着想,尽量解除患者的痛苦,并确保患者安全。

●提供医疗照护活动时,应事先给予充分说明,经患者同意后执行,但紧急情况除外。在执行医疗照护活动时,应保护患者免受伤害。

●在护理过程中要举止端庄,语言文明,态度和蔼,同情、关心

和体贴患者。

●当患者接受面谈、检查、治疗护理时,应尊重并维护其隐私并给予心理支持。

●应保守患者的医疗秘密,在运用其资料时,须审慎判断,除非患者同意或应法官要求或医疗所需。如有可能,要告诉患者在照护过程中的其医疗护理秘密的界限。

●应尊重患者参与研究或实验性医疗的意愿,并提供保护,避免受到伤害并确保患者应得的权益。

●护士应提供符合护理对象及其亲友需要的护理教育、指导与咨询。

●当患者对其应缴之医疗费用存疑时,应给予充分说明或者请相关单位澄清。

●当患者的生命不能再维持时,护士应努力减轻其痛苦、维护其尊严。尊重濒临死亡者的意愿,帮助其安详及尊严地离世。

三、护患冲突及改善途径

人际冲突是个体或群体彼此知觉到对方阻挠或将要阻挠自身利益的实现所引起的直接对立的社会行为。护患冲突是人际冲突的一种,是影响护患关系健康发展的因素之一。

(一)护患冲突

护患冲突是指护患双方在诊疗护理过程中,为了自身利益,或对某些医疗护理行为、方法、态度及后果等存在认识、理解上的分歧,以致发生争执或对抗。

在某些内外部因素的作用下,护患之间可能会出现矛盾状况,由此引发护患纠纷。护患纠纷是典型的护患冲突。在所有医务人员中,护理人员与服务对象接触的机会最多,关系也最为密切,护患之间出现矛盾冲突的机会也相对增多,其中很多问题的出现与医疗卫生体制的改革、市场经济体制的建立和完善有关。对于这些矛盾或冲突,必须认真分析其产生的原因及影响因素,有针对性地加以解决。护患冲突的原因很多,主要来自三个方面。

1. 护方因素

这是影响护患关系的主要方面。

(1)护理人员的服务态度等非技术因素　①责任心不强。个别护士服务态度不好,工作责任心差,对患者"冷、推、硬、顶",工作敷衍了事,以致延误诊断和治疗。②缺乏同情心。表现为对患者病痛所致的痛苦反映麻木;对需要进行的护理方法、措施缺乏必要的说明,甚至恶语伤人。③存在不良心态。有的护理人员存在权威心理,把对患者的服务看成是恩赐,对待患者心冷、脸板、话硬,使患者产生不满或对抗情绪;有的护理人员存在探索心理,把患者视为自己研究探讨的对象,爱病不爱人,从而引起患者的不满和逆反情绪。

笔记栏

（2）护理人员的技术因素　护理人员如果缺乏扎实的专业知识和精湛熟练的操作技能，在实施护理过程中，会给患者造成不必要的痛苦和麻烦，从而造成护患关系的紧张和恶化，甚至使患者拒绝护理服务。主要表现在三个方面：①缺乏护理专业知识和临床经验，未能及时发现病人病情变化或是对病情变化未引起足够重视，以致延误诊断和治疗，引发护患冲突。②在治疗过程中，因护士操作技术不熟练，操作屡次失败，给病人增加额外的痛苦，引起病人及家属的不满，导致发生冲突。③对科室的仪器设备，特别是新引进的仪器设备性能不熟，操作生疏，导致抢救病人和处理应急事件时手忙脚乱，给病人及家属造成怠慢或抢救延误的印象，一旦抢救失败或病情恶化，很容易导致护患冲突发生。

2.患方因素

（1）对护患双方权利、义务不甚了解　有的患者错误地认为就医就护过程是护理人员服侍人的过程，只强调护理人员的义务，而不能很好地履行自己的义务。表现为：①少数患者就医就护行为不文明。个别患者不遵守就医就护规则，对护理人员提出不合理要求，一旦遭到拒绝，就表示不满，出口伤人或无理取闹。②不配合诊疗、护理工作。少数患者不遵医嘱、护嘱，导致治疗不彻底，留下隐患，而往往武断地认为护理效果不好是护士的水平问题。

（2）对医疗护理期望值过高　有的患者对护理效果期望值过高，认为应该处处合我心意；对一些在治疗、护理过程中不可避免出现的副作用不理解；对那些虽经积极救治、精心护理，但预后不好的危重或疑难病例不能正视，甚至无端指责。这也是引发护患矛盾的重要因素。

（3）动机不良　少数患者因经济能力有限，在看病花钱较多或疗效不佳时，产生不良动机，为拒付医疗费而有意将矛盾转向医院，借所谓的医疗纠纷，聚众闹事，损毁医院声誉，扰乱正常医护秩序，使原本正常的护患关系出现僵局。

3.医院管理因素

（1）医院管理水平低下　医疗护理设备和生活设施陈旧，不能满足患者的需求；医院环境差，病房卫生设施不配套，会给患者造成不舒适、不适应的感觉；收费价格不合理会引起患者的不满情绪；护理管理制度不健全、不完善、不科学，会影响护理质量。

（2）医院布局不够合理　若无导医引导，患者进医院如同进迷宫，加之个别患者对医院的科室或专业分工不明确，造成挂错号、排错队等，易引起患者的怨气。

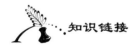知识链接

"护患关系"存在七大矛盾

现在许多人看病第一个问的就是"医生好不好"，却很少会有人问起"护士好不好"。同样，一些人越来越重视医患关系，却很少注重护患关系。其实，护患关系还是一门大学问，俗话"三分治疗七分护理"就说明了护理在康复过程中起着重要的作用。

但是，护士每天和患者打交道，免不了会发生一些矛盾，若矛盾不能及时化解，不但会影响正常的护理工作秩序，也会影响患者的

康复。近日,浙江医院护理部主任许瑛、杭州市第一医院张护士长等医院护理专家们,给目前大多数医院中的常见护患矛盾"把脉",并积极出谋划策。

1. 技术不到位引发矛盾

现在的患者对医护人员技术水平和服务质量的要求越来越高。要是护士在护理过程中没有一套过硬的护理技术,那就很难令患者及其家属满意。最常见的就是打针了,一针扎下去,患者最知道分量。所以说,护士要练基本功,还得从技术水平做起。护理专家们的建议是,护士不仅要多学、多练、多请教,平时还要学习各学科的知识,做个"全科护士"。

2. 服务不到位引发矛盾

虽然现在的医院越来越看重服务,但仍有个别护士因为各种各样的原因冷落了患者。例如刚入院时,患者及其家属情绪都非常焦虑,迫切地想知道有关住院治疗的一系列相关问题,而有些护士对患者的首问负责制不到位,或用"床号"代替患者姓名,或谈吐不注意忌语,如对患者的询问敷衍了事,随之矛盾也就来了。所以,护士在接待患者时就得做好"引路人",针对其心理特点,听听患者的想法及要求,一切为患者着想,急患者所急,想患者所想,及时将相关问题解释交代清楚,患者才能更好地配合治疗。

3. 沟通不到位引发矛盾

有些护士做得并没错,但患者要是不知情,就不太能理会护士的做法,这时候就会发现沟通的重要性。曾有位护士看到一位大妈打点滴的时间很长,于是一言不发就上去调整点滴,可大妈不懂她的意思,见她将药水动来动去的就不高兴了,闹得最后竟然投诉那位护士。所以,在护患之间或与患者家属的交流中,护士要特别注意自己的语言表达,另外沟通时最好能将专业术语通俗化、口语化,深入浅出,通俗易懂。

4. "僧多粥少"引发矛盾

因为人多,医院里嘈杂的环境、紧张的医疗资源难免会对患者的心情产生影响,有些患者情绪把持不好,憋了一肚子气,见到护士略有疏忽时就很容易把气撒在护士头上。这与现在医院中护士人手少不无关系。所以针对这种现象,护士长应该心中有谱,合理安排人员。

5. 对诊断不满引发矛盾

当某些疾病诊断不清楚、刀口愈合不良、晚期癌症治疗效果不满意时,患者或家属往往存在不满情绪,当护士话语不当或操作失败就很容易成为患者或家属发泄不满情绪的"出气筒"。遇到这种情况,护士们首先得把好自己的护理关,让患者没有可挑剔的地方。当遇到患者指责护理工作时,不必做过多解释以避免引起不必要的冲突,最好让专家来向患者解释。

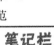

6.因费用问题引发矛盾

在医院中不可避免地要面对费用的问题,而当医生或护士向患者催款时,有些患者就因为不了解或不知情而产生疑义,由此引发矛盾。所以,这时候护士还要帮着患者算好明细账。患者入院后,医生和护士要向患者详细说明医疗的大概费用,让患者心中有数;转账时,护士要严格按照收费标准执行,不乱收费;当患者对费用产生疑问时,护士要耐心解释,必要时询问有关科室,直到患者或家属清楚为止。

7.因隐私问题引发矛盾

在查看病历、注射时,护士会接触到一些患者的隐私,可要是护士管不牢自己的嘴,那就可能引发矛盾。所以,医院规定护理人员不议论患者的私生活,不擅自公开患者健康状况资料,床头卡上不注明疾病诊断,在给患者擦浴、更衣、肌内注射、导尿、使用便器或医师查房做体检时采用屏风遮挡。

(二)调适与改善途径

从专业角度来说,护患关系的实质是一种帮助性治疗关系。在消除各种影响护患关系的因素,促进护患关系向良性方向发展方面,护理人员起关键性的主导作用。护患冲突的调适与改善主要有以下几个途径。

1.遵循护理伦理规范,坚持社会公益原则

护理伦理规范是在护理伦理原则指导下,协调护理人员与患者、护理人员与其他医务人员、护理人员与社会之间的关系应遵循的行为准则和具体要求,也是培养护理人员道德品质的具体标准。护理人员应该以护理伦理规范为准绳,正确处理社会效益和经济效益的关系,当个人利益与集体利益、国家利益发生矛盾时,应无条件服从社会公益。正确处理好护理人员、患者和社会三者之间的关系。

2.加强职业道德修养,坚持护患平等原则

护理人员应加强职业道德素质,认识自身的价值地位,这是护患关系良好的基本保障。在工作中护理人员应注意仪态和服饰,注意自己的言谈举止、风度,给患者留下良好的第一印象,为护患关系的发展奠定基础。应把患者作为自己职业价值的唯一确定者,严格遵守护理伦理原则和规范,礼貌待患,尊重患者的权益、人格和自尊心。当护患发生矛盾时,要有意识、有目的地控制自己的情绪,做到理智、耐心和宽容,患者也应当尊重护理人员的辛勤劳动。

3.强化护患信息沟通,坚持尊重科学原则

为避免护患双方由于对同一事物的理解不同而产生冲突,护理人员应充分认识沟通的重要性,并且注意运用良好的沟通技巧,加强与患者的有效沟通。在沟通交流的过程中,一方面是注意扩大与患者交流的深度及广度,将沟通的内容扩展到除诊疗和护理信息外的社会文化因素,增加对患者的理解;另一方面是注意少用专业术语,应对专业术语进行通俗的解释,以重复、小结等方式针对性地进行疏导,减少患者的误解,创造一种平等交流的气氛。护患双方都必须尊重科学的客观规律。护理人员应按照医学科学的方法、手段护理患者。加强对患者就医道德的宣传,患者也应该充分信任医护人员,实事求是地陈述病情,在就医过程中遵从社会公德和患者的道德义务,主动配合和参与治疗护理工作。

4. 提高护理技术水平,坚持患者利益原则

良好的护理技术水平是改善护患冲突的另一重要因素。护理技术操作是体现护理人员工作质量的基本内容,每一项都与患者息息相关。娴熟的技能可以使患者有安全感、信任感,从而减少不必要的恐惧和不满,增强患者战胜疾病的信心,使患者积极主动地配合治疗和护理。在就医过程中,护理人员应始终将患者的利益置于首位,尊重患者的权利,即使患者很挑剔也应千方百计地让其感到被关注、被重视,从而使患者获得满意感。这是社会分工越来越细的现代互相服务中公认的规则,若能做到这一点,护理人员在改善护患关系上就拥有积极主动权。

为解决医护人员与患者之间的矛盾与冲突,2002 年 4 月 1 日实施的《最高人民法院关于民事诉讼证据的若干规定》与 2002 年 9 月 1 日国务院颁布实施的《医疗事故处理条例》明确指出,因医疗行为引起的侵权诉讼,将由医疗机构实施举证责任倒置,这两个规定把医患和护患纠纷的解决推进到法律轨道,为护理人员建立新型的护患关系提出了更高的道德要求。

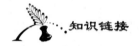知识链接

护患沟通"15 要""15 不要"

1. 护患沟通"15 要"

(1)与你护理的患者第一次接触时,要介绍你的姓名和职称,使他明确你将负责对他的护理。对患者要使用合适的称呼,避免直呼其名,不要用床号代替。巧避讳语,对不便直说的话题或内容用委婉方式表达。

(2)见到你的患者时,要给予他坦诚友好的微笑。

(3)与患者要有目光接触(目光交流),以表达你对他的关心和尊敬。巡视病房时,尽管不可能每个床位都走到,但以眼神环顾每位患者,能使之感到自己没有被冷落。

(4)与患者交谈时,要面对着患者说话,而不是背朝着他讲。

(5)要使用清楚、简洁、朴素的语言,用患者能够明白的方式对他进行指导。要掌握声音的大小和语调,说话清晰。

(6)要尽可能使患者了解他的病情。对不良预后直接或间接向患者透露时,防止引起过大的心理刺激;对某些诊断、检查的异常结果,以及对不治之症者的治疗用开导性语言。

(7)要询问患者的想法,以澄清一些错误的概念;要让患者重复你给他讲的程序以确保他已明白,并对患者提出问题以确定他是否真正理解。

(8)要提高倾听技能,积极、专心地倾听你的患者。

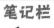

笔记栏

（9）要使用诸如握住患者的手之类的方式来表达你对他的关心和体贴。

（10）要注意你自己的形体语言，如何做事、走动、坐立、目光怎么看患者等。当患者向你诉说时，不应左顾右盼，而应凝神聆听，患者才能意识到自己被重视、被尊重。

（11）要控制你的非语言交流所传达的信息，使自己不要给患者带去消极的情感，因为最有力、最真实的信息是由非语言信息来表达和传递的。

（12）要观察患者的面部表情、姿势和体语以发现线索来了解患者的感受。

（13）要知道沉默有含义，它是一种语言，可以表达接受、拒绝、恐惧或需要安静及需要时间考虑等。

（14）要保护患者的隐私，避免任何使患者感到难堪、丢面子的事情，避免交流中在你与患者之间制造隔阂的任何因素，如行话、术语、新技术及"忙不过来"等。

（15）要说"对不起"，如果给你的患者带来不便（如等候），或你的所言所为有可能刺伤你的患者，哪怕是无意的。

2. 护患沟通"15 不要"

（1）不要因为知道疾病的基本过程，就理所当然地认为你了解患者的需求；否则你会给自己和患者帮倒忙。

（2）不要使用俚语和粗俗的词语。

（3）不要使用患者不熟悉的医学术语和词语。

（4）不要使用模棱两可、含糊不清、意思隐晦的词语。

（5）不要大喊、耳语、咕哝、嘟囔，以免交流无效。

（6）不要与患者发生口角，假如患者刺伤了你的自尊心，不要当着患者的面抗辩。

（7）不要为打消患者的焦虑而给他敷衍了事的安慰话，这样的做法会中断交流。

（8）不要让患者做事而又不告诉他为什么要做和如何做。

（9）除非临床需要，不要打听患者的隐私。

（10）不要说谎，哪怕圆场谎。

（11）不要当着探视者的面讨论患者的病情。

（12）不要当着探视者的面，暴露患者的身体。

（13）不要使用任何体语或暗示给患者传递消极的情绪。

（14）不要假装在听，这样会对患者所说的话做出不适应的反应。

（15）不要在患者面前，对治疗小组中的医务人员评头论足。

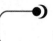

四、护患双方的权利和义务

明晰护患双方的权利与义务,有利于护患双方的理解和沟通,有利于建立和谐、双向的护患关系,有利于防范护患纠纷产生。

(一)护理人员的权利和义务

护理人员的权利是法律、道德所赋予的,与患者权利的目标是一致的,是保证患者医疗权利的实现、维护患者健康权利的必需。

1. 护理人员的权利

(1)自主护理权 这是护理人员的基本权利。持有执照的护理人员有权为患者实施护理及保健服务,为了护理的需要,有权得到患者的现病史、既往病史、遗传史、生活方式和个人隐私等信息,有权制订护理计划并实施护理措施,有权对患者进行隔离等,护理人员必须十分认真、审慎地运用这一权利。这些要求不仅体现了护理伦理原则,同时也对权利实施做出制约和限定。

(2)人格尊严权 《中华人民共和国护士管理办法》第二十六条明确规定:"护士依法履行职责的权利受法律保护,任何单位和个人不得侵犯。"现在社会上有极少数人对护理工作有误解,或是千方百计挑毛病、要赔偿,或是不满意时动则谩骂,甚至殴打护理人员,或是打砸医院内各种物品,扰乱医院正常工作秩序,极大地伤害了护理人员的人格尊严和感情。绝大多数护理人员对上述侵权行为表现出最大的忍耐和克制,表现出强大的人格力量。护理人员的人格尊严是不容侵犯的。

(3)特殊干涉权 在特定情况下,护理人员具有限制患者自主权利,实现自己意志以达到对患者应尽责任的目的,这种特殊权利称为特殊干涉权。一般来说,护理人员权利应该服从于患者权利,护理人员特殊干涉权对患者权利的限制是否与患者自主原则相违背,关键在于使用特殊的干涉权来否定患者自主权利是否必要和正确。

只有当患者自主原则与生命价值原则、有利原则、无害原则、社会公益原则发生根本冲突的时候,护理人员才有权利使用这种特殊干涉权。如限制疼痛患者使用过量吗啡是为了防止患者药物成瘾;对某些患者实施严密隔离是为了社会的群体利益。

特殊干涉权的应用范围有以下两项。①当患者拒绝治疗时:对精神病患者、意志丧失和自杀未遂等患者拒绝治疗时,护理人员可以使用特殊权利强迫治疗进行干预。②必须行为控制时:传染病患者、发作期的精神病患者,他们意识不清或丧失自制力,对他人和社会有可能造成严重后果的,为保护患者和他人,护理人员有权采用合理的、有效的、暂时性的措施来隔离患者或控制患者的行为。

2. 护理人员的义务

(1)治病救人 治病救人是护理人员最起码的道德义务。护理人员必须把为服务对象解除痛苦作为自己义不容辞的责任。治病救人不是护理人员对患者的恩赐,也不是护理人员对患者发的慈悲之心,而是护理人员不可推卸的义务。无论何时,抢救患者生命就是至高无上的责任,任何见死不救,置他人生命于不顾的行为,都是有悖于道德义务的。

(2)解释病情 护理人员有义务向患者说明病情、诊断、治疗、护理、预后等有关情况,这不仅可以减轻患者的心理负担,发挥患者的积极性,主动配合治疗,更为重要的是尊重患者的自主权利。

（3）卫生宣教　《中华人民共和国护士管理办法》第二十二条明确规定："护士有承担预防保健工作、宣传防病治病知识、进行康复指导、开展健康教育、提供卫生咨询的义务。"该文件第一次从法律的角度,把卫生保健宣教纳入护理人员义务的范畴,表达了国家对民族整体素质和防病、抗病能力的重视程度。因此护理人员应充分利用各种机会进行卫生保健宣教。

（4）保守秘密　为了维护患者和社会的利益,护理人员有义务对某些病情保密,包括为患者保密和对患者保密两个方面。

（5）尊重患者　护理人员应当尊重患者的权利,保障患者的权益。尊重患者接受医疗护理的权利,为其提供最佳的医疗护理服务。护理人员还应诚实守信,做患者的代言人并履行其他法律义务。

此外,护理人员在对患者尽义务的同时,还必须对社会尽义务,如承担护理学咨询、预防保健的义务、发展护理科学的义务等。一般来说,对患者和对社会尽义务是统一的,但是,由于利益的基点不同和指向不同,也会发生矛盾和冲突。当产生矛盾时,必须首先考虑社会利益,护理人员要以社会利益为重,尽量使患者个人利益服从社会利益,使两者的利益统一起来。

（二）患者的权利和义务

1. 患者的权利

有关患者权利的立法,早在 1972 年,美国就已经有十六个州以法律的形式制定并实行了《患者权益章程》。1972 年底,美国医院协会发表《患者权利法案》,其中患者享有的权利包括十二个方面。1991 年 12 月,美国国会通过了《患者自决法案》,其中规定了患者多方面的权利和权益。西方的许多国家也都制定了患者权利法。

我国则在《宪法》《民法通则》等法规中规定了公民的生命、人格尊严、劳动休息及健康等一些权利。例如,《民法通则》第九十八条规定公民享有健康权,护理人员有义务为患者提供护理服务。根据国际相应约定和我国法律法规规定,患者享有以下基本的权利。

（1）平等享受医疗的权利　当人的生命受到疾病的折磨时,患者就有解除病痛、要求医疗照顾的权利,即要求继续生存的权利。任何医护人员和医疗机构都不得拒绝患者的求医要求。人们的生存权利是平等的,享有的医疗权利也是平等的,即任何患者在接受医疗服务时,医疗保健享有权是公平的。护理人员应平等地对待每一个患者,自觉维护一切患者的权利。

（2）获得全部实情的权利　患者有权获知有关的诊断、治疗及预后的信息,这在于强调患者"知"的权利,但要告知多少,告知到什么程度,宜谨慎处理。①应当适当区别病种和病情轻重,如果患者患的是普通疾病,且程度较轻,应该如实告知,否则就要讲究告知的方法和语言。②要掌握好告知的程度。对于心胸较坦荡的人,可以将疾病的实情和严重程度如实相告,并要求其密切配合治疗,否则应当把握时机,一步一步试着告知。③在请患者认知过程中,最好先征求家属意见,双方研究好告知的内容。

患者有权知道医院与其他医疗及学术机构的关系:许多医院和教育机构及其他医疗机构有合作关系,实习生及其他医疗机构的医护人员,也可能参与对患者的照护。只要与患者的治疗有关,患者就有权知道治疗他的人彼此间存在的职业关系,并有权知道所参与照护人员的姓名。

患者有权核对付费账单:不论患者如何支付医院费用,患者有权核对其账单,并要求解释付费情形及内容。

(3)个人隐私和个人尊严获得保护的权利　患者有权要求有关其治疗的内容及记录以机密方式处理,患者的病情资料与记录应如同隐私权一样,被保守秘密,不可随便对外宣扬。

患者有权要求对其医疗计划保密,对有关病案的讨论、会诊、检查及治疗,都应审慎处理;不可未经同意而泄漏医疗上的秘密;不可任意将患者姓名、身体状况、私人事物于公共场合中公开;更不可与其他不相关的人讨论患者的病情与治疗,否则就是侵害公民名誉权的行为,要受法律制裁。

(4)参与决定有关个人健康的权利　患者有权在接受治疗前获知有关的详情,如特定的手术治疗,医疗上的重大危险,可能失去行为时间的长短。当医疗处置上有重大改变,或当患者要求改变治疗时,患者有权利得到正确的信息,知道负责治疗者的姓名。只有当患者完全了解可选择的治疗方法及执行者的姓名,并取得同意后,各种医疗计划才可执行。

患者有权在法律允许的范围内拒绝接受治疗,患者有权利拒绝治疗,同时有权利被告知拒绝治疗的后果。医护人员有责任向患者说明拒绝治疗后对生命健康产生的危险性。

人体实验的知情同意权,如果医院计划执行和患者治疗有关的人体实验,患者有权利事先被告知详情,并有权利拒绝参加此项研究计划,不可强迫患者接受人体实验。

(5)获得住院时及出院后完整的医疗记录权利　医院对患者所要求的服务有合理的回应,医院依病情的紧急程度,对患者提供治疗、护理及转院服务,只要医疗上许可,患者在转至另一机构之前,必须先得到有关转院的原因及其他选择的完整资料与说明。

患者有权利获得持续性的医疗照护,出院前,患者有权要求医院安排后续治疗(照护)或提供相关资讯,有权知道未来的门诊时间及地点,并告知继续接受治疗的需要及应注意的事项,医护人员有义务告知患者返家应注意的事项。

患者有权利知道医院的规则及规定:患者有权要求熟悉医院对患者的约束规章,以便遵守院方的有关规定。因此在患者住院时,院方应提供书面的住院须知。

(6)服务选择权　患者有比较、鉴别和选择医疗机构、就诊方式、检查项目、治疗方案甚至医师、护士的权利。医务人员应力求较为全面、细致地介绍治疗方案,以使患者对方案有完整的了解,做出正确判断和选择;不能强迫患者接受各种检查、治疗,也不能强行让患者使用其不愿意使用的药品。

(7)监督权　就医患关系讲,患者可以对医院的医疗、护理、管理、保障、医德医风等各个方面进行监督。因为从患者到医院就诊的那一刻起,患者就已经纳入了医疗服务监督者的行列,负有监督医院服务质量的义务。事实上,患者的监督权行使得越好,对医院工作的促进越大。

(8)免除一定社会责任和义务的权利　患者在获得相应的医疗机构的证明后,有权根据病情的实际,暂时或长期免除如服兵役、献血等社会责任和义务。这符合患者身体特性及社会公平原则和人道主义原则。

（9）获得赔偿的权利　如发生由于医疗机构及其工作人员行为不当,而造成患者人身损害后果的,患者有通过正当程序获得赔偿的权利。已确定为医疗事故的,卫生行政部门应医疗事故争议双方当事人请求,进行医疗事故赔偿调解,并遵循当事人双方自愿原则,根据有关规定计算赔偿数额。不愿意调解或调解不成的,可以直接向人民法院提起民事诉讼。

（10）请求回避权　已确定为医疗事故的,在进行医疗事故鉴定前,医疗事故争议双方当事人可以公平、公开地在各级医学会主持下,按照对等的原则从医疗事故鉴定委员会的专家库中,随机抽取相关专业的鉴定委员实施鉴定。当事人有权以口头或者书面的形式申请他不信任的鉴定委员回避。从法理上讲,这进一步增强了医患双方的平等性。

2. 患者的义务

患者义务主要是指患者的道德义务。患者履行道德义务,从根本上来说是为了实现患者的权益。权利和义务是对立统一、相辅相成的,患者在享有正当权利的同时,理应履行一定的道德义务。患者的义务主要有以下几个方面。

（1）保持和恢复健康的义务　保持和恢复健康是包括患者在内的全体公民的义务和责任。护理对象应养成科学的生活方式和生活习惯,注重自我保护,一旦患了疾病,应该主动地甚至强制性地接受治疗。因为个人健康与否不完全是个人的私事,而是与家庭、社会和他人的利益密切相关。

（2）配合医疗护理的义务　患者有义务主动配合医疗和护理工作,有义务尽自己所知,准确而完整地提供现病史、既往史、住院史、用药史及其他有关情况,并有义务遵照医生为自己所采取的治疗措施和检查安排计划;遵照护理人员执行护理计划的嘱咐。如糖尿病必须限定饮食,那么,患者就有义务以适当的方式改变其饮食习惯。如果患者在思想上、技术上对医护人员不信任,医护人员就难以开展正常的医疗护理活动。

（3）支持医学科研的义务　医学科学的发展,医疗技术的提高,离不开医学科学研究,人类既是医学科研的主体又是医学科研的客体。医务人员常常需要对一些罕见病、疑难病进行专门研究,有时还需要对死因不明的患者进行尸体解剖,一些新药的使用及新方法的推广也需要患者配合验证。患者有义务支持这项事业的发展。

（4）尊重医护人员的义务　在医疗和护理的过程中,患者及其家属首先应该尊重医护人员的职业自主权。患者和家属不得以任何借口要挟医护人员,妨碍其正常的工作秩序和行为。应当尊重医护人员的人格和自尊,遇到医疗和护理纠纷,应该以科学为依据、法律为准绳来加以解决。

（5）缴纳医疗费用的义务　患者在就医前或就医中按规定缴纳医疗费用,是患者应遵守的基本的道德义务。即使是享受社会医疗保险的公民,个人也需要承担一定的医疗费用。所以,作为社会公民患病就医时有义务交纳全部或部分医药费。

（6）遵守医院规章的义务　医院是治病救人的特殊公共场所,为了保障患者救治工作能够有序地运转,各医院均建立了严密的规章制度体系。其中有一部分是针对患者的,如伤病员住院须知、探视制度、陪床制度、病区管理制度、作息制度、出院制度等。这些制度是在国家法律、政策基础上,维护患者利益的可靠保障,在患者住院后,护理人员应逐一向患者交代,患者有义务遵守。

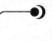

　　和谐的护患关系应该是一种双向的护患关系,是护患双方权利与义务的对立统一。如果只讲护理人员的义务,而不讲权利,护理人员的积极性就会受到压制。尊重护理人员的权利,重视护理人员正当的物质利益,也是对护理人员辛勤工作的尊重与肯定。只有使护理人员的权利得到真正的保证,才能充分发挥护理人员的聪明才智,全心全意地为患者服务。如果只谈患者的权利,而不讲义务,患者的权利也难以得到保证。明确患者的义务,也是为了尊重患者的自主权。护理人员与患者都有战胜疾病、保持健康的义务;护理保健不仅仅是护理人员出于责任而服务于患者的一种义务,而且是患者应该予以享受和保证的一种权利、一种需要。患者权利的享有和履行不可能离开医护人员的帮助,不可能离开社会所能提供的医护保障而单独实现,更不可能违背生老病死的规律。因此,明晰护患双方的权利和义务,可以使护患双方对基本目标的认识角度和水平趋于一致,在理论上和事实上做到护患双方基本权益的平等。还可以使护患双方都能享有各自的权利,尊重对方的权利,履行自己应尽的义务,并能实事求是地、客观地认识和对待医护结果,从而建立起适应医学发展、符合社会发展的合理的科学的护患关系。在护理实践中,必须防止走向极端:单纯追求义务,只强调护理人员应尽的义务,而忽视甚至排斥护理人员应有的权利和正当的物质利益;只强调护理人员的权利,而忽视患者的权利和护理人员的道德要求;过分强调尊重患者的自主权利,而忽视患者应尽的义务。明晰护患双方的权利与义务,有利于护患双方的理解和沟通,是建立和谐的护患关系、防范护患纠纷的关键。

第三节　其他护理关系及其道德规范

　　现代化的护理服务以护理对象的健康为中心,在此过程中,护理人员是唯一为服务对象提供全程、整体、昼夜服务的人员。为了患者的安全和健康,护理人员需要与医疗机构中各种人员配合与协调,建立各种沟通网络和人际关系,承担各种责任。在医疗卫生服务机构多层次、多角度的人际关系中,护理人员与其他医务人员携手协作,发挥着重要的医疗护理作用。

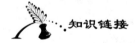

知识链接

　　国际护理人员会章在"护理人员与同事"一节做了如下论述:"护理人员应与同事和其他工作人员保持合作关系。当同事和其他工作人员危及对患者的照顾时,护理人员应以适当行动予以保护。"这就明确了护理人员与同事的关系,所有医务人员都要以患者为中心,一切为患者服务。

一、医护关系及其道德规范

　　2011 年 3 月,国务院学位办颁布了新的学科目录设置,其中护理学从临床医学二级学科中分化出来,成为一级学科,与中医学、中药学、中西医结合、临床医学等一级学科平行,为护理学科的发展提供了更大的发展空间,对护士的职责也提出了进一步的要求。当护士按照护理程序为病人提供护理服务时,需要与其他医务人员协作配合。因此,护理人员必须与其他医务人员保持良好的合作关系,才能最佳地发挥自己的角色功能。

医护关系是护理人员为了服务对象的健康和安危与医生所建立起的工作性人际关系。尽管医护双方在长期的工作过程中同时也会形成包括友谊在内的各种类型的个人关系。医护二者专业相近,工作目标相同,但分工不同。二者相互依存,相互协作,相互制约。

(一)医护关系的模式

护士和医生在医疗实践中,由于所承担的职责和分工不同,存在着职业地位的差别,从而导致医护关系产生了不同的模式。一般说来,医护关系的模式有以下四种类型。

1. 主从型

这是指在医护双方交往中,一方处于主导地位或绝对权威地位,另一方处于被动或服从地位。这是一种传统的等级关系模式,表现在医生和护士之间的传统关系上。传统上,一般人都把护理人员视为未受过教育,以及照顾老、弱、残、疾者的女人,她们只不过是患者的侍候者而已。在西方文化中,照顾患者常被视为基督徒的责任,教会主张护理须付出爱心,而无须接受正规的教育。这种关系模式显示出医护之间地位的不平等,容易造成主导者的独断专行、主观主义,服从者难以发挥主观能动性而消极被动和不负责任。

2. 指导-被指导型

这是指医护在双方交往中,一方处于指导地位,另一方处于接受指导的地位。指导者虽然仍具有相对权威,但并不限制被动方发挥自身的积极性和主动性。虽然这也是一种等级关系,但这仅是一种职业等级关系,同时带有一定的民主成分。它是一种承认权威,但又不迷信权威,反对权威绝对化的医护关系。

3. 并列-互补型

医护交往双方处于完全平等的地位,没有权威与非权威之分,只有分工的不同。双方既保持各自独立自主性,又通过相互协作达到互补。建立这种关系有利于双方积极性、主动性的发挥,形成整体合力,充分发挥医疗护理合作的综合效应。

4. 相互竞争型

随着市场经济的发展和医疗卫生体制改革的不断深化,医疗卫生部门也引入了竞争机制。医疗卫生部门之间、医疗卫生部门内部各科室之间、医务人员个体之间,在成本核算、增收节支、为人民提供优质医疗卫生保健服务的同时也提高了经济效益等方面的竞争,从而形成了相互竞争的医护关系。

(二)和谐医护关系的重要性

1. 医护实践是一种协调性很强的职业劳动

现代医疗实践是一种集体协调性很强的职业劳动。要提高医疗护理质量,不仅要依靠每位医护人员的努力,而且更要依靠医护整体的配合。如果医护集体中的成员各行其是,各搞一套,甚至内部消耗,就会影响医疗护理的质量。与球赛队员的协调性、统一性相比,医疗实践的协调性有过之而无不及。我国乒乓球队之所以能取得优异成绩,彼此之间协调配合良好是重要因素。医生和护士肩负第一线工作,互相配合的好坏,直接关系到患者的根本利益,影响到医疗护理质量。在门诊、入院、出院的服务全过程中,每一项治疗工作,几乎都是医生和护士同步进行。医疗的任务是救死扶伤,这一性质本身就决定了必须是"以患者为中心"的医、护、后勤等的全面协调配合,某一项不协调,均影响医疗任务的完成。如抢救外伤出血性休克患者时,若医护之间配合不协调,或救护车出诊不及时,或某血型的血供不上,或突然停电,提供手术照明不及时等,都会影响抢救效果。其中医护协调最重要。因为医生和护士是抢救患者的主体,他们协调配合的好坏,直接影响患者的安危。其他协调还可以通过医护人员主观能动性的发挥得到缓冲。

2. 医护活动是一种特殊的创造性脑力劳动

医护活动事关人的生命。通过医生和护士的科学技术活动来诊治疾病、康复患者,使其重返工作岗位,继续为社会创造财富。因此,医护活动是一种特殊的创造性的脑力劳动。只有医护集体中的人际关系和谐,才能为每位医护人员的正常工作,提供良好的心理背景和精神动力。如果医护集体中的人际关系经常处于紧张对立的状态,经常发生或明或暗的争斗,发生行为的背向、内耗,以致感情的冲突,就会过多地分散、消耗医护人员的精力,造成人为的感情抑郁、痛苦,甚至挫伤每位医护人员工作的积极性和创造性,影响医疗护理工作。

3. 医护效果直接影响患者的康复和生命安全

医护效果一方面来源于医护人员的理论、知识、经验和技能,另一方面来源于患者的密切配合。只有医护集体中人际关系和谐、融洽、彼此尊重、互相学习、团结一致,人们才会愉快地钻研科学技术,热情地传授经验和技能,集体的业务水平才会不断地提高。同时医护集体团结协作,对患者也是一种无形的激励,它鞭策着患者很好地与医护人员配合,其本身就是一种提高诊治质量不可忽视的因素。如果医护集体中人际关系不协调,互相扯皮、互相挑剔,不仅影响自身业务水平的提高,而且直接或间接地影响患者的情绪,影响患者对医护人员的信赖,自然患者也就不可能很好地配合治疗了。这样势必影响患者的康复和生命安全。如医生粗枝大叶,拔错牙,把好牙拔掉,把坏牙留下了,不仅造成患者痛苦,而且贻误对坏牙的治疗,影响患者的健康。护士疏忽大意发错药、打错针,造成患者过敏性休克等。这样的事例在临床上屡见不鲜。究其原因很多,但医护集体中人际关系紧张,是一个不可忽视的原因。

(三)影响医护关系的心理因素

【案例4-4】

患儿王某,男,3岁。因误服5 mL的炉甘石洗剂到某医院急诊科就诊。医生准备用25%硫酸镁20 mL导泻,但将口服误写成静脉注射。治疗护士拿到处方心想:"25%硫酸镁能静脉注射吗?似乎不能,但又拿不准。"又想:"反正是医嘱,执行医嘱是护士的职责。"于是,将25%硫酸镁20 mL给患儿静脉注射,致使患儿死于高血镁引起的呼吸麻痹。

护士与医生的工作,既各自独立,又互相补充协作,共同组成了医疗护理集体。但由于他们职责分工的不同,医生侧重于疾病的诊治,护士侧重于执行医嘱和疾病护理,因此,护士与医生交往中,常常产生一系列的心理活动,主要表现如下。

1.护士心理

(1)依赖心理 在传统观念中,医生被视为主要的领导者,而护理人员则只是医生的助手而已。临床上执行功能制护理后,又把护理工作看成零星单纯的技术操作。护士的操作护理,又必须根据医生的医嘱,才能实施于患者。因此,衡量护士工作好坏的标准,就以能否不折不扣地按医嘱办事为依据,护理工作只当作一种辅助功能。医嘱无论正确与否,都必须不折不扣机械地执行。在这种传统生物医学模式的影响下,就形成了护士对医生的依赖或服从心理。

(2)自卑心理 这种心理与依赖服从心理有一定的联系,它们都基于对医生的工作要配合的思想,而未看到这种配合应是积极、主动地执行医嘱,不是消极、被动地履行公事,不问病情机械地执行医嘱,而对护理学科工作的科学性、独立性、服务性还未能彻底地理解。有的护理人员缺乏系统的医学基础知识和护士专业知识,觉得自己比医生低一等,不能很好地发挥自己的主观能动性,以致产生了自卑的心理。

(3)配合心理 这是大多数护士与医生交往的心理。她们经过护士专业学校的培训,有系统的医学基础理论和护理专业知识,工作中能积极配合和主动服从医生,为患者的康复而努力工作。

(4)自主心理 随着生物医学模式向生物-心理-社会医学模式的转变,护士积极配合与主动服从的心理,又显现出它的缺陷,进而要求护士能有独立自主、主动发挥与相互配合的最佳心理状态。这种心理能适应护理实际提出的新的要求,对于更大程度地发挥护理技能、丰富和发展护理学科的理论、提高护理工作质量有着不可估量的作用。

2.医生心理

医生的职责是对患者进行诊断和制订治疗计划与措施,他们的工作需要护理人员的密切合作与配合。但是,在长期的传统的医学模式中,医生往往是以"指挥者"自居,要求护士对其医嘱必须绝对服从,不能更改,特别是那些年轻而又缺少经验的医生,对护理工作的重要性缺乏正确的认识,把自己摆在导师的地位,视护士为从属,在这样独特的工作环境中,形成了他们独特的心理特征。

(1)独尊心理 诊治一位患者的疑难疾病,往往需要众多的科室及许多医护人员的共同努力和密切协作才能完成。其中,医生担负着对患者的诊治任务,医生在患者的心目中最有威信,也最受尊重。其他众多的护士和医技人员对患者的医治协作,是靠医嘱及各种申请单、处方来联系的,在这种工作环境中,如果医生不能正确区分个人与集体的关系,常常表露出骄傲和独尊的心理。

(2)鄙视心理 由于医疗和护理是两个不同的专业,医生所受教育的时间比护理人员要长。因此医生的理论、知识和技能相对比护士要高,有的医生往往瞧不起护士,认为护士只是"操作工",没有什么知识和技术,甚至个别医生为了在患者面前显示自己的才能,而不惜损害护士的人格,这反映了个别医生对护士的鄙视心理。

(3)轻护心理 有的医生缺乏系统整体的观点,把对疾病的诊治活动,单纯看作是医生的医疗活动,看不到护理工作的重要性,常常表现出一种重医轻护的心理。

（4）合作心理　这是大多数医生的心理。他们不仅对自己的专业有正确的认识，而且能充分认识对方的独立性和重要性。因此，双方在交往中，都能主动地支持对方的工作。护士经常深入病房，观察和了解病情，及时向医生提供诊治依据，认真执行医嘱，以熟练的护理技能保证各项治疗实施于患者。医生尊重护士，重视护士提供的患者情况，及时修正医疗方案，了解护士职责，支持护士的工作，彼此相互合作，共同完成医疗护理任务。

（四）建立和谐医护关系的道德规范

1. 相互尊重，彼此平等

医护之间要主动了解对方专业的特点，承认对方工作的独立性和重要性，积极配合对方的工作。护理人员要尊重医生，主动协助医生，及时向医生汇报病人病情的变化，准确无误的执行医嘱，并对医疗工作提出合理的意见和建议。同时，医生也要尊重护理人员，应充分认识到医护双方只有分工不同，没有高低贵贱之分。医生不能以为自己的技术水平和业务知识超过护士，而自视清高，目中无人，说话不注意分寸，工作无计划性。否则长此以往，就会影响医护关系。因此，医生必须充分尊重护理人员的人格及劳动。基于工作上的需要，医护双方应维持良好的同事关系，彼此互相尊重、互相扶持、互相信赖、互相帮助、互相欣赏、互相鼓励并共同努力，以达到维护患者生命健康的最高目标。

2. 团结协作，密切配合

在病人的诊疗过程中，医护人员各自承担不同的任务和责任。医生和护士都希望彼此在工作中互相交流信息，互相补充，互相协作，来实现相互间的角色期望，最大限度的提高治疗效果。

医生对护士的角色期望包括：严格而认真地执行医嘱，并能理解医嘱的意图和意义；及时而详细报告有关患者的病情变化，患者对疾病的态度及有关的心理、社会情况，对治疗的反应等信息；若执行医嘱中有什么问题应及时和医生商议，以便能够更好地解决问题；具备一定的医学基础知识和护理知识，具有特定的护理操作技术及相关的人文社会科学知识。做好躯体、心理护理工作，同时要做好患者家属的工作，以保证医疗过程的顺利进行乃至取得治疗的成功。

护士对医生的角色期望包括：诊断正确，治疗处置得当；医嘱明确具体，便于执行；在患者不合作时，能予协助解决问题；工作计划性强，尽可能在病房的医疗护理工作时间表的规定时间内开医嘱，各种临床处置工作不拖泥带水；对医嘱执行过程中碰到的问题能给予适当的帮助，在必要和可能时对医嘱作出修改；在患者面前注意维护和树立护士的威信，充分尊重护士的劳动；具备较高的医学专业知识和一定的医学心理学、医学社会学、医学伦理学等人文社会科学知识，能为躯体护理和心理护理提出意见或建议；主动关心患者的各种情况，协助护士做好患者的心理疏导，做好患者、患者家属、患者所在单位的必要的解释工作；帮助护士提高医学知识水平。

只有团结协作，密切配合，真正做到在心理上、态度上、情绪上的相互适应、相互尊重、相互交流，才能提高工作效率，使患者获得更大的益处。

3. 相互制约，彼此监督

为了维护病人的利益，防止差错事故的发生，医护双方必须监督和约束对方的医疗护理行为。护士严格执行医嘱，这是医疗工作所必需的。但如果医嘱有误，护士便

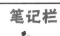

不该执行,这不但没有破坏医护关系,而是从根本上维护了医护关系。因为这种关系的最高原则乃是患者的生命安全和康复。当然,这种情况毕竟不多见,而且最好是通过适当的方式来处理,不必采取硬性对抗的方式,更不能动辄怀疑医嘱,拖延或拒绝执行医嘱。医生如果发现护理人员违反了诊疗护理规范、常规,应及时的加以制止。医护之间对彼此出现的差错事故决不可幸灾乐祸,趁人之危打击报复。要及时地指出、制止或补救,绝不可隐瞒、包庇、袖手旁观,这是不负责任的态度,也是不道德的。

二、护际关系及其道德规范

护际关系是指护理活动中护理人员之间所发生的关系,护理人员之间建立良好的协调关系,是完成护理任务,保证患者利益,提高护理质量极其重要的条件。

(一)护士长与护士的关系及其道德规范

护士长与护士之间的矛盾,常常在工作中表现出来。护士长在专业上负有教导的义务。她们热爱护理工作,专业思想稳定,工作敬业,对年轻护士要求严格。而年轻人刚走上工作岗位,虽有一定的理论知识,但缺乏实际工作经验,有的人专业思想不够稳定,往往朝三暮四,想入非非,工作不够认真细致,适应不了护士长的严格要求,常常发生不相容的现象。护士认为护士长唠叨、啰唆、爱管闲事;而护士长看不惯护士工作马虎、粗枝大叶、毛手毛脚。这样,就产生了心理隔阂,出现了人际交往中的一些矛盾。

护士长在处理与护士的关系时应该做到以下几点。

1. 加强沟通交流

沟通是为了更好的服务。由于受教育程度、文化背景及认识上的差异,护士长与年轻护士有时会出现对患者处置上的分歧,甚至产生不健康的工作氛围。因此,要正确认识护际关系对患者治疗护理的重要性,可通过全科讨论和会议等形式,针对出现的问题分析护际关系,使护理人员获得实际经验和教训。这里应强调的是,护士长要正确处理与护士的关系,加强关于患者监护、护理、心理、社会等各方面的沟通,重视并指导护士观察、监护要点,不断提高护理工作的质量。同时科室护士可通过会餐、联欢、郊游等活动加强交流。

2. 科学合理排班

护士长在排班时要动脑筋,除注意工作能力强弱搭配外,还应注意老幼搭配,不同性格护士的搭配,如热情开朗与内向倔强的护士搭配,这样无论是医护、护患有问题时都会有护士激动,有护士冷静;不善沟通的护士处理不当时,有善于沟通的护士补充解决,不会出现相同脾气的护士一起工作,使矛盾激化,减少护士之间不必要的摩擦。同时,ICU 护士长要在排班时安排备班护士,做到 24 h 备用人员随叫随到,以减轻急、危、重患者增多时护士的工作压力,避免护士急躁及出错。护士长既要讲原则,又要平易近人,工作中分工明确,责任到人。

3. 及时发现解决问题

护士长要采取积极主动的态度,把预防工作做在前面,防止问题的出现。一旦问题出现,应采取措施控制事态发展,而不是等事情发生了再去解决,做到防微杜渐。对护士反映的问题要重视,要全面评估整个事件的发生过程,对于有摩擦的护士采取不同的调解方法,有效缓解不和谐的气氛,不要逃避问题,更不要等问题上门。

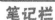

4.注重方式方法

护士长在协调中首先要注重沟通技巧,积极化解护际矛盾;要做护士的良师益友,工作上互相协作,生活上相互关心;以鼓励为主,要善于观察和发现护士的优点,对于相互配合好的典型,要及时表扬。其次,对出现问题的护士要先分别了解原因,再共同分析讨论,以便解决问题,如出现争执,护士长事后要及时主动找当事人和解。当然,护士长在协调过程中要敢于大胆管理,对错误的人和事要坚决抵制和严肃批评,决不姑息。

总之,护士长作为医院基层科室的管理者和领导者,其管理活动的主要内容之一,就是搞好护理、医护、护患、护勤等关系的协调工作。护士长协调能力的高低,直接影响到护理工作的质量。因此,护士长要做好协调工作,减少内耗,使优势的人力、物力全面发挥作用,保证团队的高效运转。

【案例4-5】

患者周某,男,76岁,工人,因患结肠癌在某医院住院手术,术中血压低需用多巴胺维持。当多巴胺输入30 min 时血压回升,2 h后血压平稳。医生欲减少多巴胺浓度时,护士发现多巴胺是从硬膜外管输入的,此时多巴胺已进入80 mL。护士长得知后,在家属在场的情况下批评了护士,护士满脸通红,不知所措。因此,家属认为是医疗事故。经有关专家会诊后一致认为,从硬膜外管注入多巴胺,对患者不会产生任何不良反应,但药典中尚无多巴胺硬膜外管注入的使用说明。

在此案例中,由于护士长当着患者家属的面批评护士而造成护患冲突。那么,护士长是否应在家属面前批评护士呢?护士长当着家属的面批评护士的方式是不恰当的,这样做使护士下不来台,处于尴尬境地,易失去患者及家属对她的信任,也会伤害和气,增加隔阂,恶化护士长和护士之间的关系。等弄清事情真相后,可以提出批评意见,而不是当众指责,要顾及对方的尊严及颜面。同时,让护士有质询、讨教的机会。只有互相尊重、互相帮助、互相鼓励,才能建立良好的护际关系。

(二)年轻护士之间的关系及其道德规范

年轻护士之间的人际矛盾,突出表现在工作上的互不服气和互相嫉妒。她们都是同代人,有的还是同学,共性的东西相对较多,往往为一些小事情发生争吵。这些现象不但妨碍了个人进步,而且还会损害护理人员集体的团结,影响彼此间的和睦相处。

首先,要避免相互间妒忌,凡事有自知之明,虚怀若谷。同代人在一起工作,虽然起点相同,但由于各种条件不同,一段时间过后,必定会出现一些出类拔萃的优秀人才,有的晋升为护士长、主管护师、主任护师等,成为自己的上级。在这种情况下,正确的态度应该是学人之所长,补己之所短,相互包容并欣赏及学习对方。俗话说,长江后浪推前浪,这是历史发展的必然。从护理事业和患者利益的角度看,对此应该感到喜悦,从内心向她们学习,全力支持她们的工作。

其次,对她们工作中的不足之处,要保持高雅的态度,谦恭有礼,不可任意批评,更不能在患者或其家属面前批评对方或引起争执。应抱着爱护的态度,交换意见,讨论问题,予以帮助指正。

笔记栏

三、护理人员与医技科室人员关系及其道德规范

护理人员与医技科室人员之间的关系,也是平等、团结、协作的关系。为了保证患者得到正确的诊断和及时的治疗,双方应遵循相互支持、互相配合、团结协作的道德原则,护理人员要理解和尊重其他医务人员的专业特点和工作规律,主动配合别人的工作;医技科室必须为临床医护工作提供及时准确的诊疗依据和器材药品支持。由于护理工作的特点,护理人员在工作中还应注意协助医技科室人员把好安全关、质量关。如果发现有关人员有不称职、不道德或危及患者健康安全的行为时,要敢于坚持原则,采取实事求是的态度,主动进行协商,寻找解决问题的办法,一切为了患者的利益着想。

四、护理人员与行政、后勤人员关系及其道德规范

随着我国政治、经济、社会的发展,医院管理已由经验管理向科学管理转化,医疗技术设备不断更新,客观形势要求行政管理人员、后勤工作人员要把医疗任务放在首位,协调与各类医务人员之间的关系。

护理人员要理解行政管理人员,大力支持他们的工作。行政管理人员在医疗第一线服务中,在人员配备和协调各类医务人员之间的关系上,与护理人员有意见一致的方面,也有矛盾的方面。因此,护理人员既要如实地反映临床第一线的需要,要求行政管理人员解决实际问题;又要树立全局观念,理解行政管理人员的艰辛,支持他们合理的决策。同时,护理人员要尊重后勤人员的劳动。后勤工作是医院工作的重要组成部分,它负责物资仪器设备、生活设施的提供和维护,是护理工作正常进行和取得满意效果的保证,也是护理工作正常运转不可缺少的环节。所以,护理人员要认识到后勤人员的劳动在护理工作中的重要地位,树立尊重后勤人员和重视后勤工作的思想,珍惜并爱护他们的劳动成果,遇到问题及时与后勤有关人员联系、协商,支持他们完成任务。同时,后勤人员也应树立为医疗第一线的医护人员、为患者全心全意服务的思想,积极主动地做好后勤保障工作。

五、护理人员与社区关系及其道德规范

为社区群众提供医疗保健是整个医疗工作的重点,也是医院社会化的体现。社会化既是医院存在的条件,也是医院发展的源泉。医疗社会化的程度越高,越彻底,也就意味着医疗保健工作越深入,越适合人民生活与社会发展的需要。目前我国各城市医院开展的社区医疗保健工作的内容越来越丰富,护理的社会工作面越来越宽泛,越来越趋向社会化,责任也越来越重大。《中华人民共和国护士管理办法》中对护士的社会地位进行了规定:护士的执业权利受法律保护,护士的劳动受全社会的尊重;国家发展护理事业促进护理学科的发展,加强护士队伍建设,重视和发挥护士在医疗、预防、保健和康复工作中的作用。国际护理协会在对护理人员基本责任的规定中也体现了护理人员的社会责任:促进健康,预防疾病,恢复健康,减轻痛苦。由此也就决定了建立良好的护理人员与社区关系时,必须遵循以下的伦理原则。

1.面向社会,热情服务

护理人员面向个人、家庭及社区提供健康服务,这是维护居民健康的第一道防线,其工作是融护理、预防、保健、康复、健康教育、计划生育技术指导为一体。但是,由于社区居民的健康状况不同,职业、生活方式、文化水平、道德水平和对保健工作的认识不同,这就要求护理人员要一视同仁,文明礼貌,以人群为服务对象,面向社会积极开展预防工作,热情宣传卫生科普知识,开展疾病的社会调查,为消灭疾病、增强人民健康,尽职尽责。对于卫生保健组织担负的医疗、预防和疫情处理以及爱国卫生运动等都要主动支持,并提供技术指导,加强信息沟通,共同完成卫生保健工作,对社会人群的健康承担起责任。

2.坚持原则,秉公办事

护理人员在社区卫生服务中,要坚持维护社会整体利益原则,特别是遇到少数患者的利益与社会整体利益发生矛盾或危及社会他人利益时,护理人员应坚持原则,应坚持维护社会整体利益,防止危害他人利益的现象发生。同时,要以认真、严谨的科学态度,恪守操作规程和各项规章制度。疫苗接种要及时,不遗漏;技术操作要符合规程;对危重患者及时做好转诊工作;暴发疫情的处理要及时、果断;卫生保健宣传要科学且生动活泼,注重实效;参与卫生监督、卫生执法任务要秉公办事、遵守纪律。

思考题

一、选择题

1.患者,男,30岁。半小时前因汽车撞伤头部入院,入院时已昏迷。对于此患者应采取的护患关系模式是( )

    A.主动–主动型　　　　　　　　B.被动–被动型

    C.主动–被动型　　　　　　　　D.指导–合作型

2.患者,男,68岁,因患膀胱癌住院,入院时护士主动与其交流:您好,我是您的责任护士,有事请找我。病人治疗多日不见好转,情绪低落,化疗不良反应重,护士悉心照顾、鼓励,让患者深受感动。患者经治疗后出院,对护士的服务非常满意。该护士与患者的关系模式属于( )

    A.共同参与型　　　　　　　　B.指导–合作型

    C.自主–合作型　　　　　　　　D.主动–被动型

3.患者,男,59岁。因糖尿病入院治疗,现准备出院,管床护士正在为其进行出院前的健康指导。此时护患关系处于( )

    A.准备期　　　　　　　　　　B.认识期

    C.治疗期　　　　　　　　　　D.终末期

4.某实习生在一所二级甲等医院完成毕业实习后,未通过护士执业资格考试。护理部考虑其平时无护理差错,且普外科护士严重短缺,因此聘用其任普外科护士。护理部的做法违反的是( )

    A.护士条例　　　　　　　　　B.侵权责任法

    C.民法通则　　　　　　　　　D.医疗机构管理办法

5.建立良好医护关系的原则是双方应相互( )

    A.补充　　　　　　　　　　　B.独立

    C.监督　　　　　　　　　　　D.尊重

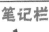

二、简答题

1. 简述护患关系的基本内容。

2. 简述患者的权利和义务。

三、案例分析

请运用护理伦理有关道德规范分析以下案例。

案例一 患者邹某因头痛伴恶心来院就诊,磁共振成像示胶质瘤。入院后给予控制脑水肿,降低颅内压治疗。在一次静脉输液时,患者反映头痛得很厉害,并询问护理人员治疗药物的种类,护理人员因全神贯注寻找血管没有及时回答患者的问题,说了一句:"你头疼? 你血管这么难找,我还头疼呢! 你能不能忍一忍?"第一次穿刺失败,护理人员未做任何解释,就准备进行第二次穿刺。这时患者生气地骂护理人员,与护理人员发生激烈冲突,引起头痛加剧。家属来探视时,患者又对家属大发脾气,家属了解情况后非常气愤,要求护理人员当面道歉,并要求领导对该护理人员予以处罚。

案例二 2013年某日,外婆、外公抱着感冒的外孙明明前往某妇幼保健院看病。医生诊断后,给孩子开了些口服药和两针注射药。明明打了一针后便回到了外婆家。下午到家后,明明一直哭个不停。接下来的几个钟头,孩子在床上翻来覆去地打滚,呕吐,抽筋。外婆打开放药品的口袋,发现针药盒上赫然写着"催产素"3个字。外婆惊呆了,她清楚地记得,护理人员打针时就是从这个药盒里取出的针药。次日一大早,老两口带着明明赶到医院,经治疗孩子的症状得到控制。当老两口找昨天打针的护理人员"讨说法"时,护理人员说,这事得怪药房发错了药,不能怪自己。老两口生气地与护理人员争执起来。

案例三 赵某,男,50岁。因黄疸行 B 超检查提示肝外阻塞性黄疸,考虑壶腹部实质性占位病变,被某院外科收入院。因 B 超结果与临床表现不符,住院后需进一步检查以确诊。一天,主治医师赵大夫查房,患者问他究竟得的什么病,他吞吞吐吐地回答:"什么病? 啊,还未搞清楚。"说完扭头就走,于是患者又追出病室门外问:"赵大夫,你说真话,我得的是不是恶性肿瘤?"赵大夫匆匆地边走边回答:"我不是告诉你还没有搞清楚吗?"患者仍紧追不舍地说:"我看你神色不对,恐怕是得了癌症吧?"赵大夫不耐烦地回答:"就算你猜对了,我也不能告诉你,还是请你的家属来一趟吧!"患者不得已返回到病室卧床不起,而且中午饭也不肯吃。

(鹤壁职业技术学院 郝 彦)

第五章
当代医学实践中的伦理问题

随着人类社会的不断进步,特别是高新技术的发展,给我们的生活带来了翻天覆地的变化。现代医学实践中人类辅助生殖技术、人体实验、器官移植等高新技术的问世,带来了许多复杂、前所未遇的伦理问题和难题。

第一节　人类辅助生殖技术中的伦理问题

人类辅助生殖技术对于解决人类不育难题具有重要价值,但是由于它改变了人类生育的自然过程,从而引发了一系列的伦理问题。

一、人类辅助生殖技术概念

人类辅助生殖技术是指代替自然的人类生殖过程的某一步骤或全部步骤的技术手段,它包括人工体内授精、人工体外受精和无性生殖。

1890 年,美国的杜莱姆逊首先将人工授精技术试用于临床。1953 年,美国阿肯色大学医学中心的谢尔曼和伯奇发表了《人工冷冻精子的生育功能》一文,报道冷冻人类精子用于人工授精获得成功,开辟了冷冻精子在人工授精方面的广阔领域。1978年 7 月,世界上第一个试管婴儿在英国诞生,标志着体外受精技术划时代的突破。

二、人类辅助生殖技术及伦理问题

(一)人工授精及伦理问题

人工体内授精简称人工授精,是指将男性精液用人工方法注入女性宫腔内,以协助受孕的方法。主要用于解决男性不育症问题。

这种生殖技术有两种方式:夫精人工授精,也称同源(同质)人工授精,系用丈夫的精液进行人工授精,简称 AIH;供体人工授精,也称异源(异质)人工授精,系用捐赠者的精液进行人工授精,简称 AID。

人工授精的伦理问题主要是由供体人工授精(AID)引起的,主要有以下几个方面。

1. 人工授精是否破坏了婚姻家庭关系

传统观念认为,生儿育女是维持婚姻和家庭美满幸福不可缺少的。人工授精改变了生育的自然途径,切断了婚姻与生儿育女的必然联系。有人认为,人工授精把家庭的神圣殿堂变成了一个生物学实验室。尤其是供体人工授精,是对忠贞爱情的亵渎,与通奸没有什么不同,可能破坏婚姻和家庭的和睦。

赞成者认为,人工授精是在夫妇双方知情同意的条件下进行的,既严肃地维护了夫妻彼此爱情的忠贞和夫妻生活的专一性,又满足了他们想生孩子的正常要求,巩固了爱情、婚姻和家庭和睦,而且对社会有益无损。因此,对人工授精的绝对排斥态度是不合理的。不过,在实施人工授精时必须遵守一定的伦理原则和法律规定,严格按照一定程序,采取切实有效的措施,防止有可能危害婚姻、家庭和社会的行为发生。

2. 谁是孩子的父亲

供体人工授精婴儿可以说有两个父亲:一个是提供一半遗传物质的父亲,也称为生物学父亲;另一个是养育他的父亲,也称为社会学父亲。谁是对供体人工授精婴儿具有道德上、法律上的权利和义务的父亲? 这是人工授精所面对的最为突出的道德问题。

传统观念强调亲子间的遗传关系,那么孩子的真正父母应该是遗传父母。但是这样会破坏供体人工授精的夫妻与子女之间的相互关系,不利于家庭稳定和生殖技术的开展。现在,多数国家和学者主张遵循抚养、教育的原则,并以法律形式确认养育父母为真正的父母。因为养育比遗传物质更为重要,同时这也利于家庭稳定和生殖技术的开展。

【案例 5-1】

1987 年 4 月中旬的一天,一位脸色苍白的年轻女子迈进上海市卢湾区法院信访接待室,她向法官诉说了她和儿子的不幸遭遇。她结婚数年一直没有怀孕,经检查根源在丈夫身上。1 年前,他们夫妇闻讯上海市某市级医院能进行人工授精手术,出于求子心切,他俩经过商量后到该医院联系手术,接着又由丈夫陪妻子去医院落实,最后终于如愿以偿。当然,这一切来龙去脉都是瞒着别人进行的。4 月初,一个足有 3 000 多克重的男孩出世了,全家人欢天喜地地庆贺时,婴儿的伯伯发现这位侄子的脸蛋丝毫不像弟弟,骤起疑心,于是再三逼问,憨厚的弟弟终于将真情全盘托出。这位兄长脸色顿变,堂堂的人家岂能容忍这不伦不类、血统不纯的小崽子! 于是,"野种"的叫声四起,最令人不解的是,那位曾荣幸地自命当上"爸爸"的丈夫,居然也莫名其妙地对妻子大肆咆哮,仿佛他根本不知道这孩子来源似的,妻子惊愕了,忍不住回顶了几句,于是被他们驱赶出门。妻子在忍无可忍的情况下提出离婚。这是我国发生的第一起人工授精婴儿引起的法律争端。

3. 精子可以成为商品吗

在供体人工授精条件下,由供体提供精子,那么对供体是否应给予报酬? 由此引起精子能否成为商品的问题。对此,人们有不同的看法,特别是精液能否商品化,有两种意见:反对者认为,提供精液是一种人道行为,应该是无偿的,精液的商品化可能使精子库为追求盈利而忽视精液的质量,供精者也可能为金钱隐瞒自己的遗传缺陷或传染病,从而影响用生殖技术产生后代的身体素质;精液的商品化也可能使供精者多次供精,从而造成同一供精者的精液为数位妇女使用,那么,这些妇女所生的后代是同父异母的兄弟姐妹,这些孩子长大成人有可能近亲婚配,而且,精液的商品化也会产生连锁效应,促使其他人体组织或器官的商品化。赞成者则认为,精液商品化可以解决目前的精液不足问题,精液的商品化虽然可能会引起精液质量的下降或多次供精,但可以采取措施加以控制而避免,而且精液和血液一样可以再生,适当的收集精液是非侵害性的,它与取人体的活组织器官的侵害不同,因此精液可以商品化。

就总的趋势来讲,反对精液、卵子和胚胎商品化的人居多,因此有些国家倾向立法或已立法禁止其商品化,我国多数学者反对精液、卵子和胚胎的商品化,但给一些营养和医疗补助是合情合理的。

4. 非在婚妇女能否进行人工授精

未婚、同性恋、离婚的女子及寡妇是否可以依其请求而实施供体人工体内授精,对此各国的伦理观和法律不太一致。多数国家和学者主张限制或禁止非在婚妇女实施供体人工体内授精,因为这对后代的健康和成长不利。如挪威只允许给已婚妇女实施,瑞典只允许给已婚或处于永久同居关系的妇女实施,法国禁止给单身妇女实施等。

少数国家和学者认为,妇女既有选择结婚或不结婚或同性恋家庭的自由,也应有选择自由生育的权利,故而主张允许或不干涉使用供体人工体内授精。如英国允许给单身妇女实施,美国虽没有明文规定,但对同性恋能否实施,则有两种不同的意见:一种意见认为,同性恋本身是一种不道德的行为,当然不可以实施;另一种意见认为,只要他们愿意负起养育子女的责任,医生应该答应为其实施人工体内授精的请求。我国多数学者主张,不为非在婚妇女使用供体人工体内授精为宜,极特殊情况者例外。

5. 人工授精能用于优生吗

人工授精可利用经过仔细挑选的供体精子来影响人类质量,这种影响可以通过以下途径实现。

消极优生学:如果夫妇都是遗传病基因携带者,就可以仔细选择一个非携带者的健康供体精子进行人工授精,防止生出一个有缺陷的婴儿,这就是消极优生学。应该给予每个儿童生下来就有健康的体力和智力的权利,这是合理的,人工授精有助于实现这种权利。

积极优生学:有计划地选择具有"最佳基因"的精子对妇女进行人工授精,以提高人类质量,这就是将供体人工授精用于积极优生学,这种做法值得怀疑。因为人类的智力发展不单单取决于基因,而是遗传物质与社会环境相互作用的结果,单单有好的基因,并不能提高人类质量。要提高人类什么样的质量?什么是好的基因?由谁来决定?这些问题难以取得一致意见。所以,这种做法是不足取的。

（二）体外受精及伦理问题

体外受精,是指精子和卵子在体外人工控制的环境中完成受精过程的技术。体外受精主要解决妇女的不孕问题。在医学上把体外受精胚胎移植到母体后获得的婴儿称为"试管婴儿"。

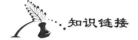知识链接

世界上第一个通过体外受精产生的试管婴儿路易·布朗,1978年7月生于英国。中国第一例试管婴儿1985年4月诞生在台湾。我国大陆第一例试管婴儿1988年3月,诞生在原北京医科大学(现北京大学医学部)附属第三医院。

体外受精的伦理问题有以下几个方面。

1.父母的身份

提供精子的供体是不是父亲? 提供卵子的供体是不是母亲? 仅负责怀胎十月的代理母亲是不是母亲? 提供了卵子又怀胎但后来又转移给别人而没有抚养这个孩子的人是不是孩子的母亲? 没有提供卵子,也没有怀孕但养育这个孩子的人是不是孩子的母亲? 我们可以将可能的母亲分为:遗传母亲、孕育母亲、养育母亲3类;父亲则分为遗传父亲、养育父亲2类。如果没有其他变数,这样的孩子可有5个父母:提供遗传物质的父亲和母亲、养育的父母、提供孕育环境的母亲。

遗传父母、孕育母亲均属"生物父母",而养育父母属于"社会父母"。社会父母应该是道德和法律上的合法父母,因为养育比提供遗传物质更重要,也比提供胚胎营养场所更重要。亲子关系是通过长期养育行为建立的。

但是,体外受精与供体人工授精、代理母亲、胚胎转移结合起来,进一步切断了婚姻和生儿育女的联系。例如,在存在5个父母的情况下,儿女与父母没有任何生物学的联系,如果传统的观念不变,就容易使夫妻、亲子关系遭到破坏,造成家庭结构的不稳定。另外,如果无节制地使用这种生殖技术,不但会破坏家庭,而且会破坏社会的稳定性。所以,应该控制这种技术的使用,仅能应用于女子不育症、男子不育症和女子子宫不能妊娠等情况。

2.胚胎的地位

体外受精涉及对受精卵和胚胎的操纵,这种操纵是否合适? 回答这个问题首先要回答受精卵和胚胎是什么的问题。他们是人吗? 他们的本体论地位和伦理地位如何? 对这个问题存在着两种相反的答案。

一种观点认为胚胎是人,受精卵是人的开始,所以应该尊重他们,不应该把他们作为工具、手段来使用,不应该伤害他们,不应该未征得他们本人的同意而操纵他们。另一种观点认为在8个细胞阶段以前,胚胎并不是一个多细胞个体,即使是多细胞个体,也只是成为一个人的前提,但本身还不是人。说胚胎不是人,是指胚胎不是社会的人,即处在一定社会关系中,有理性、有自我意识,在伦理上或法律上具有一定义务和权利的主体或行动者。可以称胚胎为"人类生物学生命",或简称"生物的人"。受精卵或胚胎是人发育的一个不可缺少的阶段,具有发展为"社会的人"的潜力,应该给予一定的尊重,在体外受精技术中多余胚胎处理问题,应当由提供卵子的母亲或养育父母做出决定:转让他人、供医学研究或销毁。

笔记栏

（3）代理母亲 代理母亲的本来意思是指按委托协议代人妊娠和分娩的妇女,这些人或用自己的卵子人工授精妊娠,分娩后交别人抚养,或用他人的受精卵植入自己子宫妊娠,分娩后交人抚养,是体外受精技术应用于解决妇女某些特殊不育症（如无子宫）而出现的。

"代理母亲"主要带来4个方面的分离:缔造生命的行为与性关系的分离;胚胎与母亲的分离;婚姻与生育的分离;生育与养育的分离。20世纪70年代末开始有代理母亲。现在,代理母亲在一些国家,如美国等国已成普遍现象。

对代理母亲的伦理学评价存在褒贬不一的状况。赞成代理母亲的人认为,代人怀孕给因子宫有疾病或子宫被切除而不能怀孕的妇女,以及因患有严重遗传性疾病而不能怀孕的妇女带来了希望,是一件"有美好社会目的之事",是合乎道德的,应该得到支持,法律不应该禁止代人怀孕。反对代理母亲的人认为,代理母亲的出现,带来了不少新的伦理学难题。首先是代理母亲的出现使家庭关系更加复杂化,婴儿可以多至5个父母,谁是真正的父母? 监护权属于谁? 这容易引发亲子争议,动摇亲子关系,不能保证孩子的幸福成长。其次是"代理母亲"有违伦理常规,有可能使妇女沦为生育工具;有的代孕者动机不正,不是出于利他目的,而是从代孕中得到好处,可以赚钱,或"出租子宫",或"租用子宫",会导致一系列道德和社会问题。

【案例5-2】

N市一对医生夫妇A结婚12年没有孩子。女方患多发性硬化症,不能怀孕。1985年找到一代理母亲,她生过两个孩子,失业,丈夫是清洁工。用A夫妇丈夫的精子和妻子的卵子做体外受精,将早期胚胎植入代理母亲子宫内。A夫妇负担代理母亲怀孕期间的一切费用,孩子交回时再给一笔费用。1986年3月27日孩子B出生,此时代理母亲后悔。出院3天孩子交A夫妇抚养。但不到24 h,代理母亲来要求将孩子带回住1周。A夫妇同意了。代理母亲拒绝接受费用,却把孩子留了5周。A夫妇状告到法院,当法警去领孩子时,代理母亲带着孩子从楼上窗户逃走。A夫妇雇用侦探寻找孩子的下落,3个半月后发现孩子在代理母亲的南方娘家。于是由法警带回孩子,交由A夫妇监护。法院花了6周时间审查此案,在孩子1周岁时做出判决:代理合同有效,中止代理母亲与B的关系。代理母亲不服,上诉到高等法院。1988年2月3日在孩子两岁时判决:①代理母亲不合法;②B已经由A夫妇监护2年,为孩子利益着想,监护权判给他们;③代理母亲仍是B的合法母亲,可以每周有探视权。

（三）无性生殖与克隆人

1978年,美国上映了一部名叫《巴西来的孩子》的电影,影片描写的是在以门格勒为首的纳粹余孽的精心策划下,如何借助于克隆技术复制出了94个小希特勒,险些带来了第三帝国再生的故事。无独有偶,美国记者罗维克发表了小说《人的复制》,叙述了1973年9月到1976年12月间,百万富翁莫克斯在科学家的帮助下,通过无性生殖方式获得了自己的复制品。是幻想还是现实? 人们对克隆开始关注、思索和争论。

1997年2月24日,英国《泰晤士报》刊登了一条爆炸性新闻:英国爱丁堡罗斯林研究所用克隆技术复制出小绵羊"多利"。自英国宣布多利出世后,人们开始联想到克隆人,这引起了人们的担忧。2004 年 8 月 30 日,英国最权威的科学研究机构——伦敦皇家学院和其他 67 个世界级的科学团体联名向联合国发出呼吁,强烈要求立法禁止人类生殖性克隆的试验。

2010 年 5 月 20 日,美国《科学》杂志刊登了一篇惊动美国政府的文章。克莱格·凡特研究所数十名科学家历时 10 余年,花费 4 000 万美元,终于成功制造出世界首例能够自我复制的人造生命——完全由人造基因控制的单细胞细菌,并被命名为"人造儿"。这项具有里程碑意义的实验表明,新的生命体可以在实验室里"被创造",而不是一定要通过"进化"来完成。"创造生命"再次激起了古老的争论:人类是否可以扮演上帝的角色? 奥巴马得知后第一时间要求美国国家生命伦理委员会举行听证会,"评估此研究将给医学、环境、安全等领域带来的任何潜在影响、利益和风险……保证美国能够在伦理道德的界限之内,以最小的风险获得此研究成果带来的利益"。

美国诞生的世界首例人造生命,引发强烈争议。英国牛津大学的伦理学教授朱利安·萨乌莱斯库认为:"凡特推开了人类历史上最重要、最基础的那扇大门——藐视生命的本质。他直接扮演了上帝的角色——创造出自然界原本不存在的生命。"一个名为"人类基因学警告"的团体负责人戴维·金说:"凡特的研究无异是打开了潘多拉的魔盒。"反对者认为,人造的有机体如果扩散到自然界,引发生物基因变化,有可能造成环境灾难,他们还有可能被用来制造生物武器。

1. 克隆技术与无性生殖

无性生殖即克隆繁殖,是属于遗传工程的细胞核移植生殖技术,即用细胞融接技术把单一供体细胞核移植到去核的卵子中,从而创造出与供体细胞遗传上完全相同的机体生殖方式。与人有关的克隆技术主要有 3 种:基础研究性克隆、治疗性克隆和生殖性克隆。

在 20 世纪 70 年代就已经开始了克隆技术的研究,早期主要为低等动物,如水蛭、青蛙等。1997 年 2 月,英国罗斯林研究所科学家用克隆技术,通过单个绵羊乳腺细胞与一个未受精去核卵结合,成功地培育出了第一只克隆绵羊"多莉"。紧接着,美国俄勒冈州的科学家使用猴子胚胎细胞的无性繁殖,成功地培育出两只猴子"泰特拉"。2001 年 11 月 25 日,美国马萨诸塞州的"先进细胞科技公司"(Advanced Cell Technology)宣布,他们成功克隆了世界上第一个人类胚胎,标志着人类又朝着克隆人迈进了一大步。

今天,克隆人的问世(不论真假)更是把克隆人的争论推向了白热化,因为科学家相信,无性繁殖人类已没有任何难以逾越的生物技术障碍,克隆人的出现只是时间早晚的问题。与技术问题相比,人们更为担忧的是克隆人可能给伦理道德等方面带来的巨大冲击。

2. 克隆人的伦理争论

目前,对人的无性繁殖未来应用后果的利弊得失,我们还很难客观预测。赞成者认为,无性繁殖可以用于优生,使人类保持最佳基因,也可以用它来阻止缺陷基因在人类基因库中的传播,必要时可以复制社会急需的特种人才;可以解决部分不育夫妇希望养育一个与父母基因一致的后代;为一些关键性重大生物医学问题提供新的和有用的知识,如用此技术从一个侧面提示癌生物学、遗传性疾病、疑难病的本质;研究和积累有关人类生殖生理机制、人类衰老过程、遗传与环境关系的知识等;可能为器官移植带来希望。

反对者认为,克隆人违背了伦理学的不伤害原则、自主原则和公正原则,利用这一技术在实验室繁殖人是不人道的,每个人"独特基因型"的权利被人为剥夺,人类失去遗传的多样性、变异性,可能引起人伦关系的混乱,家庭伦理的混乱还会影响成员间的相处,造成无性生殖儿童幼小心灵的困惑,且相关的法律问题包括亲权、继承权等均需要解决;无性生殖还会引起道德问题,无性生殖的人也是人,理应享有完全的人权,不应是供研究或从事危险劳动的工具,更不应是医用器官和组织的来源;无性生殖广泛运用,还可能引起性别比例失调,甚至可能会被别有用心的人滥用,去侵略、杀人或用它制造一些低智力的人作为奴隶等,后果不堪设想。

3. 国际上对克隆人的普遍态度

允许基础研究性和治疗性克隆的研究。出于促进科学技术的进步及医学上的理由,基础研究性和治疗性克隆人类胚胎,在部分国家已有了在严格限制下允许的法令。

生殖性克隆遭到大多数国家一致性的反对。1997 年,联合国教科文组织促成了《国际人类基因组和人权宣言》,禁止人类生殖性克隆。2001 年 10 月,联合国教科文组织第 31 届大会强调了在《国际人类基因组和人权宣言》基础上应采取有效措施,禁止人类生殖性克隆,决议设立"禁止人的生殖性克隆国际公约特设委员会",并于 2002 年 2 月在纽约联合国总部举行了第一次会议,集中辩论和拟定关于《禁止人的生殖性克隆国际公约》,同时强调应同意以治疗和预防疾病为目的的治疗性克隆研究。世界卫生组织(WHO)代表表示:反对生殖目的的人类克隆,但不应阻碍为了人类健康的非生殖性克隆研究,美国、西班牙和梵蒂冈等少数代表反对区分生殖性克隆和治疗性克隆,声称凡是通过人类体细胞核移植的克隆过程,都是不能接受的。中国代表团于此次会议上阐述了我国政府的原则立场:重视和支持生物技术的研究和发展,关注由此带来的生命伦理和生物安全问题,承认和遵守国际公认的生命伦理基本原则,坚决反对克隆人,赞成形成一项专门的国际公约;同时主张区别对待治疗性克隆与生殖性克隆,鼓励和支持以治疗为目的的胚胎干细胞研究;对于治疗性克隆,应尊重各国在不同历史、文化和宗教下的背景。2004 年 11 月,联合国大会法律委员会讨论并通过一项呼吁禁止生殖性克隆的声明。这项声明表示:成员国应该禁止任何通过克隆技术创造人类生命的科学研究;同时,在生命科学的应用中,人类尊严在任何情况下都应该受到尊敬,禁止违反人类尊严的基因工程技术研究。声明同时表示,对于以上两条意见,各成员国可以通过各自国家的立法来采用和实行。

联合国大会就禁止克隆问题进行了 1 年多的讨论,但一直争持不下,以美国为代表的一方认为应该全面禁止克隆研究,包括生殖性克隆和治疗性克隆。而以比利时为代表的另一方则认为应该只禁止生殖性克隆,允许进行治疗性克隆。

克隆人类胚胎干细胞研究的伦理原则和管理规范的基本原则包括:以科学进步和社会发展为目的、尊重生命价值、知情同意、保密、安全有效和防止商品化,同时要遵循国际上关于胚胎干细胞研究的主要规范和有关人体实验的国际法规,如克隆人类胚胎不得超过 14 d,用于研究的胚胎不得再植入人类或动物子宫继续发育,对胚胎的应用必须经过父母的知情同意等。

三、人类辅助生殖技术带来的伦理挑战

人类辅助生殖技术是许多不育者的福音,增进他们家庭的幸福,改善他们的生活质量,但同时它对科学、医疗服务、医务人员和社会也提出了种种挑战。

1. 辅助生殖对科学提出的挑战

(1)目前某些辅助生殖技术成功率低下 例如在全世界范围内体外受精成功率仅为25%,34岁后成功率更低。

(2)配子短缺 虽然可以用激素使妇女一次排出较多的卵子,将试管授精胚胎冷冻起来以备失败时使用,但这有可能导致妇女患卵巢肿瘤的风险增加。

(3)多胎妊娠 在全世界范围内体外受精和单精子微注射技术的多胎率达29%,而多胎导致婴儿早产、低体重、死亡率和发病率增高,孕妇妊娠和分娩并发症增高,妇女心理、社会负担加重。

2. 辅助生殖对医疗服务的挑战

对医疗服务的挑战涉及资源的公平分配问题。社会是否应该分配一定的资源解决他们的不育或因不育引起的没有孩子的问题?当辅助生殖的服务可以得到时,是否满足所有要求得到的人,还是应该有所限制?能否向有犯罪、暴力历史或患严重疾病者、单亲、同性恋者以及性病和(或)艾滋病感染者提供这种服务?能否将这些技术用于性别选择?辅助生殖服务能否商业化?这些都是医疗服务机构必须面对并加以解决的问题。

3. 辅助生殖对医务人员提出的挑战

医务人员如何能够增加透明度,向不育者如实、详细说明受益与风险,贯彻知情选择原则。医务人员能否在即使辅助生殖的管理不落实时,也能自律,不造成对不育者、孩子和家庭的伤害,不加重他们的经济负担。更重要的是,由于试管内的培养液目前不是最佳的,对于用体外受精和单精子微注射技术出生的孩子必须进行长期监测,不仅要监测短期的死亡率和发病率,而且要监测其长期的认知、心理、精神的发育状况,生育能力如何,同时也要对接受刺激卵巢的妇女监测卵巢肿瘤的发生情况,监测使用辅助生育的家庭与自然生殖的家庭是否一样,生活的质量和家庭的功能有何异常。

4. 辅助生殖对社会提出的挑战

辅助生殖虽然可以解决一部分生育者的问题,但同时像打开了潘多拉盒子一样,引起了许多问题。有些辅助生殖需要利用志愿者捐赠精子或卵子,于是产生第三者介入家庭问题。那些提供精子或卵子的人,有资格称为孩子的"父亲"或"母亲"吗?普遍认为,有关利用他们的遗传物质生出的孩子情况应该对他们保密,但对依靠第三方的遗传物质生出的孩子,是否应该在成年后告诉他这个真相?尤其使用代理母亲技术,代理母亲"十月怀胎"是否承认她与孩子已经建立母子关系,这种母子关系能否依靠法律的手段来切断?尤其是在不育问题上存在严重的性别歧视,反对性别歧视也是社会面临的长期任务。

四、人类辅助生殖技术的伦理原则

2003年我国卫生部颁布了《人类辅助生殖技术和人类精子库伦理原则》,为我国

辅助生殖技术的顺利开展提供了伦理依据。

（一）辅助生殖技术的伦理原则

1. 有利于患者的原则

（1）综合考虑患者病理、生理、心理及社会因素，医务人员有义务告诉患者目前可供选择的治疗手段、利弊及其所承担的风险，在患者充分知情的情况下，提出有医学指征的选择和最有利于患者的治疗方案。

（2）禁止以多胎和商业化供卵为目的的促排卵。

（3）不育夫妇对实施人类辅助生殖技术过程中获得的配子、胚胎拥有其选择处理方式的权利，技术服务机构必须对此有详细的记录，并获得夫、妇或双方的书面知情同意。

（4）患者的配子和胚胎在未征得其知情同意情况下，不得进行任何处理，更不得进行买卖。

2. 知情同意的原则

（1）人类辅助生殖技术必须在夫妇双方自愿同意并签署书面知情同意书后方可实施。

（2）医务人员对具备人类辅助生殖技术适应证的夫妇，须使其了解：实施该技术的必要性、实施程序、可能承受的风险以及为降低这些风险所采取的措施、该机构稳定的成功率、每周期大致的总费用及进口、国产药物选择等与患者做出合理选择相关的实质性信息。

（3）接受人类辅助生殖技术的夫妇在任何时候都有权提出中止该技术的实施，并且不会影响对其今后的治疗。

（4）医务人员必须告知接受人类辅助生殖技术的夫妇及其已出生的孩子随访的必要性。

（5）医务人员有义务告知捐赠者对其进行健康检查的必要性，并获取书面知情同意书。

3. 保护后代的原则

（1）医务人员有义务告知受者通过人类辅助生殖技术出生的后代与自然受孕分娩的后代享有同样的法律权利和义务，包括后代的继承权、受教育权、赡养父母的义务、父母离异时对孩子监护权的裁定等。

（2）医务人员有义务告知接受人类辅助生殖技术治疗的夫妇，他们通过对该技术出生的孩子（包括对有出生缺陷的孩子）负有伦理、道德和法律上的权利和义务。

（3）如果有证据表明实施人类辅助生殖技术将会对后代产生严重的生理、心理和社会损害，医务人员有义务停止该技术的实施。

（4）医务人员不得对近亲间及任何不符合伦理、道德原则的精子和卵子实施人类辅助生殖技术。

（5）医务人员不得实施代孕技术。

（6）医务人员不得实施胚胎赠送助孕技术。

（7）在尚未解决人卵胞质移植和人卵核移植技术安全性问题之前，医务人员不得实施以治疗不育为目的的人卵胞质移植和人卵核移植技术。

（8）同一供者的精子、卵子最多只能使 5 名妇女受孕。

（9）医务人员不得实施以生育为目的的嵌合体胚胎技术。

4.社会公益原则

（1）医务人员必须严格贯彻国家人口和计划生育法律法规,不得对不符合国家人口及计划生育法规与条例规定的夫妇和单身妇女实施人类辅助生殖技术。

（2）根据《母婴保健法》,医务人员不得实施非医学需要的性别选择。

（3）医务人员不得实施生殖性克隆技术。

（4）医务人员不得将异种配子和胚胎用于人类辅助生殖技术。

（5）医务人员不得进行各种违反伦理、道德原则的配子和胚胎实验研究及临床工作。

5.保密原则

（1）互盲原则。凡使用供精实施的人类辅助生殖技术,供方与受方夫妇应保持互盲,供方与实施人类辅助生殖技术的医务人员应保持互盲,供方与后代保持互盲。

（2）机构和医务人员对使用人类辅助生殖技术的所有参与者(如卵子捐赠者和受者)有实行匿名和保密的义务。匿名是藏匿供体的身份;保密是藏匿受体参与配子捐赠的事实以及对受者有关信息的保密。

（3）医务人员有义务告知捐赠者不可查询受者及其后代的一切信息,并签署书面知情同意书。

6.严防商业化的原则

（1）机构和医务人员对要求实施人类辅助生殖技术的夫妇,要严格掌握适应证,不能受经济利益驱动而滥用人类辅助生殖技术。

（2）供精、供卵只能是以捐赠助人为目的,禁止买卖,但是可以给予捐赠者必要的误工、交通和医疗补偿。

7.伦理监督的原则

（1）为确保以上原则的实施,实施人类辅助生殖技术的机构应建立生殖医学伦理委员会,并接受其指导和监督。

（2）生殖医学伦理委员会应由医学伦理学、心理学、社会学、法学、生殖医学、护理学专家和群众代表等组成。

（3）生殖医学伦理委员会应依据上述原则对人类辅助生殖技术的全过程和有关研究进行监督,开展生殖医学伦理宣传教育,并对实施中遇到的伦理问题进行审查、咨询、论证和建议。

（二）人类精子库的伦理原则

1.有利于供受者的原则

（1）对供精者进行严格筛查,精液必须经过检疫方可使用,以避免或减少出生缺陷,防止性传播疾病的传播和蔓延。

（2）严禁用商业广告形式募集供精者,要采取社会能够接受、文明的形式和方法,应尽可能扩大供精者群体,建立完善的供精者的体貌特征表,尊重受者夫妇的选择权。

（3）应配备相应的心理咨询服务,为供精者和自冻精者解决出现的心理障碍。

（4）应充分理解和尊重供精者和自冻精者在精液采集过程中可能遇到的困难,并给予最大可能的帮助。

2.知情同意的原则

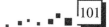

（1）供精者应是完全自愿地参加供精，并有权知道其精液的用途及限制供精次数的必要性（防止后代血亲通婚），应签署书面知情同意书。

（2）供精者在心理、生理不适或其他情况下，有权终止供精，同时在适当补偿精子库筛查和冷冻费用后，有权要求终止使用已被冷冻保存的精液。

（3）须进行自精冷冻保存者，也应在签署知情同意书后，方可实施自精冷冻保存。医务人员有义务告知自精冷冻保存者采用该项技术的必要性、目前的冷冻复苏率和最终可能的治疗结果。

（4）精子库不得采集、检测、保存和使用未签署知情同意书者的精液。

3. 保护后代的原则

（1）医务人员有义务告知供精者，对其供精出生的后代无任何的权利和义务。

（2）建立完善的供精使用管理体系，精子库有义务在匿名的情况下，为未来人工授精后代提供有关医学信息的婚姻咨询服务。

4. 社会公益原则

（1）建立完善的供精者管理机制，严禁同一供精者多处供精并使5名以上的妇女受孕。

（2）不得实施无医学指征的 X、Y 精子筛选。

5. 保密原则

（1）为保护供精者和受者夫妇及所出生后代的权益，供者和受者夫妇应保持互盲，供者和实施人类辅助生殖技术的医务人员应保持互盲，供者和后代应保持互盲。

（2）精子库的医务人员有义务为供者、受者及其后代保密，精子库应建立严格的保密制度并确保实施，包括冷冻精液被使用时应一律用代码表示、冷冻精液的受者身份对精子库隐匿等措施。

（3）受者夫妇以及实施人类辅助生殖技术机构的医务人员均无权查阅供精者真实身份的信息资料，供精者无权查阅受者及其后代的一切身份信息资料。

6. 严防商业化的原则

（1）禁止以盈利为目的的供精行为。供精是自愿的人道主义行为，精子库仅可以对供者给予必要的误工、交通和其所承担的医疗风险补偿。

（2）人类精子库只能向已经获得国家卫生计生委人类辅助生殖技术批准证书的机构提供符合国家技术规范要求的冷冻精液。

（3）禁止买卖精子，精子库的精子不得作为商品进行市场交易。

（4）人类精子库不得为追求高额回报降低供精质量。

7. 伦理监督的原则

（1）为确保以上原则的实施，精子库应接受由医学伦理学、心理学、社会学、法学和生殖医学、护理、群众代表等专家组成的生殖医学伦理委员会的指导、监督和审查。

（2）生殖医学伦理委员会应依据上述原则对精子库进行监督，并开展必要的伦理宣传和教育，对实施中遇到的伦理问题进行审查、咨询、论证和建议。

第二节 器官移植面临的伦理问题

器官移植始于 20 世纪 50 年代,是现代医学科学发展最快的学科之一。随着外科手术、免疫抑制药物、器官和细胞分离保存技术及移植免疫学基础的迅速发展,器官移植成为脏器功能衰竭终末期的有效治疗手段。

一、器官移植概述

器官移植也称为脏器移植,是指通过手术等方法,将整个保持活力的器官移植到自己或是另一个个体体内的某一部位,替换体内已损伤的、病态或衰竭的器官。

按照供者和受者的免疫遗传角度不同,器官移植可分为自体移植、同系移植、同种移植、异种移植。按照移植位置不同,可为原位移植和异位移植。按照移植器官是否人工制造,可分为生物器官移植和人工器官移植。在同种移植中,以供者是活体还尸体,是亲属还是非亲属,又可分为活体亲属供体、活体非亲属供体、尸体亲属供体、尸体非亲属供体等器官移植。

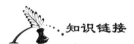
知识链接

> 1902 年,法国出生的美国医生卡雷尔(Carrel)首次报道了"三线缝合法"的血管吻合技术,解决了器官移植中重建供血的技术问题。20 世纪 40 年代以后,英国梅达沃(Medawar)、澳大利亚伯内特(Burnet)和美国斯内尔(Snell)等科学家的努力,促进了免疫学特别是移植免疫学和免疫遗传学的诞生和发展,器官移植排斥反应的本质——机体对"异己"的免疫应答机制得到了阐明,从而使器官移植显露出成功的端倪。

(一)国外器官移植发展情况

1954 年,美国的莫雷(Murray)成功地完成了同卵双生子间的肾移植,受术者存活了 8 年,开创了人类器官移植的新时代。1959 年,他和法国的汉波格(Hamburger)各自完成了异卵双生子间的肾移植。1962 年,莫雷改用硫唑嘌呤作为免疫抑制药物,进行尸体肾同种异体移植获得了成功。这 3 次不同类型的肾移植正式掀开了现代医学器官移植的篇章,许多国家都将肾移植作为常规治疗终末期肾病的有效手段,受术者的年龄范围也在扩大。

肾移植的成功,标志着器官移植进入了临床应用阶段,也推动了其他器官移植的发展。1963 年,美国的斯塔泽尔(Starzl)进行了首例同种异体肝移植。至 2001 年,全球肝移植累计总数超过 8 万例,在器官移植中仅次于肾移植。且手术后 1 年存活率达 90%,5 年存活率大于 70%,最长存活者已达 28 年。

1963年,美国的哈代(Hardy)进行了首例同种异体肺移植。但肺移植的成功率并不如肾、肝移植。1987年报道单肺移植首例长期存活,次年又成功地进行了双肺移植。至1998年,全世界单肺和双肺移植共8 055例,存活率6个月的为76%,存活1年的为65%,存活2年的为50%,存活3年以上的为53%。

1967年,南非巴纳德(Barnard)成功地施行了首次同种异体心脏移植手术,促发了医学史上心脏移植的高潮。仅1968年,就有包括美国、英国、法国、加拿大、澳大利亚在内的14个国家开展了100多例心脏移植手术。截至1995年,全球总共做了12 671例,1年以上的存活率达54%~72%,最长存活时间达23年之久。

1971年美国汤玛斯(Thomas)成功地进行了同种异体骨髓移植,现在它已成为治疗急慢性白血病、重症再生障碍性贫血、急性放射病及重症联合免疫缺陷病患者的有效方法。

除以上主要器官的移植外,其他像胰腺、脾、肾上腺、胸腺、甲状旁腺、睾丸等的同种异体移植也都在开展。2005年,法国成功实施了世界首例移植鼻唇部软组织的脸部移植手术。同时器官移植也由单器官向器官联合移植发展。此外,人工器官和异种移植也在积极地实验之中。

(二)我国器官移植发展情况

我国的器官移植起步较晚,其中临床开展最早、例数最多、技术最成熟的大器官移植是肾移植。1960年吴阶平院士率先实行第一例人体肾移植,20世纪70年代肾移植全国正式展开,至2009年10月,我国已累计开展肾移植超过10万例,年移植数量在世界上仅次于美国。

1979年,北京结核病研究所首次为2例结核病患者施行了单肺移植,但仅短期存活。1993年,哈尔滨医科大学附属第二医院再次施行了第3例手术。此后北京、南京、广州、湖南等地相继施行肺移植,目前我国肺移植者最长已存活7年。

1977年我国开展了人体肝移植的尝试,从此揭开了我国临床肝移植的序幕,在1977~1983年的7年间,我国进行了肝移植57例,但无一例存活超过1年,1991年我国肝移植重新起步,至1998年,8年间共施行78例,并出现长期存活的病例。至2011年,我国累计施行肝移植手术约20 900例,术后疗效已接近国际先进水平。

1992年哈尔滨医科大学附属第二医院心脏移植取得成功,2010~2012年我国心脏移植数量为150~180例,哈尔滨医科大学附属第二医院首例心脏移植者已经健康存活超过10年,为我国目前同类病例中存活时间最长者。

1989年同济医科大学器官移植研究所开展我国首例胰肾联合移植。2006年4月15日,西安第四军医大学附属西京医院成功地为一位30岁的男性患者实施了难度更大的一次脸部移植手术获得成功,手术涉及颧部、鼻部、口唇部较多区域,移植的组织包括骨、软骨、肌肉、皮肤、皮下组织、腮腺、神经、血管等。目前,我国成为世界上器官移植技术最广泛的国家之一,有些项目已达到国际先进水平。

(三)器官移植的快速发展

1. 器官移植快速发展的主要原因

(1)医学的发展解决了免疫排斥问题。用药物控制免疫系统,使人的免疫力下降,保证了供体的存活。进入20世纪80年代,强力免疫抑制剂环孢素的应用,大大提高了移植器官的存活率。

（2）移植技术的飞速进步。自 1954 年第一例肾移植手术成功以来，已经有几十万例器官移植患者，其种类从单一的肾移植发展到心、肺、胰腺、小肠移植等以前不敢涉足的禁区。

（3）器官移植理论的飞速提高，为器官移植的发展提供了坚实而有力的保障。20世纪，三分之一的诺贝尔生理学奖或医学奖与器官移植有关。

2. 器官移植发展过程中遇到的障碍

（1）费用高昂。在整个移植过程中，检查、诊断、手术及护理的每一个环节都需要大量的新型药物、技术和器械。现代高科技为器官移植手术提供了最佳条件，但是其成本却因此而变得很高，严重妨碍着器官移植的发展。以我国的肝移植为例，移植第一年就需要医疗费用 30 万~40 万元，以后服用免疫抑制剂每年需要 10 万元左右的费用，这无疑会将经济不宽裕的患者拒之门外。

（2）供体器官严重缺乏。有资料显示，当前全球自愿捐献器官的供体与等待接受器官移植的受体比例是 1∶10，每年都有几万甚至十几万的患者在等待器官移植的过程中痛苦死去。器官缺乏成为全世界器官移植界面临的共同问题。

（3）有很多患者因为排斥反应而存活时间不长，同时，接受移植的患者长期使用免疫抑制剂会导致患恶性肿瘤的概率增加，使其生活质量下降。

二、器官移植的伦理问题

器官移植的发展是医学科学的进步，但它涉及的社会伦理问题也十分广泛。

（一）器官移植是否合乎伦理

当前世界上采用最普遍也最有效的是同种间的异体移植，移植用的器官可来自活体或尸体。成双的器官如肾有可能来自自愿献出一个健康肾的活体，多半为同胞或父母，而单一生命器官如心脏，尸体则是唯一的供体来源。

目前，普遍认为器官移植是一种有利于人类健康、符合伦理原则的医学行为。美国学者肯宁汉（Cunninghan）是第一个探讨器官移植伦理问题的人，他在 1944 年所著的《器官移植的道德》一书中，从"人类的统一和博爱"的观点出发，肯定了器官移植在伦理上是允许的。他说："为什么一个人间接为了邻居，尚且可以牺牲生命，现在为了同样的目的，直接牺牲的不还是生命，难道就不行了吗？"

器官移植之所以符合伦理原则就是因其符合"整体性"原则。一个有病的人，为了整个机体，可以牺牲一部分身体；一个健康人是属于社会人群这个放大的身体的一部分，他也可以为整个"人"而牺牲自己的一部分身体。一个人虽然失去了献出的器官，但在道德上却是一个更完美的人。

器官移植的赞成者认为，器官移植是一种救死扶伤的现代医学手段，为了他人的生命而献出自己的器官，这是一种利他的行为、慈善的行为。从理性上说，在不影响自身健康的情况下帮助他人恢复健康，是很高尚的事。

但是，也有人对器官移植的道德完美性持怀疑甚至否定态度，这主要来自 3 个方面的障碍：一是伦理观念的障碍。儒家的伦理观认为，"身体发肤，受之父母，不敢毁伤，孝之始也。"人生要全肤，死要厚葬，解剖尸体是大逆不道的，更何况是从活人身上摘取器官。二是认为人的器官在不同的人之间互换,这样会形成"人是各器官的任意组合体"的观念。三是从价值观上考虑,器官移植费用的昂贵和可供移植的供体有限,少数人享用昂贵的医药资源,可能导致更多人的卫生保健受到损害。

在尖锐的伦理冲突中,如何从患者、脏器供者、社会利益的结合中做行为选择,关键在于必须从医学标准、社会价值等方面进行严格筛选。

(二)关于供者的伦理问题

供者问题是器官移植的关键问题。目前人工器官还很少,可供摘取的器官供者就是活体供者和尸体供者两类,因此,可供移植的器官一直处于供不应求的状态,是目前器官移植的主要矛盾。但是,无论是从活体供者上还是从尸体供者上摘取器官,都存在着伦理问题。

1.活体器官移植的伦理难题

活体器官移植是指移植物在移植过程中始终保持着活力,移植后能较快地恢复其原有的生理功能。活体器官移植见于肾脏、皮肤、血液、骨髓等。常见的活体器官移植的供者有:活体亲属、活体配偶、非亲属活体。

活体亲属器官移植是指有血缘关系的亲属供给某个器官,如一侧肾脏,也可供给某个器官的一部分,如部分肝脏、胰腺、脾脏、小肠和一叶肺以及骨髓细胞等。使用活体亲属供者的好处在于:一是免疫遗传学的一致性,有利于移植物长期存活;二是手术可择期进行,有充分的时间做供者、受者的术前准备;三是可避免器官的热缺血损害,冷缺血时间可缩短到供者可以耐受的时间,移植器官术后迅速恢复功能。从临床表现来看,活体亲属供者弥补了尸体供者的不足,并且成功率和存活率相对较高。

活体配偶器官移植是指移植器官取自受者配偶。虽然供者与受者之间并无血缘关系,但在肾移植中发现此类供者的主要组织相容性抗原(HLA)相同配对水平较尸体供肾明显为高。

非亲属活体器官移植是指供者、受者既无血缘关系,又无亲情关系。供者出于一种利他动机,不期望任何物质回报的心理。目前,此类器官移植中以骨髓移植为最多。

活体器官移植的伦理争论主要集中以下几个方面。

(1)对于活体供器官 赞成的观点认为,对于受者来说,除了选择移植手术外,有的可选择其他方法,如选择肾透析代替肾移植,但对于肝功能衰竭者只能选择移植手术,否则将面临死亡,活体器官移植可以给肝移植受者提供了更多的生存机会。另外,活体肝移植的存活率比尸体肝移植高,活体肝移植有利于受者的生存利益。对于供者来说,在不危害自己生命及降低自己生活质量的前提下,自愿把自己的器官捐献给一个生命垂危的患者,并能使其生命得以拯救,这本身就是一种最大的利他行为。

反对的观点认为,人体的重要单一器官如心、脾、肝,在任何时候出于任何理由在健康活体身上摘取都是不允许的,无论在伦理上,还是法律上,都是难以接受的。况且,活体器官移植无论对受者还是供者都存在着难以避免的风险性,如何使其风险性降低到最小限度,在手术实施过程中,恪守伦理原则更是至关重要的。

(2)未成年人是否可捐赠器官 反对的观点认为,未成年人没有同意能力,因此,不能以未成年人做供者。

赞成的观点认为,未成年人只要具有判断能力,即具有同意能力,也就有对其身体的自我决定权。

笔记栏

大多数国家允许未成年人做活体亲属供者,其规定较成年人更为严格。如仅限于供给同胞兄弟姐妹或同一直系亲属,并且要征得父母的同意,供者要有足够的智力等。但也有少数国家完全禁止未成年人做供者。

(3)非亲属活体供器官 在活体器官移植中,非亲属活体供者争论最大。一是由于医院无法对非亲属捐献者的动机——查实,容易给器官买卖提供可乘之机。二是万一供者身体出现健康问题,责任应由谁承担。因此,目前世界上已开展器官移植的国家一般将非亲属活体捐赠限制在非实质性器官范围内。我国的有关法律法规尚不健全,难以避免出现器官买卖,为此也不鼓励非亲属间的实质性器官捐赠。

1986年国际移植学会发布了活体捐赠肾脏的准则,主要内容是:①只有在找不到合适的尸体捐赠者或有血缘关系的捐赠者时,才可接受无血缘关系者的捐赠。②接受者及相关医生应确认捐赠者系出于利他的动机,不是为图利,而且应有一社会公正人士出面证明捐赠者的"知情同意书"不是在压力下签字的。也应向捐赠者保证,若切除后发生任何问题,均会给予援助。③不能为了个人的利益而向没有血缘关系者恳求,或利诱其捐出肾脏。④捐赠者应已达法定年龄。⑤活体无血缘关系之捐赠者应与有血缘关系之捐赠者一样,都应符合伦理、医学与心理方面的审查标准。⑥接受者本人或家属或支持捐赠的机构,不可付钱给捐赠者,以免误认为器官是可以买卖的。不过,补偿捐赠者在手术与住院期间因无法工作所造成的损失与其他有关捐赠的开支是可以的。⑦捐赠者与接受者的诊断和手术必须在有经验的医院中施行,而且希望义务保护捐赠者权益的公正人士也是同一医院中的成员,但不是移植小组中的成员。

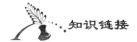
知识链接

> 2007年5月1日起施行的《人体器官移植条例》第四章第二十五条明确规定:违反本条例规定,有下列情形之一,构成犯罪的,依法追究刑事责任:①未经公民本人同意摘取其活体器官的;②公民生前表示不同意捐献其人体器官而摘取其尸体器官的;③摘取未满18周岁公民的活体器官的。

2. 尸体器官移植的伦理难题

尸体器官移植是以尸体做供者的器官移植,包括无心搏的尸体供者和有心搏的脑死亡供者两种。

从世界范围看,尸体器官是器官移植的主要来源。但是,尸体器官移植存在着许多阻力:一是传统观念、宗教理念的影响,或是相信死后有生命,相信死而复生,或是出于对死者的尊重,或是出于一种恐惧的本能,无法接受死后"开膛破肚"而拒绝捐献器官。二是死亡的判定标准。从器官移植的技术上讲,器官移植要求供者器官愈新鲜愈好,而摘取一个尚有心搏的脑死亡患者的器官是不道德的,也是违法的。如果按照心搏、呼吸停止标准判定患者死亡,即使患者生前有遗愿或家属同意捐赠器官,也存在着安慰死者亲属和救治活者生命的矛盾。由于患者死后,家属处于万分悲痛之中,医生很难开口和立即动手摘取器官,等待的结果又难以保证器官的新鲜,从而影响移植的成功率。三是当死者生前没有提供遗体器官的意愿,但也无反对提供的表示,此时应如何处理?

在器官移植过程中,器官来源的紧缺是一个重要问题,但是,获取可供移植的器官,必须在知情同意的基础上。目前,一般采取自愿捐献和推定同意两种方法。

(1)自愿捐献 自愿捐献也称推定不同意或登记入册法,即如果本人生前或其家属未做特殊声明或登记表示捐献器官的,都认为是不同意捐献。自愿捐献是各国都希望的人体器官最理想的收集方式,自愿捐献器官是一种利他主义的行动。许多国家为促进自愿捐献做了许多工作,1984 年,美国联邦政府通过法令要求在更新驾驶执照时再次表示是否愿意死后捐献器官,并在执照背后贴上器官捐献卡,1997 年,美国联邦政府新的法律规定持器官捐献卡可以退税款。荷兰政府自 1992 年 1 月起在全国进行人体捐献普查,凡是 18 岁以上的荷兰男女公民都应填写人体器官捐献普查表,为政府当局制订有关计划和方案提供可靠依据。英国自 1972 年开始发起题为"我愿死后帮助某些人活着"的器官捐献活动,每年散发 550 万张捐献卡。

(2)推定同意 推定同意是指如果没有来自本人或其家属表示不同意捐献器官的特殊声明或登记时,都认为是愿意捐献。推定同意有两种形式:一种是政府授权医生,允许在尸体上收集所需的组织和器官,而不必考虑死者或亲属的愿望。另一种是法律推定,即如果死者生前或亲属没有特殊声明或登记表示不愿捐献时,就被认为是愿意捐献,医生可以摘取死者的组织和器官。推定同意具有一定的法律强制性,欧洲许多国家采取推定同意政策。

推定同意的优势在于可较大幅度地提高尸体器官的获得率,有助于缓解器官供不应求的矛盾。但是,对于推定同意也有不同的意见:一是推定同意不能真正体现知情同意原则。器官是人体一个重要组成部分,人具有自主决定权,自主决定权意味着他可以在任何时候表示愿意捐献器官,在任何时候重新考虑这个决定,包括撤销捐献的意愿,因此,不能推定公民都会同意在死后捐献器官。二是从欧洲国家的实践来看,推定同意并没有缓解移植器官的匮乏。虽然法律授权医生摘取去世患者的器官,无须家属允许,但是医务人员不愿意这样做;如果让家属有机会表示拒绝同意,就必须通知他们患者已经死亡,并询问他们是否拒绝捐献,这不仅在实际安排上有困难,而且会花费许多时间,使器官不能得到及时保存和利用,影响器官移植的成功率。

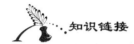

知识链接

2013 年 9 月 1 日起施行《人体捐献器官获取与分配管理规定(试行)》第四章第二十二条:①未严格按照死亡判定程序进行死亡判定的;②违背公民生前意愿获取其尸体器官,或者公民生前未表示同意,违背其近亲属意愿获取其尸体器官的,依照《中华人民共和国执业医师法》《医疗机构管理条例》《人体器官移植条例》等法律法规的规定,由县级以上卫生(卫生计生)行政部门依法予以处理。涉嫌构成犯罪的,依照《刑法修正案(八)》《人体器官移植条例》等法律法规规定,移交公安机关和司法部门查处。

3.胎儿供器官的伦理难题

器官移植最理想的供者是胎儿器官,因为胎儿器官较成人、尸体和动物在供者上具有一定的生物学优势。胎儿器官只能来源于妊娠晚期的胎儿,而妊娠中、晚期引产,尤其是妊娠晚期引产在国际上是普遍禁止的。因此,实际上的胎儿器官移植只能着眼于严重畸形胎儿或功能缺陷胎儿(包括无脑儿)。但是,应用胎儿作为供者器官仍然存在着道德争论。

(1)胎儿是不是人　对于"胎儿是不是人"这个问题一直存有不同的看法。

一种观点认为,"胎儿是人",应该受到尊重,不能被作为手段。早在《希波克拉底誓言》中就有"尤不为妇女施堕胎术",这间接说明胎儿是生命实体。1948年,在日内瓦召开的世界医学会全体大会通过的《日内瓦宣言》中也明确表示:我要从人体妊娠的时候开始,保持对人类生命的最大尊重。从这些观点出发,人开始于受精卵,胎儿组织及细胞无疑是人,理应受到尊重,不应该把他们作为手段、工具加以操纵。

另一种观点认为,"胎儿不是人"。亚里士多德曾提出立法允许致死畸形胎儿的主张,既然对不符合生命质量的个体出生后都可以致死,未分娩出母体的胎儿就更不具有人的资格了。随着医学科学的发展,人们对胚胎和生命现象的认识也更趋理性和科学,认为胚胎是一个连续发育,从量变到质变的过程。受精卵和胚胎只有生物学生命,组织及细胞只是构成人的基础,本身还不是人,只有在出生后,既有了生物学生命又有了人格生命后才成为人。这种从人的社会属性与生物属性有机统一的观点出发,用胎儿组织进行移植无疑是符合道德的。

(2)胎儿做供者器官可能会走上歧途　人们担心,为了经济利益或为了获取胎儿组织器官而选择流产,可能会导致流产泛滥,危及妇女和胎儿,甚至出现胎儿器官的买卖。此外,孕妇的传染性疾病、流产的胎儿可能存在的遗传性缺损都有可能对受者的健康造成损害。

4.死刑犯器官做器官移植的伦理难题

利用处决后的死刑犯器官作为供者,在器官移植手术中占有相当的比例,但这并未得到任何一个国家的法律认可,同时也存在着伦理上的争论。

(1)支持利用死刑犯处决后的器官做移植的论据　在可供移植的器官奇缺的情况下,利用死刑犯处决后的器官做移植能够挽救可能因器官衰竭而死亡的患者。如果在死刑犯处决前对摘取其器官做到了知情同意,并且事实上有的犯人也把贡献器官作为一种赎罪表现的话,利用死刑犯处决后的器官并不构成对死刑犯的伤害,也不会增加其痛苦,更不是一种加重处罚行为。

(2)反对利用死刑犯处决后的器官做移植的主要论据　死刑犯可以被剥夺政治权利乃至生命权,但没有全部剥夺他们的民事权利,尤其在处置有关个人的事务上,包括自己身体的利用上。在捐献器官问题上死刑犯有知情同意的权利,但由于他们处于弱势地位,其真正意愿难以公开表达,或者根本没有表达,因此,他们的知情同意权利往往难以真正行使。为了保护死刑犯处决后的器官可供移植,医务人员必须在处决前对死刑犯做一些处理,这样做,会破坏医务人员"不伤害"的义务,有悖于医务人员"救死扶伤"的天职。利用死刑犯处决后的器官做移植有可能增加器官商业化的压力,因为利用死刑犯处决后的器官做移植,其成本较低,这就可能会吸引患者以更高的费用要求移植,而一些医院和医生也愿意与执法人员合作,从中获取更多的经济效益。因此可能会破坏国际社会反对器官商业化的指导原则,也可能促进少数医务人员和执法人员的腐化。利用死刑犯处决后的器官做移植可能造成"道德滑坡",由于事先不能严格实施知情同意原则,在处决前医务人员又有可能参与操作,医务人员的道德自律就有可能松懈,从而陷入不道德的深渊。利用死刑犯处决后的器官供移植的做法,会使这个国家在政治上处于不利地位,也会在国际上造成不良影响。

目前,包括我国在内的许多地区和国家明令禁止利用死刑犯处决后的器官做移植。2014 年 12 月 4 日,中国人体器官捐献与移植委员会主任委员、中国医院协会人体器官获取组织联盟(中国医院协会 OPO 联盟)主席黄洁夫在当日召开的中国医院协会 OPO 联盟昆明研讨会上正式宣布:从 2015 年 1 月 1 日起,全面停止使用死囚器官作为移植供体来源,公民逝世后自愿器官捐献将成为器官移植使用的唯一渠道。

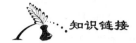

我国人体器官移植工作始于 20 世纪 60 年代,自 2007 年 5 月国务院颁布《人体器官移植条例》(以下简称《条例》)以来,我国人体器官移植工作逐步走上法制化、规范化轨道。2010 年,原卫生部联合中国红十字会总会启动了人体器官捐献试点工作,我国公民逝世后自愿器官捐献工作自 2013 年 2 月在全国推开。截至 2015 年底,全国累计实现公民逝世后器官捐献 5 916 例,捐献大器官 16 317 个。其中,2015 年完成捐献 2 766 例,捐献大器官 7 785 个,超过 2013 年与 2014 年捐献数量总和。2015 年实施器官移植手术突破 1 万例,位居世界第二位,其中 74% 的移植器官来源于公民逝世后捐献,26% 来源于亲属间活体捐献。截至 2016 年 9 月 30 日,中国大陆已累计实现公民逝世后器官捐献 8 866 例,捐献大器官近 2.5 万个;其中,2016 年前三季度累计捐献 2 950 例,较 2015 年同期增加 50%,已经超过 2015 年全年的捐献总数。

5. 异种器官移植的伦理难题

异种移植是将器官、组织或细胞从一个物种的机体内取出,植入另一物种的机体内的技术。随着器官移植的成功开展,供体器官短缺的问题越来越突出,科学家开始把目光转向另一类器官来源——动物器官。

异种器官移植不仅存在着技术问题,而且也存在着伦理难题,它比同种器官移植更为敏感和复杂。异种器官移植的伦理问题主要有以下几个方面。

(1)对人的特性产生影响 异种器官移植不同于同种器官移植,不是所有的器官都可以移植,部分腺体(睾丸、卵巢)和部分器官(脑)不能异种移植,否则严重违背伦理学原则,或可能引起人的特性改变。因此,异种器官移植应受到限制。

(2)造成社会歧视 崇尚自然的人认为,不同物种间生物物质的相互混杂是违背自然法则的,降低了人的价值和尊严。这些会使接受异种器官移植的患者面临着巨大的心理和社会压力,甚至可能被人类社会看成"异类"而受到歧视和排斥,难以像正常人一样生活。

(3)安全性　许多人担心动物器官供者可能带有未知病毒,不仅可能影响到受者的安全,而且可以通过感染被移植的患者而扩散到整个人群,影响整个人类的安全。

(4)动物权利的问题　以里根为代表的动物权利主义者认为,动物享有和人一样的权利,反对任何形式的在人和动物之权衡利益的选择。因此,没有必要讨论"牺牲"一个狒狒去挽救一个患者是否有道义上的合理性,异种移植是人类在"物种主义"或"人类中心论"观念驱使下的不理智行为。

【案例 5-3】

2011 年 8 月 23 日,38 岁的邱志明(化名),趁全家人外出旅行时,突然从新竹自家的高楼坠下,被送往医院急救,隔日被宣告不治。在儿子被医生宣告死亡的那一刻,邱的母亲流着眼泪,做出了一个艰难的决定:她拨通了台湾大学附属医院(以下简称台大医院)新竹分院的电话,表示愿意将儿子的器官捐给需要器官移植的重大伤病患者。

8 月 24 日当天,台湾最好的医院——台大医院的器官移植小组迅速赶到新竹展开检验手续。依照台湾"卫生署"制定的"器官移植前置作业流程",必须在 4 h 内进行 2 次脑死判定,才能开始进行摘除器官的手术。

当邱志明第一次被宣判脑死之际,移植小组即刻抽出了他的血液,火速从新竹送回台北的台大医院,进行"七大类八项检查",在邱的血液被送往台北检查的同时,工作人员也忙于将死者的人类组织抗原与等待器官捐赠者进行比对,以便争取时效,进行器官移植手术。第 2 次,在邱志明脑死亡被判定之后,台大医院的检验结果也出炉。

"血液检测艾滋病的结果是 reactive(阳性)",台大医院的医检师在第一时间拨打电话,向台大医院器官捐赠移植小组的协调师回报结果,但协调师记录下来的却是"non-reactive(阴性)"。除了口头告知外,医检师还依照器官捐赠的标准作业流程(SOP),将检验报告以电子文档的方式,传送给台大医院负责器官移植的团队。

依照"器官移植前置作业流程"的规定,器官移植团队必须在收到报告确认结果之后,才能着手进行移植手术。但是,移植团队等不及二次确认了,此时有 5 位病患已等待器官多时,台大医院向新竹南门医院借来场地,在手术室里,邱志明的肝、双肾、肺和心脏陆续被摘取下来,肝、肺和双肾被送到台大医院,心脏被送到了台南成大医院。

8 月 24 日晚上,台大医院胸腔外科医师徐绍勋、外科医师蔡孟昆、外科医师胡瑞恒这 3 位器官移植的名医,分别接到了通知,在第一时间赶赴医院。在肾脏移植手术中,台大医生不慎被死者肾脏流出的体液喷到了眼睛,护理人员为医师抹掉血水之后,还是持续进行手术,一刻不敢懈怠。这一场手术进行得很顺利,成大医院的主刀医师站在手术室里,任凭不断溢出的手术灌流液混合着艾滋感染者的血水泼溅,染红了下半身,甚至还浸湿了内裤,另一位医师的袜子也被血水沾湿了,依旧专心地替小兰装入那颗刚摘下的新鲜心脏。从 8 月 24 日晚上到 25 日清晨,台大和成大医院顺利为 5 名患者完成手术。在这一段超过 24 h 的"勘误空窗期"过程中,器捐中心电脑里登录艾滋阴性反应的错误资料,始终没有被发现并及时更正。

期待成为新娘的小兰,以及难得盼到肝、肾、肺的4位器官受赠者,都在庆幸自己绝处逢生。但是,接下来他们要经历的却是由死转生,再由生入死的恐惧煎熬。

6. 人工器官

人工器官又称人造器官,是指采用高分子材料制成的暂时或永久性的人体脏器的机械装置。使用较广泛的人工器官有人工关节、人造眼、人造肢体等。人工器官的使用在供体选择伦理学方面得到了认可,如何发明生产出符合人类需要的、可靠的人工器官是器官移植领域应考虑的关键问题。

7. 克隆器官

克隆器官移植又称"治疗性克隆",是将克隆与组织工程学等技术结合临床运用器官移植的新方法,最终目的是解决人体器官移植供体的来源问题。治疗性克隆应用得当是可以造福人类的,但因其涉及人类单细胞转移和胚胎干细胞的扩增,如果出现失误将对人类社会造成难以挽回和不可估量的损失,也将引起诸如"胚胎是否为人""克隆器官有悖人的尊严"等伦理争议。

(三)关于移植器官分配的伦理问题

在移植器官供不应求的情况下,产生了器官的分配问题。器官的分配有两个层次:宏观分配和微观分配。

1. 移植器官的宏观分配

宏观分配涉及一个国家分配多少资源用于医疗卫生,以及在医疗卫生资源中分配多少用于器官移植。器官移植既是尖端技术,又是高费用的项目,因此,必然存在着资源的有限性与如何使这种尖端技术能够让尽可能多的人受益之间的矛盾。如何解决这一矛盾,有不同的看法。有人认为,与其花去大量的卫生资源去挽救一个生命质量不高的生命,不如用于更多人的常见病防治和健康保健上,国家卫生资源分配的重点应是预防疾病,而不是器官移植,如果器官移植所用的资源在卫生事业经费中所占的比例过多,势必会影响其他更有效、更需要项目的开展。此外,有些重要器官的移植,虽然成功,但患者存活期太短或患者生存质量不高,从代价−收益的角度来说是不合算的。但是,也有人认为,不开展器官移植又会影响医学的发展和人的生存权利,同时尖端技术也是从不成熟逐渐在实践中成熟起来,实际上肾移植等技术已比较成熟,并已挽救了不少垂危患者。国家可以通过卫生资源的分配促进医学的发展,并解决尖端技术造福人类中的不公正问题。

2. 移植器官的微观分配

宏观分配决策是大范围的决策,并不直接影响个人,而微观分配则不同,直接影响到个人。面对稀有的器官资源,谁能优先得到? 由谁来做出决定? 这是一个微观分配的问题,这个问题涉及分配的公平性。

目前,在临床上通用的移植器官微观分配标准有两个:医学标准和社会标准。

(1)医学标准 医学标准是由医务人员根据医学科学发展的水平和自身医学知识经验做出判断,主要根据是适应证和禁忌证。例如,在生命器官功能衰竭而又无其他治疗方法可以治愈,短期内不进行器官移植将终结生命者;受者健康状况相对良好,有器官移植手术适应证;受者心态和整体功能良好,对移植手术耐受性强,且无禁忌证;免疫相容性相对较好,移植手术后有良好的存活前景,等等。

(2)社会标准　社会标准,即根据有关社会因素加以选择。如年龄、已经做出社会贡献、未来可能对社会做出的贡献、应付能力、患者配合治疗的能力、经济支付能力、社会应付能力等,主要是指患者与治疗有关的日常生活条件、家庭生活环境。

移植器官的微观分配标准是多方面的,除了上述两个主要标准以外,还受到国家或社会通行的道德规范和价值的影响。目前大多数器官移植中心除了考虑支付能力外,主要依照医学标准、个人应付能力、社会价值的优先次序排列来进行微观分配。

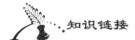

知识链接

2013 年 9 月 1 日起施行的《人体捐献器官获取与分配管理规定(试行)》第三章捐献器官的分配第十六条,捐献器官的分配应当符合医疗需要,遵循公平、公正和公开的原则。第十七条,捐献器官必须通过器官分配系统进行分配,任何机构、组织和个人不得在器官分配系统外擅自分配捐献器官。第十八条,OPO 必须通过器官分配系统适时启动捐献器官的自动分配,严格执行分配结果,确保捐献人及其捐献器官的溯源性。第十九条,有条件的省(区、市)可向国家卫生计生委提出申请,实施辖区内统一等待名单的捐献器官分配。第二十条,移植医院必须将本院等待者的相关信息全部录入器官分配系统,按照要求及时更新。

(四)人体器官商业化的伦理问题

人体器官商业化是任何一个国家在面对器官移植这一问题时都需要加以正视的一个重要问题。当前,尽管大多数国家和地区禁止人体器官的买卖,但依旧有一些国家和地区存在人体器官的买卖。那么,人体器官是否可以买卖? 在当前需要接受器官移植的患者人数众多,而供移植的器官来源又严重不足的情况下,人们对这一问题存在着较大的争议。

赞成人体器官商品化者认为:个人有使用或处置自己身体的自主权;人体器官商品化可以增加活体和尸体供者的数量,解决器官供不应求的现象;人体器官市场的建立可以改善器官移植的质量,也可以缓和医生和供者家属之间的矛盾;人体器官商业化可以避免地下交易给受、供双方带来更大的损失。

反对器官商品化者认为:人体器官商业化损害了人类的价值观,将人体变为商品是对人类尊严的亵渎;以盈利为目的的器官买卖市场化必然会导致两极分化,有钱的人购买器官进行移植,穷人则只能为了生存出售器官,而自己却无法享受这种技术的益处;穷人在贫困条件下出售器官,并不是真正的自愿同意;人体器官商业化的第一目的是利润而不是患者的利益,因此,出卖者往往会隐瞒自己的病史和遗传史,有可能将疾病传染给受者;器官市场化最终将导致器官质量的下降;由于出卖人体器官可获巨额利润,必然而且事实上已经引发窃取器官的犯罪行为和犯罪团伙。

正因如此,许多国家政府都制定专门法律,禁止器官买卖。1984 年 9 月,美国政府通过立法,确认买卖器官为非法。1989 年在加拿大渥太华召开的第 1 届国际器官移植学术会议上,经过广泛讨论和辩论,确认器官商业化是不能接受的。1995 年 4 月在西班牙马德里召开的第 93 届各国议会联盟,重申了反对器官买卖的立场,有 60 多个国家立法禁止买卖人体器官。在我国,2007 年 5 月 1 日颁布的《人体器官移植条例》第三条明确规定"任何组织或者个人不得以任何形式买卖人体器官,不得从事与买卖人体器官有关的活动"。2013 年 9 月 1 日实施的《人体捐献器官获取与分配管理规定(试行)》第二十二条(八)明确规定:涉嫌买卖捐献器官或者从事与买卖捐献器官有关活动的,依照《中华人民共和国执业医师法》《医疗机构管理条例》《人体器官移植条例》等法律法规的规定,由县级以上卫生(卫生计生)行政部门依法予以处理。涉嫌构成犯罪的,依照《刑法修正案(八)》《人体器官移植条例》等法律法规规定,移交公安机关和司法部门查处。

三、器官移植的伦理原则

关于器官移植的伦理原则,国内外医学界和伦理学界都做过许多探讨,制定了有关的准则和原则。

(一)世界卫生组织制定的人体器官移植指导原则

1987 年,世界卫生组织在第 40 届世界卫生大会上制定了 9 条人体器官移植的指导原则。

指导原则 1:可从死者身上摘取移植用的器官,如果得到按法律要求的认可,在死者生前无任何正式不同意等情况下,现在没有理由相信死者会反对这类摘取。

指导原则 2:可能的捐献者已经死亡,但确定其死亡的医生不应直接参与该捐献者的器官摘取或以后的移植工作,或者不应负责照看这类器官的可能接受者。

指导原则 3:供移植用的器官最好从死者身上摘取,不过活着的成人也可捐献器官。但总的来说,这类捐献者与接受者应有遗传上的联系,骨髓和其他可接受的再生组织的移植例外。如果活着的成人答应免费提供,则移植用的器官可从其身上摘取。这种捐献人不应受到任何不当的影响和压力,同时应使其充分理解并权衡答应捐献器官后的危险、好处和后果。

指导原则 4:不得从活着的未成年人身上摘取移植用的器官。在国家法律允许的情况下,对再生组织进行移植可以例外。

指导原则 5:人体及其部件不得作为商品交易的对象。因此,应禁止对捐献的器官给予或接受支付(包括任何其他补偿或奖赏)。

指导原则 6:应禁止为提供报酬或收受报酬而对需要的或可得到的器官进行广告宣传。

指导原则 7:如果医生和卫生专业人员有理由相信器官是从商业交易所得,则禁止这类器官的移植。

指导原则 8:应禁止任何从事器官移植的个人或单位接受超出合理额度的服务费用。

指导原则 9:对患者提供捐献的器官,应根据公平和平等的分配原则以及按医疗需要,而不是从钱财或其他考虑。

(二)器官移植必须遵循的基本伦理原则

在我国,大众对器官移植和捐献器官持开明的态度,器官移植的伦理原则也已初步建立。我国《人体器官移植技术临床应用管理暂行规定》中明确规定,对不符合法律法规和医学伦理学原则的医疗机构,不得开展人体器官移植。尽管不同文化背景及习俗的国家和地区对于器官移植的一些影响因素会有差异,但是,普遍认为器官移植必须遵循以下基本的伦理原则。

1. 安全保障原则

器官移植是一项高度复杂的现代医学技术,潜藏着巨大的医疗风险。在进行器官移植手术时,应考虑风险和受益双重关系,斟酌对捐献者和接受者的利弊得失,努力防止对供者和受者可能造成的伤害,既要救治器官功能衰竭的患者,又不能对捐献者有致命的伤害。

2. 知情同意原则

知情同意是医生从捐献者身上摘取器官用于移植的最基本要求。在器官移植过程中,医生对捐献者及接受者的健康和生命都应有同样高度的尊重和责任感,必须使双方的权利都得到同等的保护。因此,供者必须是自愿捐献的,不应受任何威胁利诱和外在强制性压力。在捐献者或其亲属严格履行知情同意权以后,方可摘取器官。

3. 公正原则

在可供移植器官供不应求的情况下,器官分配更要注意公正。应制定相应的医学和社会标准来分配器官,并建立伦理委员会决定器官的分配,尽可能使需要移植器官的患者得到移植,避免仅考虑有无支付能力和职务高低。

4. 非商业化原则

基于人类生命的尊严和器官商业化可能的严重后果,应提倡捐献者发扬人道主义精神,坚持人体器官的无偿捐献原则,反对有偿买卖。

第三节　安乐死及其伦理争议

近代医学科学的迅猛发展,导致人类死亡的疾病谱发生了根本的变化,肿瘤、心脑血管病等慢性病已取代烈性传染病,成为导致死亡的主要原因。这些疾病使死亡过程明显延长,特别是晚期癌症患者临终前十分痛苦,渴望以愉快的方式尽快结束生命,于是人们开始关注死亡的方式——安乐死问题。

一、安乐死的含义与历史发展

(一)安乐死的含义

安乐死源于希腊语的 euthanasia,即"无痛苦的、幸福的死亡""无痛致死术"。现在,安乐死尚没有统一的定义,《布莱克法律词典》认为安乐死是"从怜悯出发,把身患不治之症和极端痛苦的人处死的行为或做法"。《牛津法律指南》的安乐死定义是"在不可救药的或病危患者自己的要求下,所采取的引起或加速死亡的措施"。美国医学会认为安乐死的定义应当是"出于仁慈的原因,以相对迅速并且无痛的方式造成不治之症和病痛患者死亡的行为"。《韦伯新国际词典》第三版的定义为"使患者脱离不治之症的无痛致死的行为"。1975 年《新哥伦比亚百科全书》定义为:无痛致死或不阻止晚期疾病患者的自然死去。

综上所述,从护理伦理学的角度,可以给安乐死下这样的定义:患不治之症者(包括脑死亡者)在危重濒死状态时,由于精神和躯体的极端痛苦,在患者或家属的合理要求下,经医生鉴定认可,用人为的医学方法使患者在无痛苦状态下度过死亡阶段而终结生命的全过程。

根据这一定义,我们可以明确:安乐死是人的生命过程中死亡阶段的一种良好状况和达到这种良好状态的方法,而不是人的一种死因或一种致死手段。安乐死的目的在于避免死亡的痛苦的折磨,改善死亡前的自我感觉状态,维护死亡时的尊严。

(二) 安乐死的历史发展

原始社会,生产力不发达,人类生活条件较差,迫于生计常会杀死老弱病残以保证强者的生存。在中国古代、近代的史料中,虽未见到安乐死这一名词的记载,但却有中国部分少数民族抛弃羸弱新生儿以及远古时代人到 6 岁活埋的民间传说。古希腊的斯巴达曾明文规定,有缺陷的婴儿一律处死。中世纪时,欧洲处于宗教统治,科学不发达,生产力低下,瘟疫猖獗,在济贫院里,集中管理贫病交加的贫民,面对部分濒临死亡的患者,管理者就产生了"让患者安然死去"的思想。17 世纪开始,人们越来越多地把安乐死指向医生采取措施让患者死亡,甚至加速患者死亡。英国著名的人道主义者、哲学家、实验科学家培根(Bacon)在他的著作中多次提出"无痛致死术"。他说:"长寿是生物医学的最终目的,安乐死是医学技术的重要领域。"哲学家休谟(Hume)提出,如果人类可以设法延长生命,同理,人类也可以缩短生命。

从 19 世纪开始,安乐死作为一种减轻死者痛苦的特殊医护措施在临床实践中应用。20 世纪 30 年代,欧美各国都有人积极提倡安乐死,主张安乐死的人们还发起和组织运动。1936 年,英国率先成立了"自愿安乐死协会",1939 年 9 月,现代西方精神分析学派的创始人,奥地利心理学家弗洛伊德(Freud)自感生命已无可挽救时,向医生提出安乐死的要求,他说:"如果我不能坚持活下去的话,你将尽力帮忙,现在我万分痛苦,这样下去是毫无意义的。"最后,以自愿安乐死的方式结束了自己的生命。

第二次世界大战期间,纳粹德国希特勒拟订了所谓的强迫"安乐死"纲领,使 20 多万人死于纳粹帝国的"安乐死中心",其中大多数是犹太人。由于希特勒借安乐死之名,行惨绝人寰的种族灭绝之实,安乐死被作为一种纳粹主义的主张遭到强烈的反对。

从 20 世纪 70 年代起,由于医疗技术的提高,许多复苏技术如起搏器、除颤器、呼吸机等相继问世,使自然死亡发生了变革,挽救了不少以往无法复苏的生命,这无疑是医学史上一个重大的飞跃。然而人们看到,盲目的使用复苏术,虽然延长了一些已经无法挽救患者的生命,但对这些患者来说,延长生命等于在痛苦的煎熬中延长死亡,这种行为被有些人认为是不人道的。随着西方民主、民权运动的高涨,死亡的权利运动和安乐死运动不断发展,安乐死运动重新兴起。1967 年,美国建立了安乐死教育基金会;1976 年,在东京举行了"国际安乐死讨论会",会议宣称要尊重人的"生的意义"和"死的尊严"的权利。现实迫使人们不得不认真地对安乐死从医学伦理学和法学角度

笔记栏

进行热烈的讨论,2001年4月,荷兰议会通过了安乐死法案。至此,荷兰是世界上唯一通过(主动)安乐死法案的国家。目前,"自愿安乐死"团体在世界上大量出现,已遍及欧美20个国家,亚洲各国也有不同程度的反应。

由于我国古代传统文化认为,人的生死都是命中注定的,谁都无法干预,因此是不允许安乐死的。封建社会长期居统治地位,用儒家的观点审视:主动安乐死不仁,被动安乐死不善;道教认为人类生死均受自然规律支配;佛家思想崇尚生命、力戒杀生。这些传统观念与现代安乐死的提倡有一定的距离,安乐死直至现在仍很难被我们的文化所接受。1988年在上海举行了我国首次"安乐死学术讨论会",1992年4月第7届全国人大代表王群等33人联名提案要求对安乐死立法,1994年、1995年以后都陆续有代表提案,但都得到同样的答复:时机不成熟。

以上情况说明,能否对病入膏肓的患者实施安乐死,以减轻患者死亡前的痛苦,已经成为医学界、伦理界、法律界不可回避的现实问题。

【案例5-4】

1986年6月23日,一位名叫夏素文的女患者住进陕西省汉中市人民医院。经医院检查,确认患者已处于肝硬化晚期,伴有肝性脑病、肝功能丧失代偿,虽经多方抢救,病情仍不能控制。6月27日晚,病情恶化危急,28日,患者的小儿子王明成和小女儿看到患者痛苦难忍,提出能否采取措施,尽快结束患者的痛苦。医院对患者家属的这一要求开始不同意,但在患者子女的再三要求下,医生分两次给患者注射了100多毫升复方氯丙嗪。事前在处方上写明了家属要求"安乐死",并由王明成签了名。29日凌晨5点,患者死亡。汉中市公安局以故意杀人罪逮捕了两名当事医生和死者的小儿子、小女儿,后因案情特殊曾一度改为取保候审。此案时隔3年半后才于1990年3月15日正式开庭审理,但由于法庭辩论存在明显分歧,仍未能得出明确的结论。1991年5月17日,陕西省汉中市人民法院对此案做出了一审判决,依法宣告两被告人无罪。法院认定,被告人为身患绝症的患者夏素文注射加速其死亡的药物不构成犯罪。而原告则认为,被告的行为构成了犯罪,因而依法提起抗诉。1992年6月25日,汉中市人民法院依法驳回抗诉,维持原判,宣告两被告人无罪。至此,我国首例安乐死案从1986年7月3日立案,经过了6年的漫长审理后终于有了结果。

在为身患绝症的母亲实施"安乐死"17年后,我国首例"安乐死"案主要当事人之一王明成因患晚期胃癌不堪病痛折磨于2003年6月6日提出为自己实施"安乐死",王明成在向医院提出"安乐死"的请求时,同时表示愿将自己的器官无偿捐献出来。接到王明成的"安乐死"书面申请后,医院明确表示,在没有明确法律规定的情况下,不可能为王明成实施"安乐死"。两个月后,王明成离开人世,留下一个饱受争议的话题——"安乐死"!

二、安乐死的分类与对象

(一)安乐死的分类

安乐死通常有两种分类方法:①按照安乐死的执行方式分类(主动安乐死、被动安乐死);②按照患者同意方式分类(自愿安乐死、非自愿安乐死)。

1. 按照安乐死的执行方式分类

主动安乐死是指采取某种措施加速患者死亡,亦称为积极安乐死。主动安乐死是根据垂死患者或者其家属的要求,有意识地对不可逆转的患者采取某种处理方法,让其安然舒服地死去,迅速完成死亡过程。

被动安乐死是指终止维持患者生命的措施,听任患者死亡,亦称为消极安乐死。被动安乐死是对于确定无法挽救其生命的患者,在预测后果的基础上,根据垂死患者或其家属的要求,停止无望的救治,做出终止延长生命的医学处理,只给患者适当的维持治疗,减轻其痛苦,任其自行死亡,结束患者的痛苦,实际上,国内不少医疗单位正在实施。

2. 按照患者同意方式分类

自愿安乐死是指患者有过或表达过同意安乐死的意愿。非自愿安乐死是指患者没有表达过同意安乐死。这种情况主要是针对那些无行为能力的患者(如婴儿、昏迷不醒的患者、精神病患者和能力严重低下者)实行安乐死,这些患者无法表达自己的要求,根据患者家属意见,只能由医生依据实际情况决定给予安乐死。有人把非自愿安乐死称为"仁慈杀死"。

综合以上两种分类方式,安乐死有四种类型:自愿主动安乐死、自愿被动安乐死、非自愿主动安乐死、非自愿被动安乐死。

(二)安乐死的对象

安乐死对象的确定,是实施安乐死的前提条件。但是,在医学实践中,很难明确规定实施安乐死对象的标准。随着安乐死讨论的深入,不少人士提出了不少标准,列出了可以实行安乐死的种种对象。一些学者认为,对于一个垂危并已经注定必死无疑的患者和已脑死亡的植物人,严重缺陷的新生儿,实行安乐死是件好事,应视为道德的。另一些学者认为,对晚期恶性肿瘤失去治愈机会者,或出现重要器官严重衰竭和不可逆转者,而且患者神志清醒,精神备受折磨,肉体痛苦不堪忍受,医生可视为安乐死的对象。由于安乐死涉及人的生命,不可逆转,因此,安乐死对象的界定是一个十分敏感而又相当棘手的问题。一般认为,安乐死的对象可以归纳为以下几类。

(1)晚期恶性肿瘤失去治愈机会者。

(2)重要器官严重衰竭,并且不可逆转者。

(3)因各种疾病或伤残导致大脑功能丧失的部分"植物人"的患者。

(4)有严重缺陷的新生儿。

(5)患有严重精神疾病,本人无正常感觉、知觉、认识等,经过长期治疗也不可能恢复者。

(6)先天性智力丧失,无独立生活能力,并不可能恢复正常者。

此外,还有人将老年痴呆患者、无治愈可能的高龄重病和重伤残者等也列为安乐死的对象。

对上述每一类对象是否应该或可以实施安乐死,人们有着不同的看法。对于第一类、第二类的疾病患者,实施安乐死似乎较容易被人们接受,对于后几类对象的争议相对来说较多,以有严重缺陷的新生儿为例,新生儿的缺陷达到何种程度才可称之为严重?才可认为对他(她)实施安乐死是道德的必要呢?我国学者曾提出对无脑儿、中度脑积水、严重内脏缺损的新生儿不给予治疗的主张。美国曾有人就此问题提出三条标准：①不能活过婴儿期，已处于濒死状态；②生活于不可救治的病痛中，直接治疗或长期治疗都不能缓解；③不具有最低限度的人类经验，对别人的照料在感情上和认识上没有反应能力。对于诸如此类的问题，多数情况下是众说纷纭，很难统一。有人认为人的生命是神圣不可侵犯的，轻易结束一个有缺陷新生儿的生命，无疑是草菅人命的错误行为。如果将精神病患者、智力丧失者或老年痴呆及高龄重病患者、重残者作为安乐死的对象，争议则更大，多数人认为这是对安乐死的扭曲和误解。如果按照上述观点来推行安乐死的话，必将会使安乐死走入歧途，终究会带来危害与不安定因素。

确定安乐死的对象，实际上存在一定的困难。如怎样理解不治之症？从医学发展史上看，真正的"不治之症"是不存在的，一切暂时的"不治之症"都可以化为可治之症，而这种转化往往是通过不断延长患者的存活期来逐步实现的，如果人为地把这些"绝症者"确定为安乐死的对象，是否会阻碍医学的进步？

（三）安乐死的争议及伦理评价

1. 安乐死的争议

安乐死观念的提出和实施，冲击了传统的伦理道德观念，使伦理学和法律面临了新的问题，引起的争论是十分激烈的。人们争论的焦点在于是否符合道德，争论的双方都不同程度地将人道主义、功利主义作为自己的伦理根据。

（1）反对安乐死的观点　反对安乐死的论证所依据的伦理学理论有道义论或后果论。

依据道义论反对安乐死的论证，安乐死违背了生命神圣的原则。反对安乐死的最大伦理依据之一是来自宗教传统的"生命神圣论"。宗教传统的生命观强调：无论人们可以拥有什么样的权利，都没有破坏自己生命的权利。安乐死涉及故意夺取人的生命，因而是道德上不允许的，至于临终患者不可忍受的痛苦，许多有宗教信仰的群体还相信，人类的痛苦能够对临终患者和照顾临终患者的人产生积极的价值，痛苦还可能是神所赐予的学习和净化的机会。

安乐死违反了医护人员治病救人的基本义务。这种观点认为，医学的最大敌人是死亡，避免死亡才是医生治病救人的基本义务，是医学的目的。所以我们绝不能选择死，必须永远选择生。安乐死是选择了死亡，它有悖于医学的目的、医护人员的基本义务和医护人员的人道主义职责。

依据后果论反对安乐死的论证，安乐死阻碍医学的进步。这种观点认为安乐死的实践可能会由于过早地把患者判定为"不治之症"而放弃积极抢救，这样做还会弱化医学人道主义的绝对至上命令和医学改善这种状况的努力，从而妨碍了医学的进步。

导致医护人员"道德滑坡"。"道德滑坡"是反对安乐死的一个主要论点。从医护人员在安乐死中所扮演的角色考虑，这种观点普遍担心如果安乐死合法化，就会破坏医护人员与患者之间传统的信任关系，削弱对临终患者的同情和关怀；面对痛苦不堪的患者，医护人员会觉得实施安乐死更容易有效，久而久之就会改变医护人员对医学目的的理解。如果医护人员开始把杀死一个请求安乐死的患者看作自己的责任，就容易对人类生命的价值抱有一种漠然态度，一个社会如果允许或鼓励安乐死这样的仁慈杀死，那么安乐死的实施就会从有行为能力的患者开始，发展到无行为能力的患者、昏迷患者、儿童以及有精神缺陷的人，就会导致医护人员在人道主义的意义上"滑坡"。

其至可能导致以仁慈为理由,开消灭老弱病残者之先例。

对安乐死持有批评态度的人认为,目前的安乐死以及撤除生命支持措施的实施,至少是已经开始有计划地实施终止某些患者的生命,这与纳粹的安乐死毫无二致,甚至有人认为安乐死干脆就是纳粹的"优生学的回归"。

(2)赞成安乐死的观点 个人有权处理自己的生命,即人有生的权利,也有死的权力和选择死亡方式的权利,人应有尊严死亡的权利,应对自己的死亡掌握主动权,尤其是当患者极端痛苦,生命又无可挽救时。

维持一个毫无生命质量和生命价值的生命是毫无意义的,延长这样的生命实际上是给患者死前以痛苦,违反了人类自己希望生活得好的最大愿望及强调生命的质量和价值,给社会带来沉重负担的生命是无价值的,甚至是负价值的,这样的生命没有抢救的价值。

对于死亡已不可避免、遭受着难以忍受的痛苦的患者,解除痛苦比延长生命更重要,让患者继续忍受临死前的极端痛苦是不人道的,使患者免予忍受痛苦正是为了患者的利益,因而是人道的。

判断一个垂死患者是否值得继续活下去,不仅要考虑到患者的利益,还要考虑他的亲属、朋友和社会的利益,把大量的资金、人力与物力用在无望的患者身上实际是一种浪费,不如把有限的药物和医疗设备用于其他有康复希望的患者身上有益,对无望的患者实施安乐死是一种公益的做法。

上述观点的对立,说明了安乐死受到社会意识、经济、文化及科学发展水平,尤其是传统观念、习惯的影响,同时,也说明了人对于不同情况、不同种类的安乐死(例如主动和被动、自愿和非自愿等)的认识和理解存在差异,因而评价、判断很难统一。因此,我们分析安乐死问题,不能持绝对肯定或绝对否定的态度,必须用科学的立场,以人道主义的道德观,按护理伦理学的原则来研究和讨论。

(3)我国对安乐死问题的态度 在我国,目前人们习惯上是实行终止治疗而不愿接受安乐死。临床上常见到患者已处在临终而治疗无望的境地时,患者及家属常常是要求停止临床治疗,出院回家。家属之所以这样选择,一是传统道德习惯,尽量让亲人死在家中;二是既然无法救治,就不再白花费,以免"人财两空";三是不忍心再看亲人经受手术、检查等医疗的痛苦。这种主动要求终止治疗、出院回家,实际上就是一种被动安乐死,对于这样的情况,人们并不指责其违反伦理道德。

2. 安乐死的伦理评价

(1)有利原则 患者利益的原则是安乐死辩护中最为重要的原则。从患者的最佳利益出发是安乐死在道德上唯一应该进行考虑的,它也是人们最容易接受的理由。从世界范围的安乐死案例来看,不论是患者亲属、医生、律师,还是法官,都是从患者最佳利益这个基点来考虑的。而且,在医学安乐死中,患者的最佳利益是可以得到确定的,当有意义的人的生命已经不再成为可能时,当死亡已经不可避免时,当已达到医疗极限时,当患者无法忍受巨大的疼痛和痛苦,希望能够在医学的帮助下早日解脱痛苦,安宁地、尊严地死亡时,放弃治疗,甚至为了解除患者不堪忍受的痛苦而加速其死亡过程,肯定是合乎道德的。因为对于这样的患者来说,延长生命实际上只是延长他们痛苦的死亡过程。

(2)自主原则 对于自己的最佳利益,患者自己具有无可争辩的自主权。患者最

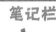

了解自己的生命价值和人生的意义,作为一个有行为能力的理性人,能够在其个人的偏好、信念和价值观的基础之上,根据他在特定情形下所获得的信息而设定和追求他自己的人生价值,当医学的干预与其本人的人生价值观相冲突时,患者有权拒绝这样的医学干预,有权做出加速结束生命的决定,有权要求医护人员为他的决定提供人道的医学帮助。尊重患者的自主权,实际上也就是尊重他们自己的意愿,维护他们的尊严。

（3）公正原则　从患者利益出发也是公正原则所要求的。公正原则是社会权利的基础,它要求尊重每一个社会成员所享有的权利,尊重患者的意愿,在客观上也有利于社会资源的公正与合理分配。安乐死强调有利原则、自主原则和公正原则,不能离开两个前提,即患者为极端痛苦和疾病不可挽救。如果疾病可救治,治疗就是主要矛盾,医生在治疗中即使暂时增加患者痛苦也是道德的。当疾病完全控制了人体,死亡不可避免时,主要矛盾就转化为患者死亡过程中的痛苦,这时,全力解除这种痛苦才是人道主义的体现,才是道德的,而安乐死则是最好的方法之一。这两个前提是实行任何形式安乐死时都首先必须考虑的。

对安乐死的分析是一个前瞻性与回顾性交错的问题。前瞻性问题是脑死亡的标准、器官移植的需要问题;回顾性问题是存在于医护人员和家属心目中都有希望患者多活一些时日的文化传统和习惯。一个是科学问题,一个是社会问题,不正确对待科学与社会问题,安乐死的处理就难以得到符合科学而又道德的满意效果。

第四节　临终关怀的伦理意义

"临终关怀"这个词是由拉丁文的"hospes"发展而来的。意思是"人们之间的相互照顾","hospes"代表生与死的整个哲学。在这里,得了不治之症的人能在他们走向人生之旅的尽头时,得到细致周到的照顾。

一、临终关怀的含义及历史发展

(一)临终关怀的含义

医学上通常把死亡的过程分为三期:濒死期、临床死亡期、生物学死亡期。对患者来说,"临终"是指死亡过程中的濒死期。临终时期是患者精神上、躯体上最痛苦的时期。为了使临终患者度过生命的最后时刻,国外学者近年来提出了"临终关怀"这一新概念,旨在为垂危者提供一个安息场所。所谓临终关怀,是指为现代医学治愈无望的患者提供缓解极端痛苦,维护至死尊严,帮助临终者安宁走完生命最后历程,对于临终者家属提供包括居丧期在内的生理和心理关怀的一系列立体化社会卫生保健服务。

(二)临终关怀的历史发展

临终关怀的起源可以追溯到中世纪的西欧修道院和济贫院。当时,这些宗教机构内设有"Hospice",旨在为徒步朝圣者、疲惫旅游者、生病流浪者提供临时歇息的场所,由教士和修女遵照"慈善和仁爱"的教义,照料这些人的生活或为濒死无助者提供精心照护,使其安息。

现代的临终关怀倡导者和奠基人桑德斯博士在其做护理工作期间,因为对濒死患者未能给予充分的照顾而深感内疚,出于一种崇高的慈爱之心和道德情感,她毅然地投入到临终关怀事业中,于1967年在英国伦敦东南的希登汉创立了圣克里斯托弗临终关怀机构,开创了现代临终关怀的伟大事业,成为世界各国医护人员的楷模。20世纪70年代中期,现代的临终关怀院在世界各国相继建立。到目前为止已有近700多个国家和地区相继成立了临终关怀的医疗机构。

我国在2 000多年前成立的"庇护所",是对临终患者关怀的雏形。以后的"养病房""安济房""普善堂""救济院"都带有慈善和照顾患者、老人的意向。这些机构专门收留鳏寡孤独、残疾、贫穷无依、不能自养的老人,供给一定的口粮和柴薪,若老人病故,则给予棺材钱,也能得到各种仪式的殡葬服务,但较少有医疗照顾。

20世纪80年代以来,真正意义上的临终关怀在我国开始起步,并逐渐地引起了全社会的关注。1988年以来,临终关怀事业有所发展,但是各地发展极不平衡。国内学术界也开始对临终关怀进行了有益的探索,个别的临终关怀医院开始建立,北京松堂关怀医院、天津医科大学临终关怀研究中心、上海市南汇区退休职工护理医院、北京东城区朝阳门医院第二病区相继建立。北京医学伦理学会专门设立了临终关怀专业委员会,重点从事临终关怀事业。社区医院、社区卫生服务、家庭病房的兴起也正在改变我国以家庭善终为主的传统方式。另外,对临终关怀的研究和交流业已展开,北京、天津等地已分别召开过国际、海峡两岸临终关怀的研讨会,也有了从事临终关怀的专业人员,为临终关怀事业的发展奠定了基础,展示了临终关怀事业的美好前景。

但是,在许多国家,包括一些已经有临终关怀计划的国家,或多或少存在着最大限度地发挥临终关怀效益的障碍。在许多发展中国家,包括一些发达国家,大家庭的支持减少,使得临终关怀照料对于许多要在家中接受照料的个人变得更加困难。在我国的城市,面临着一对夫妇赡养两对老人,甚至更多的老人的局面,但是传统的大家庭"养儿防老"的观念根深蒂固,把父母送到临终关怀医院,又会受到舆论的压力。长期存在的另外一个障碍是怎样向患者交代死亡的困难。许多个人不愿意承认医生对他们达到临终状态的诊断,还坚持接受通常被证明是无效的多余治疗,许多家庭成员也对讨论濒死持犹豫态度。因此,临终关怀的推广需要人们在观念上进行一场革命。

二、临终关怀的特点及内容

(一)临终关怀的特点

临终关怀的主要目的是帮助患者在一个安静的环境里,以一种自然、平静、没有痛苦和压力的方式从生的此岸走向死的彼岸。

临终关怀理念强调的是生命的质,主要目标是让患者带着尊严、自由和自尊,尽量减少痛苦,心里不再害怕,在朋友的簇拥中平静地死去。临终关怀医院的护理不仅要照顾到患者,还要能从整体上照顾到患者的家庭。

1. 以照料为中心

临终阶段,以治愈为主的治疗已转变为以对症疗法为辅、以护理照料为主的全方位服务。这种照料以重视患者个人实际需求为前提,尽量按照患者和家属的愿望去进行护理,最终达到舒适。

2.维护人的尊严

临终关怀强调在死亡前的临终阶段,患者的个人尊严不应该因生命活力的降低而递减,个人权利也不可因身体衰竭而被剥夺。

3.提高临终生活质量

临终关怀认为:临终也是生活,是一种特殊类型的生活。正确认识和尊重临终患者最后生活的价值,提高其生活质量,是对临终患者最有效的服务。

4.共同面对死亡

从生下来的那一时刻起,人们便开始了面对死亡。从事临终关怀的工作人员自己首先应该持有正确的生死观,只有这样,才能教育指导临终患者坦然地面对死亡、接受死亡,珍惜那即将结束的生命。

(二)临终关怀的内容

1.从生理学角度考虑——减轻临终者的疼痛

目前,医学界有人认为临终者死亡前的6个月时间为临终期。北京松堂关怀医院通过对近8 000个病历的观察分析,表明90%左右的人从其生命本质发生无法复原的退化至死亡的时间为10个月左右,故认定临终期应为10个月。临终期含有两个方面的内容,即生理临终期和精神临终期,绝大多数患者生命的这两个方面不可逆转的退化不是同步的。生理临终期是指生活不能自理、各器官和系统的退化,这种退化不可逆转,需要医护人员采取各种措施或利用器械、药物帮助来减轻临终患者身体的疼痛和不适,驱除各种影响生命质量的不适应症状。精神临终期是指大脑思维意识从处于不清醒状态开始直至生命终结的过程。

临终患者中的大多数人伴有疼痛不适的感觉,特别是一些晚期癌症患者,过度的疼痛不适给他们的身心带来了极大的痛苦,影响他们的生存质量和生命尊严,同时家属也经受着心灵上沉重的打击,因此减轻患者的疼痛和不适感是至关重要的。

值得注意的是,痛苦的程度是因人、因民族而异的。因此,减轻痛苦的药物、器械的研究和生产也将带有其民族和人种的特点,而且经过训练,自我精神控制可以不同程度减弱疼痛。

2.从心理学角度考虑——临终关怀的心理治疗

作为医护人员,面对临终患者思考的第一个问题就是:我如何去了解他? 我如何去消除他的恐惧和焦虑? 面对不同的个体生命,采取灵活的、可操作性的、能受到显著效果的心理治疗方案,帮助他们减少痛苦,消除恐惧、回避、抵制、消极等待死亡的心理障碍。

临终前每个人的需求及需求得到满足的程度是临终关怀的检验标准,临床上将最大限度地满足患者的需求,但需求又因人而异,多种多样。尽管各国各民族所处的自然环境、社会环境不同,文化底蕴不同,存在个体的差异,但临终者对人权的保障、对爱的渴望和对被关怀照顾的需求却是相同或相近的。营造爱的氛围,给予临终者全方位的心理关怀是临终关怀工作者拓展、耕耘的广阔天地。

临终者除表现较为深刻、复杂的临终心理需求外,还有正常人的心理需求,也是最不容忽视的关怀内容。

3.从社会学角度出发——善后服务

临终关怀是一种立体化全方位的社会卫生服务,这种服务除了帮助临终患者尽可

笔记栏
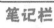

能地减轻其身心痛苦,最终安详、平静地死去,还涉及对临终患者家属进行关怀、医疗资源合理分配、患者去世后的文明丧葬等社会性问题。国内外许多学者的调查资料表明,自患者患病进入临终期至最后死亡,甚至患者死亡后一段很长时期,几乎所有的家属都会出现明显的心理反应,而家属的心理反应和对待死亡的态度又将直接影响临终关怀服务的正常实施。为家属提供照护与关怀服务的目标是:认识和理解临终患者家属的悲痛心理过程,提供心理安慰,鼓励和支持并帮助家属顺利度过沮丧期,重建未来的生活。随着临终关怀服务的深入开展,人们对临终患者死亡后的丧葬服务也开始予以关注,并视为临终关怀工作中的新内容。

(三)临终关怀的伦理意义

1. 临终关怀是人类对自身关怀的表达

人有生老病死,这是客观的自然规律,谁也无法逃脱。当代死亡理论,肯定了死亡的价值,坦然接受死亡,死得安详、舒适、无痛苦、有尊严,这是人们对死亡提出的更新更高的要求。临终关怀对毫无康复希望的晚期绝症患者,致力于用科学的心理关怀方法、精心的照护手段,以及姑息、支持疗法,最大限度地减轻患者生理和心理的痛苦,使他们充实地、尊严地走完人生的最后旅程,这充分体现了人类对自身生命质量的无止境的追求,表达了人类对自身的关怀。

2. 临终关怀是医学人道主义的具体体现

人道主义精神在生命问题上的体现,不仅表现于解除人们肉体上的病痛或物质生活上的改善,而且还应该充分体现在注重人们精神上的危机以及临终阶段的关怀上。当一个患者处于生存无望的人生终末阶段时,除了缓解肉体的痛苦,最需要的就是享有人间的温暖、社会的尊重、精神的照护以及亲情的关怀,临终关怀能满足这样的需求。

3. 临终关怀顺应了社会发展的需求

临终关怀是现代社会最具人性化的一种医学发展,它不仅顺应了医学模式转变的趋势,而且还适应了人口老龄化的趋向。临终关怀的发展,符合我国国情和社会道德要求,在一定意义上,它是我国医疗卫生事业在新的历史条件下贯穿"尊老敬老"优良传统的体现。

4. 临终关怀是一种更容易为人们所接受的临终处置方法

把临终关怀与安乐死相对照,两者的对象都是临终患者,但在患者临终阶段的处置上是有所不同的。安乐死作为一种死亡方式,虽然也是出于对临终患者身心痛苦的关怀,希望赋予临终患者死的尊严,然而它只是帮助其无痛苦地迅速死亡,以此摆脱无法解脱的痛苦,忽略了在患者临终过程中的全面关怀,尤其是给予心理上、心灵上的安慰和生活上的照料。临终关怀从保障临终患者的生命质量出发,采取适宜性和支持性的照料方法,既对临终患者的疼痛加以控制,又和患者家属联合,从身心上给患者以全面的照护,始终维护着患者临终期间的生命价值与尊严。临终关怀在现实中更易为人们所接受,也更容易得到伦理与法律的认可。

【案例5-5】

2016年12月记者探访了山东大学齐鲁医院东院"临终关怀病房",这里收治的都是当前医疗技术无望治愈的晚期恶性肿瘤以及慢性病终末期的病人。在生命即将到达终点时,维持尊严,尽可能的宁静安详,是这里的关怀所在。在每一名患者入院前,家属要签署一份《舒适医疗知情同意书》。医生会跟家属进行沟通,对于这些预期生存期在 6 个月以内的病人,医生将针对疼痛等症状进行缓解,减轻他们的身心痛苦,但不针对疾病本身展开积极治疗。在病人心脏停搏后,不会用电击、按压、药物等会带来痛苦和二次伤害的方式使心脏恢复跳动。总之,这里的目的是让病人"好受",不强求生命的挽回。

在护士李慧慧的印象里,40 多岁患甲状腺癌的女人佳慧(化名)是她做过的最圆满的临终关怀。佳慧入院时已是甲状腺癌晚期,脖子上长了 3 个大瘤子,压迫得很痛苦。她对病情很明白,对死也有深深的恐惧。

治疗时,她常让儿子拿手机去拍瘤子,看它有没有长大。还常要求做检查,看瘤子何时能把她憋死。夜深人静时,还突然向关心自己的丈夫、儿子一阵闹腾,吵嚷着自杀。她常对医生说,"还是让我睡觉吧"。还常像交代遗嘱似的,对丈夫和儿子说,"我走之后,你们要照顾好自己,儿子要找个好媳妇。"

虽身处病痛中,佳慧还是很爱美。医生给她贴胶布时,会尽量贴在脖子后面。围在脖子上的纱布也尽量松些,看起来像围脖。

要走的那天,她一直处于睡眠状态,叫不醒。李慧慧觉得,可能是镇静剂的问题,想要减下来,看她能否苏醒。"还是让她走吧。"佳慧的丈夫说这话时,眼泪夺眶而出。

李慧慧知道,对于濒死的人,最后消失的是听觉,即使心脏停搏后,也能听到亲人的哭声。"最好不要哭,给她好好说几句话,宽慰她,抱着她,别让她再担心难过。"李慧慧对她的丈夫说。"你放心吧,我会照顾好儿子。"当丈夫说完这句话,佳慧松掉了最后一口气。

"让病人安详地去世,家属也不留遗憾,这是我们该做的工作。"李慧慧说。

姜芬是齐鲁医院麻醉科轮转到临终关怀病房的一名年轻医生。刚来时,这里的"不以抢救病人的生命为目的"与学医树立的"救死扶伤"观念背道而驰。

姜芬还记得她照料过的第一位去世的病人。病人的妻子是一位长相与实际年龄不符的饱经风霜的女人。经常去找她聊天的姜芬注意到,病人的被褥总是那样整洁,尽管常年卧床,身上也异常干净。

病人的妻子常讲和丈夫的过往:两人是相亲认识的,如今爱情已转换为亲情。孩子刚 2 岁,丈夫就得了胶质瘤,卧床不起。9 年来,一家人全由她照顾。两人的关系依旧很好,他不能说话,她就每天主动和他聊天,她不能容忍丈夫身上有褥疮,每天擦洗、翻身很多次。

"有一天,我在办公室写病历,她突然慌张地跑来,让去看看她丈夫怎么了。我们检查发现他心律不齐,应该是快不行了。"姜芬回忆。"这次,不抢救了。"病人的妻子说完便大哭起来。"宣布病人死亡时,我也不停地流泪。那种情景,心里实在受不了。"姜芬说。

"在'放手'的背后,是家属巨大的纠结与不舍。放弃治疗不忍心,但如果坚持,又让亲人遭罪。他们做出放手的决定非常艰难,背负着自责和痛苦。"李慧慧说。

齐鲁医院舒适医疗综合病房从今年 2 月底试运行,10 月 11 日正式投入运营,10个月期间,共有二三十名病人在此入住,多时六七个,少时两三个。相对于庞大的肿瘤晚期等需求人群,这个数字并不算理想。在记者采访期间,14张病床,仅有2人入住。"平时来咨询的人挺多,但入住的人很少。"科主任类维富说,目前我国缺乏死亡教育,国人对临终关怀的接受程度还是不高。

第五节　人体研究的伦理问题

医学科学研究是以人体为研究对象,探索人类生命活动的本质和规律,认识疾病的发生和发展,研究有效防病治病、促进人类健康的方法、手段和技术的科学实践活动。

一、人体研究的历史回顾

人体研究自古有之,我国古时的"神农尝百草"可谓是最早的人体实验。我国针灸学之祖皇甫谧通过自身实验体会,并综合前人的经验,撰写了我国第一部针灸专著《针灸甲乙经》十二卷。明代的李时珍踏遍祖国南北山川,收集大量资料,多次品尝各种药物,并集前人之成果撰写了东方医学巨典《本草纲目》。西方医学的发展也是如此,如哈维血液循环的发现、詹纳牛痘接种的发明等。20世纪以来,现代医学依托科学研究方法和技术的日趋成熟,逐渐形成了经由动物实验—实验室实验—人体实验与验证的科学操作程序。其中人体实验是临床应用的直接前提,其实验的成效利弊关系到临床应用的可能与成败。

人类历史上的不合伦理的实验都是违反了不伤害和知情同意这两大伦理原则。

1939年9月1日,纳粹德国经过一系列的战争准备后,发动了第二次世界大战。纳粹德国在第二次世界大战中犯下了惨无人道的战争罪行,其中最令人痛斥的是德国法西斯医生曾用集中营里的大批男人、女人、儿童以及战俘做了极其残忍的活体研究。来自奥斯威辛集中营的幸存者控诉说:"我们亲眼看见德国法西斯教授和医生用集中营的犯人进行了大量的'医学'试验。德国医生为了学会外科手术技术,他们随意对'犯人'施行手术。一名年轻的德国医生曾寻找肢体发炎的'犯人',在他们身上练习截肢手术,对轻微胃病患者一律进行胃部手术,以此练习做胃切除手术……"那些法西斯医生和教授,不少人是当时在国内外享有盛誉、很有学术造诣的人,但是进行科学研究的道德却被他们出卖了。

纽伦堡审判之后,在专家学者的帮助下,法庭起草了《纽伦堡法典》,在医学人体研究中,尤其是对实验者与受试者来说,这部法典是里程碑式的文件。在这部法典中,人类自由的伦理学价值和人的神圣不可侵犯性是两大基石,法典重点强调了研究人员首要的责任是要保证受试者安全,要充分揭示出所有的实验细节,以及受试者必须在理智清楚的情况下,明确表示完全是自愿的。

1964年第18届世界医学协会大会在芬兰的赫尔辛基召开,会上通过了《赫尔辛基宣言》。《赫尔辛基宣言》的重要意义在于它肯定了人体实验在医学中的必然性和地位,强调了研究人员在进行研究之前必须了解相应的有关人体研究的伦理、法律和

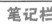

法规,规定了受试者的健康先于科学和社会利益,并详尽地制定了人体研究的基本原则。

1982年,世界卫生组织和国际医学委员会联合发表了《人体生物医学研究国际指南》,肯定了人体实验研究可能成为一些缺乏有效预防和治疗措施的疾病的患者受益的唯一途径的事实,强调不应剥夺严重疾病(如艾滋病、恶性肿瘤)患者或危险人群可能通过参与人体实验受益的机会。

2002年,国际医学科学组织委员会发表了《关于涉及人类受试者生物医学研究的国际准则》。它不仅强调了保护受试者尤其是易受伤害群体、妇女的利益,强调了受试者充分地知情同意及资助者和研究者取得知情同意的伦理原则和要求,而且突出了对生物医学研究项目的科学和伦理的审查。

现在《赫尔辛基宣言》《人体生物医学研究国际指南》以及《关于涉及人类受试者生物医学研究的国际准则》已经成为各个国家医学组织和个人共同遵循的人体实验研究的伦理学原则。

二、人体研究的伦理问题

(一)人体研究的含义及其意义

人体研究是以人体作为受试对象,用人为的实验手段,有控制地对受试者进行研究和考察的科学实践。

人体研究是医学研究成果从动物实验到临床应用的中介,是医学研究不可缺少的环节。由于人与动物是有差异的,动物实验的研究成果也必须经过人体研究才能最后确定其是否有效及毒副作用的大小,确定是否安全无害,能否在临床中应用和推广,另外,人有不同于动物的心理活动和社会特征,人的某些特有的疾病不能用动物复制出疾病模型,这类研究更离不开人体研究。

对人体研究的道德价值历来都有不同看法,至今仍争论不休。人体研究是带有风险性的一种行为,它对受试者的伤害是不可避免的,而且既有身体伤害,也有心理伤害。与伤害相对应的则是人体研究的收益:第一,受试者本人可以是直接受惠者;第二,对医学事业的发展有促进作用;第三,给社会带来健康福音。事实上人体研究得失并存,其价值判断是一个十分复杂的问题,进行伦理决策十分艰难。一般认为凡是得明显大于失的人体研究是有较大医学价值的实验,可以实施;凡是得明显小于失的人体研究或是得失不明显的人体研究,因情况复杂、科学依据不足、后果不确定等,都不能做。

(二)人体研究的类型

人体研究从总体上可分为两大类:一类是受控实验,另一类是非受控实验。具体可分为以下五类。

1. 天然实验

天然实验是指在战争、饥荒、疫病和自然灾害中对疾病进行流行病学、诊断、治疗和预后的研究。因其发生、发展过程没有实验者的干预、控制,所以研究者不承担道德责任。比如第一次世界大战后西方发生饥荒,人们的脂肪摄入量大幅度下降,动脉粥样硬化患者亦随之大量减少,这种因果联系的揭示就构成了一次天然实验,但这种实

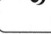

验因无人干预,其后果对受试者来说比较严重。

2. 自体实验

自体实验是指实验者为了获得某种切实可行的治疗方法或科研信息和数据,在自己身上所做的实验。比如1991年在青海,我国高原医学专家、中国工程院院士吴天一,在建设我国最高的高压氧舱时,为了摸清舱体运转的安全系数,在进行第一次人体研究时深知有危险的他毫不犹豫地钻进了模拟海拔5 000 m高度下降的舱体,忍受着欲裂的头痛和耳鼓膜被打穿的痛苦完成了实验;我国医学家汤飞凡在自己眼睛上做实验,终于成为世界上第一个分离出沙眼病毒的专家;热带病专家钟惠澜夫妇,冒着生命危险在自己身上进行犬黑热病病原体注射实验,终于首次证实了犬、人、白蛉三者的黑热病传染流行环节的关系。自体实验体现的是医学家追求真理的科学精神和崇高的医德境界,许多人是做不到的。

3. 自愿实验

自愿实验通常是指受试者在一定的社会目的和经济目的的支配下,自愿参加的人体研究。所谓自愿就是知情同意,与组织者(实验者)达成了协议,实验者不承担道德责任。

4. 强迫实验

强迫实验通常是指在一定武力或政治压力下违背受试者本人意愿而不得不参加的人体研究。它侵犯了人身自由和受试者的利益,也触犯了法律,是非人道的实验。比如在第二次世界大战中,德国法西斯用战俘所做的各种医学实验:绝育、置于压力舱中强迫忍受高压直至死亡、失重和快速下落实验、在雪冰中的冷冻实验;还有日本侵略者在我国黑龙江省哈尔滨市建立的"731"细菌部队所进行的惨无人道的"木头"实验,都是反人道的强迫实验。

5. 欺骗实验

欺骗实验是指为了达到某种目的,利用患者解除痛苦和求生的欲望,编造谎言、诱惑、欺骗受试者所进行的实验,其结果往往使受试者承受很大的损失,甚至身心受到严重伤害。

(三)人体研究的伦理矛盾

由于人体研究是以生命只有一次的人作为实验对象,故引发出许多伦理矛盾。具体表现在以下几个方面。

1. 社会公众利益和受试者个体利益的矛盾

任何药物的广泛应用或及时淘汰都是经过人体研究的结果,但就此项问题来说则会产生社会公众利益和受试者利益的矛盾,虽然是在保护个体免受损害的前提下,但此类矛盾也是不可避免的。

2. 自愿和强迫的矛盾

我们平时所说的人体研究都是指自愿的,但这并不意味着其中完全没有强迫的成分,比如未成年人的人体研究都是经监护人家属同意和签字而进行的,这虽然符合法律程序和国际公约,但其实质是存在伦理矛盾的。

3. 主动与被动的矛盾

通常的人体研究虽然受试者都是自愿的,但是实验过程中,由于受试者大多不懂医学知识和实验程序,所以,在具体的实验行为过程中仍然处于被动状态,大多数受试者都是听从组织者的指挥,这是一种矛盾状态。

4.受试者权利与义务的矛盾

受试者参不参与人体研究取决于个人,这是权利问题,但每一个患者(包括健康人)都有支持医学科学发展的义务,组织人体研究者必须增强权利意识,一旦发生此类矛盾,要充分尊重受试者的权利。

5.继续实验与终止实验的矛盾

一是在实验中如果出现意外情况或危险,组织者应立即使实验终止,不论受试者本身是否感到意外或危险的存在;二是受试者虽然自愿签署了知情同意书,但是也有权在任何时候终止实验而不管实验是否存在危险,同时,即使实验者知道继续实验对受试者不会产生危害,也要终止实验。

总之,人体研究充满着矛盾。但受试者健康利益与医学发展之间的矛盾始终是人体研究道德关注和调节的根本矛盾。

(四)人体研究的伦理原则

人体研究不仅涉及人的精神与肉体的关系、人与自然的关系、人的主体性问题、人的自然性与社会性的关系、科技与人的关系、人的尊严价值与意义等诸多问题,而且关系到人的生命安危和健康利益,所以研究者必须认真遵循以下伦理原则。

1.医学目的原则

在现实中有的人体研究有明确的医学目的,有的则出于非医学目的,道德给予支持的唯有以提高诊疗水平和护理质量、维护人类健康、推动医药事业发展为目的的人体研究。《赫尔辛基宣言》的前言明确指出:"包括以人作为受试者的生物研究的目的,必须是旨在增进诊断、治疗和预防等方面的措施,以及为了针对疾病病因学与发病机制的了解。"在进行人体研究时,万万不能把猎奇、娱乐和沽名钓誉作为自己的研究目的,否则,损害和玷污的不仅仅是个人的形象和声誉,而且是整个科学界的神圣形象和声誉,最为严重的是损害了人民的健康利益。

2.实验方法科学原则

以人为受试对象的任何生物医学研究都必须有动物实验的可靠基础,实验程序、方法和技术操作必须符合科学原则,任何违反科学的人体研究都是不道德的。即使是符合医学目的的人体研究,也必须有科学鉴定和评价的基础,必须精心设计实验程序;从事实验的人必须是具有一定资格和能力的专业人员,而且有各项经费的预算和财力保证;有不良反应的处理和补偿措施;当患者的利益与科学研究发生矛盾时,应以患者利益为重。

3.知情同意原则

知情同意是指受试者在参加人体研究之前,对所研究的目的、方法、过程、预期的效果和伤害,以及可能出现的情况与潜在的危险等都有充分了解,研究者不得有丝毫的隐瞒,使他们在知情的基础上自主、自愿地表达同意接受或拒绝接受人体研究的意愿。知情同意不允许有任何诱惑,并且受试者可以在任何时候拒绝或退出试验,而绝不能影响患者原有的治疗和护理。对于无行为能力者,要获得代理人同意,获得同意前,要用受试者能够理解的语言及文字向受试者提供充分的信息,同时要认真拟定详细的知情同意书,知情同意书应包括对研究项目的介绍,受试者在实验中可能承担的危险及受试者和他人可能得到的利益,意外伤害的赔偿,可以自愿中途退出等内容。

笔记栏

坚持知情同意原则：一是有利于保护受试者的权益，充分体现对患者生命、健康、人格和自主权的尊重；二是有利于建立平等合作的研究(医患)关系，在充分发挥受试者的主体地位的同时，能够发挥其主观能动性，主动配合实验，从而保证实验的顺利进行；三是有利于合理兼顾各方权益，避免欺骗性、强迫性的人体研究，保障受试者的生命安全和健康利益，减少或避免研究人员及其单位与受试者之间的各种纠纷。

4. 自然与志愿受试原则和反对强迫性实验原则

自然实验(天然实验)是指整体实验的整个设计、过程、手段和后果都不是出自实验者的意愿，也不受实验者的控制和干预，是在利用自然现象发生过程(如战争、瘟疫、地震等)中进行的。在自然实验中，由于实验者没有损害受试者的任何直接行为，并且达到了医学目的，所以，其伦理价值是应该被肯定的。

志愿实验是指受试者本人在一定的善良动机支配下志愿参加的人体研究。此种实验，实验者和受试者完全处于平等的地位，双方通过协议并履行一定程序明确各自的权利和义务，双方对实验目的、过程、手段和后果均有充分的了解和认识。该实验具有合理性，其伦理价值也是应该肯定的。

强迫实验是指在一定的军事、政治或组织的强大压力下，研究者强迫某些人作为实验者进行人体研究。在这种情况下受试者的平等地位、人格尊严、合法权利均被剥夺，受试者和试验者双方存在尖锐的对立和伦理冲突。这种实验无论后果如何，都是违背医学道德的。

5. 受试者的选择与保护原则

(1)以患者为受试者　患者在常规治疗疗效不明显的情况下，常常愿意付出一定的代价接受治疗性实验。但他不懂得实验对疾病治疗的利弊，带有一定的盲目性，对实验者具有较大的依赖性。因此，以患者为受试对象的人体研究，只能限于患者所患疾病的范围内，不能因为患者自愿而忽略维护其利益，而应以对患者高度负责的精神来确定实验的价值和可行性。

(2)以健康人为受试者　这在西方十分流行，健康人接受药物(中药、西药)试验、医疗和护理方式方法的试验或多或少是要牺牲其个人利益的，因此，这种试验首先必须考虑受试者的健康不受损害，对研究过程中受试者的生理上和精神上的完整与人格所受到的影响和冲击，应减少到最低限度。

(3)以犯人为受试者　美国研制新药通常是在囚犯中物色受试者，以犯人作为毒理学实验的受试者占80%~90%，许多医药公司还与犯人签订试验合同。犯人没有自由身份，他所表达的"知情同意"，很难说是自主自愿的，所以其健康权益也就受到了侵犯。因此，在以犯人进行人体研究时，必须考虑到如何维护犯人的身体健康，真正达到"知情同意"。

(4)以儿童为受试者　儿童正处在身心发育期，对自己的生命和病后的前途都不能做出正确判断，因此，如果某些实验必须以儿童为受试者时，必须得到其监护人(父母等)的同意，而且必须事先经过动物或成人实验证明其有益无害，方可进行。国外以儿科医生巴索洛米 (Bathlome)为代表，提出在儿童中进行实验必须遵循以下原则：实验方案须经有关部门审核批准，实验有重要价值和提供有用知识；只有在儿童身上实验才能取得有意义的结果；不会有危险性或使其家庭生活不愉快；已在成年人中进行过同样试验确实无害；父母同意；试验者和受试者各保存一份同意书；实验在伦理委员会监督下进行。遵循这些原则,对于维护儿童健康权益是非常必要的。

6.实验对照、双盲及安慰剂的使用原则

人体研究不仅受机体内在状态和实验条件的制约,而且受心理、社会等因素的影响。为防止各种主观因素的干扰,正确判定实验结果的客观效应,设置对照组不仅符合医学科学需要,而且也符合护理伦理学要求。实验对照必须注意对照组和实验结果的共同性和可比性,对照组分组要采取"随机化"。如果有意将可能治愈者分到实验组,而将很少有希望能够治愈者分到对照组,就不可能得出科学的结论,这也是弄虚作假的不道德行为。

双盲法是指在使用安慰剂对照的前提下,使受试者和实验者都不知道使用何种药物,可避免各种主观因素的影响。双盲法应严格遵循如下伦理要求:①受试者经过确诊属于病情不严重者;②安慰剂应是中性的无效药,暂停传统治疗不致恶化病情或者错过治疗时机;③患者要求中断或停用实验药物时应尊重其意见;④一旦出现恶化苗头,应立即停止实验,并采取补救措施。由于实验者处于"盲"的地位,对实验组和对照组都承担着同样的道德义务,给予公正无私的医疗照顾,这就保证了实验结果的科学性。

7.资料保密原则

资料保密指在科研过程中,不仅对所有研究资料(包括照片、录像、软盘等)要严加保管,防止泄露和丢失,而且为了不影响研究结果,医者与患者之间、研究者与受试者之间也要互不接触,做到双盲。现实中,科研资料保密问题既棘手又带有普遍性,如何在维护患者隐私权的基础上促进医药事业和护理事业的发展,提高医护人员的技术水平,是医患双方都不能回避的问题。医学护理科研资料的保密在科技高速发展的今天意义更加重大,计算机数据的保存一定要安全,与受试者相关的数据应分别保管,保存在磁盘中的资料应进行物理上的隔离保存,从而使医护科研真正体现尊重人、一切为了人的根本宗旨。

8.损伤赔偿原则

人体研究是带有风险性和效果不确定性的一种研究行为,它对受试者的损伤不仅是不可避免的,而且是既有身体损伤,也有心理伤害。因为他们的参与和付出不仅会给众多人带来利益,而且为医学的发展做出了贡献,给受试者以补偿是合乎伦理的,但可预见且已经受试者知情同意的不良反应不在赔偿之列,这种做法体现了研究关系的平等性,体现了医学人道主义和患者的权利与尊严。

思考题

一、选择题

1.科研过程中做到双盲遵循了人体研究的伦理原则是(　　　)

A.受试者的选择与保护原则　　　　B.医学目的原则

C.资料保密原则　　　　D.知情同意原则

2.安乐死的对象包括(　　　)

A."植物人"　　　　B.有严重缺陷的新生儿

C.晚期恶性肿瘤失去治愈机会者　　　　D.以上均是

二、简答题

1. 在进行人体器官移植过程中,我们必须遵循哪些伦理原则?

2. 您如何理解临终关怀的意义?

三、案例分析

据腾讯网国内外时事新闻栏目报道:上海市东方医院涉嫌为国外机构做人体实验一案,2007年7月24日在上海市徐汇区法院开庭。来自北京,由中国著名卫生法专家卓小勤、北京炜衡律师事务所张胜富等4人组成的律师团出庭,为原告周振华、郭永蓓夫妇做诉讼代理人。被告是上海市儿童医院和上海市东方医院。周宜清,男,2004年4月16日入住上海市儿童医院,被诊断为原发性扩张型心肌病。4月22日,儿童医院请东方医院院长刘中民会诊,当晚,周接受了人工心脏手术。2005年7月15日,上海市东方医院为周宜清进行了心脏移植手术,当月30日,周宜清死亡,当时13岁。周振华夫妇确信,儿子周宜清的人工心脏手术是一场医学实验:这场实验由东方医院提供场所和实验对象,由外国医学机构和公司实际"操刀"。一位医生告诉他们,用在他们儿子周宜清身上的人工心脏,是并没有在中国国家食品药品监督管理局注册的外国公司生产的。上海著名打假医生陈晓兰,在媒体披露东方医院器官移植涉嫌人体实验后,进行了调查:"从2001年到2005年的4年间,刘中民操刀的各类型人工心脏手术,可查证的有9例,其中7个接受了人工心脏手术的患者已经死亡,活着的两个都拆掉了人工心脏,一个据家属讲变成了植物人,完全靠自己的心脏维持生命,另一个没有了劳动能力。""按国际通行规则,一项新的药品或医疗器械投入临床使用,必须经小动物实验、大动物实验、人体实验几个阶段,每个阶段都要投入大量人力、物力、财力,还有漫长的时间。""国外医药商为了节省研发资金和周期,在国外做动物实验的同时,到中国同步进行人体实验。"

请结合该案例谈谈如何理解人体研究的伦理矛盾与道德原则之间的关系。

（鹤壁职业技术学院　吴燕芹）

第六章
护理道德评价、教育与修养

护理道德评价和护理道德教育与修养既是护理伦理学体系的重要组成部分,也是护理道德实践的基本内容。护理道德评价建立在对护理伦理理论、原则和规范的深刻认识的基础上。护理道德教育与修养则以在理性和感性的结合上深刻认识和实际践行护理伦理基本理论、原则和规范为目的。

第一节 护理道德评价

对人或者事物进行评价,是社会生活中一种广泛存在的普遍现象。评价活动的本质就是一种价值认识和判断,是确定评价者与被评价对象之间关系的一种认识和实践活动。这不仅是人类社会活动的客观要求,也是人的一种主体性需要,对医疗护理活动中的人和事物进行道德评价称为护理道德评价。

一、概述

(一)护理道德评价的含义

道德评价,是人们依据一定社会的道德标准对他人或自己的行为进行善恶、荣辱、正当与不正当等道德价值的判断和评论,表明肯定或否定、赞成或反对的倾向性态度。护理道德评价是人们依据护理职业道德的原则和规范,对护理人员或者护理医疗单位的行为活动及各种道德现象进行道德价值判断。护理道德评价是护理道德实践活动的重要形式,可以对护理行为进行善恶判断,表明褒贬态度。

护理道德评价一般包括他人评价和自我评价。

他人评价是指社会各界人士包括患者和其他医务人员对护理人员或护理医疗单位的职业行为做出的是非、善恶的判断。它既可以支持、赞扬和鼓励高尚的护理行为,又可以批评和谴责不道德行为,促进护理人员良好道德品质的养成,如通过社会舆论、传统习俗,包括媒体等形式,对合乎一定道德准则的行为给予肯定和赞扬,支持该行为的重复发生;同时,对某些不道德的行为进行批评和谴责,扼制类似不道德行为的重复发生。

自我评价是指护理人员对自己的职业行为所做的自我道德评价。哪些行为是合乎道德的,哪些行为是违背道德的;哪些行为应该坚持发扬,哪些行为必须立即纠正;哪些行为可能给患者、同行或社会带来危害,需要及时采取措施,防患于未然。这些都是道德评价的依据,这种评价依赖于护理人员本身的职业操守和道德良知,相对他人评价更为重要、深刻,也更为彻底。

在现实的护理道德评价中,他人评价和自我评价存在着一定的张力,并相互联系、相互影响,共同发生作用。二者虽然相互区别,但作用和目标却是相同的。

护理道德的评价具有主观的形式。护理人员的各种护理行为总是与各自的主观动机相联系;不同处境、不同地位的人们具有不同的价值观念,对同一种护理行为的评价会出现较大的差异。护理人员的道德水平是通过护理实践中的言行举止表现出来的,对护理人员行为的判断,道德高尚与否,并不是以他人的口头表白为标准,而是根据其在护理活动过程中的所作所为。无论是符合广大患者的根本利益的行为和活动,还是损害广大患者的根本利益的行为和活动,都是客观存在的。因此,护理道德评价应该是主观和客观的统一。

(二)护理道德评价的难点

护理行为主体在实施护理服务时要承担相应的道德责任。任何护理行为主体都是有目的的主体,但其目的的实现,受到其他因素的制约。护理行为主体的意志结果如何并不能完全由自己的护理工作决定,医生的治疗方案以及患者自身的体质、配合工作都会产生重要的影响。

护理道德评价的难点也体现在一般标准上。一般来说,道德评价的标准是善恶。现实生活中,人们依据各自的善恶标准,对他人的行为、自己的行为做出判断。人们对同一护理行为的不同评价源于他们不同的道德价值观念。护理道德评价的标准,是指护理道德评价中用来衡量评价的客体时,评价主体所运用的参照体系。虽然我们有既定的护理道德标准,但在标准问题上存在很多的难点:护理道德评价作为一种特殊的道德评价,其最根本的评价标准应该归于善与恶。什么是善,什么是恶,是一个困惑人类的道德难题。护理道德评价在标准上的难题其实是整个伦理学最基本难题的具体体现;护理学的发展不断地提出大量的新伦理问题,传统既定的护理道德评价标准表现出适用性又表现出矛盾性,于是出现一种传统的和新的标准同时适用的局面,增加了标准的复杂性;伦理学要解决的最基本的矛盾即个人利益与集体利益的冲突,在护理活动中表现也非常明显,如个人利益和社会集体利益的矛盾、患者利益与发展护理学科之间的矛盾,等等。

承认护理道德评价的难度,并不是说护理道德不可评价。当护理过程发生或者结果已经发生,我们综合考虑职业上的技术规范、道德规范,并将影响结果的多种因素分析出后,就不难留下较为客观的评价内容。在确定具体标准时应遵循以下原则。

(1)护理道德评价标准必须与护理科学的根本目的相统一,有利于患者的健康及个人疾病的缓解和治愈。

(2)护理道德评价标准应该与护理科学的发展相统一,要有利于促进护理实践活动的开展和护理科学理论的进步,要有利于揭示医护科学规律。

(3)护理道德评价必须与一切有益于人类健康利益的自然因素和社会因素相统一,要有利于保护和改善人类生存的自然和社会环境,有利于整个人类的健康。

利用上述三条标准对护理行为进行理论评价,有时会显得不足,在实践工作中也会遇到矛盾。故在实际评价中不能只偏向于其中一条原则,同时参考护理伦理学所规定的尊重原则、不伤害原则、行善原则和公正原则进行综合思考。

二、护理道德评价的作用

护理道德评价是护理道德活动中不可缺失的方面,它对于维护道德原则和规范,促进其转化为护理人员的道德行为和品质,形成良好的护理道德风尚,具有至关重要的作用。

(一)对护理行为的善恶起评判作用,有利于维护整个医学道德的权威

护理道德评价通过具体明确护理道德的责任及其程度,说明衡量行为善恶的标准,促进护理人员从价值判断的角度认识到什么是善,什么是恶。凡是符合护理道德的行为,社会给予肯定和承认,个人的良心也会感到欣慰和愉悦;凡是不符合护理道德的行为,则会受到社会的否定和责罚,自身良心也会感到自责和不安。护理道德评价通过其多种方式对护理人员自身的行为进行道德意义上的善恶的评判和裁决。

护理道德是一种职业道德,护理道德是医学道德的重要内容。一般指医学活动中的道德现象和道德关系,可简称为"医德"。它是社会一般道德在医学领域中的具体表达,是医护人员自身的道德品质和调节医护人员和患者、他人、集体及社会之间关系的行为准则、规范的总和。道德作为一种非强制性的调节手段并不意味着它只是法律简单的补充,它以其特殊的方式发挥着巨大的、持久的、广泛的约束力。对照于法律,如果将护理道德比喻成"法"的话,护理道德评价可比喻为"道德法庭"的审判。它有时能形成一股社会舆论力量,对护理人员的职业行为产生积极影响,促进护理人员从善避恶,加深他们对护理道德的理解与深化,加强护理伦理的威慑力,从而维护整个医学道德的权威。

(二)对护理人员的思想起到教育作用,有利于提高护理人员的道德品质

在护理实践中开展护理道德评价活动,明确各种护理行为道德与不道德的界限,有利于护理人员从中判断自己护理行为的道德性,并从正面事例中受到激励,从反面事例中得到教育,做到从善避恶,对于提高护理人员的道德水平,增强护理道德观念有着直接的教育和引导作用。

护理人员的护理行为是否符合护理道德标准,往往是将护理人员的职业行为与护理伦理原则、规范为准则相比照并做出道德评价,或本人进行自我道德反省而得知的。无论是自我评价还是他人评价,目的是一致的,即弘扬善的道德行为,批判恶的不道德行为。护理人员对于存在的道德问题,有则改之,无则加勉。广泛、持久、适合的道德评价活动能够使护理人员进一步了解什么是善,什么是恶,什么是应该做的,什么是不应该做的,怎样正确地选择护理手段,怎样为患者提供最佳的护理服务,以形成正确的护理道德观念和高尚的护理道德品质,从而促进护理人员整体道德水平的提高。

(三)对护理人员的行为起调节作用,有利于加强护理道德教育

护理道德评价以独特的方式在护理实践中制约和调整护理人员和护理服务对象之间、护理人员和护理人员之间、护理人员和其他医务人员之间的道德关系,对护理人员的行为起到调节作用。实践决定认识,认识反作用于实践,护理道德评价以其一定的权威性,促进护理人员自觉地、积极地依据一定的护理伦理原则和规范,在实践中选

择正确的护理行为。

护理道德评价针对具体的护理行为说明衡量行为的善恶标准,分析什么行为是符合道德的,什么行为是违背道德的,或者如何做才可以做得更好,明确其道德责任及其限度。道德评价过程能使护理人员从中深刻了解怎样克服某些道德不规范行为,正确选择道德行为,巩固所学的护理伦理知识,增强解决护理道德难题的能力。所以说,道德评价也是道德教育的一种方式。

(四)对伦理难题的解决起导向作用,有利于促进护理事业的发展

如今,随着医学科学和社会科学的不断进步和发展,出现了诸多的社会医学难题,并因此而产生出一些重大的护理难题,如安乐死、器官移植、医学基因工程、辅助生殖技术、克隆人等。通过护理道德评价,有助于护理人员正确判断它们的道德价值,解决其中的伦理矛盾,统一道德认识,从而促进医学科学和护理科学的不断发展。

新技术、新手段的使用与传统的伦理道德发生矛盾,加上护患关系的商业化、技术化趋势,也给护理工作带来很多的道德难题。新的护理理念中,伦理化护理成为重要的考虑因素。比如"整体护理"理念的提出,具有一定的伦理价值。整体护理是以患者为中心、以护理程序为工作方法,对患者进行身心整体护理。对护理工作做出恰当的护理道德评价,协调好医、护、患三者之间的关系,增进患者的安全感、信任度和治疗信心,无疑将大大推进护理事业的发展。

三、护理道德评价标准和依据

(一)护理道德评价的标准

标准是衡量事物的尺度、准则。对任何事物和人进行评价都是按照一定的标准进行的,评价标准是评价的前提,没有评价标准就无法进行评价,不同的标准会导致不同的评价结果。

道德评价的标准是善恶,人们在现实生活中依据各自的善恶标准,对他人的、自己的行为做出评价。所谓护理道德评价的标准,是指在护理道德评价中用来衡量被评价的个体时,评价主体所运用的参照标准。评价主体用这种参照系统去衡量具体的护理行为,符合要求的就被认为是善的行为,反之则是恶的行为。

1. 疗效标准

即护理行为是否有利于患者疾病的缓解和痊愈。护理学的任务是维护人的生命,增进人类健康,护理行为是否有利于患者疾病的缓解和痊愈,是否有利于保障患者的生命安全,是评价和衡量护理人员的行为是否符合道德以及道德水平高低的重要标志,是护理科学的根本目的之一。

2. 社会标准

即护理行为是否有利于人类生存环境的保护和改善。人类的生存环境包括自然环境和社会环境,护理人员在治病救人的同时也负担着预防疾病,提高生命质量的重任。因此,护理人员必须做好预防保健,将人的医疗护理利益和健康利益、眼前利益和长远利益、个人利益和社会利益相结合,促进一切有利于人类健康利益的自然和社会因素的统一。

笔记栏

3.科学标准

即护理行为是否有利于促进护理科学的发展和社会的进步。随着高科技在护理实践中的应用,护理水平不断提高,护理功能不断扩大,护理科研不断发展,护理成效日益显著。护理水平应在尊重人的身体健康利益的前提下,树立科研意识,积极进行科学研究,促进护理科学的发展与社会的进步。

上述三项标准的中心和实质都是围绕广大护理对象健康的利益,三者是辩证统一的。在实际运用这些标准时,可能会遇到一些矛盾,例如:医院的性质、医疗卫生体制改革等中间环节的参与,内外部因素的牵涉,新理论技术带来的新的社会护理伦理问题,以及社会利益、患者利益、医疗卫生机构利益和护理人员个人利益之间的各种矛盾碰撞,都将影响道德评价活动。因此,护理道德评价是一个复杂的道德认识和实践过程,在进行评价时应遵循这三条客观标准,从整体上去把握,对护理行为做出正确的选择和全面、科学的评价。

(二)护理道德评价的依据

道德评价的目标在于判明人们行为的善恶。明确了道德评价的标准,解决了道德评价的前提条件。要对一个行为做出善恶判断,必须进一步探讨道德评价。护理人员的行为是在一定的动机、目的支配下采取的相应手段,并产生一定的行为效果。因此,在评价护理人员行为时,就可根据动机与效果、目的与手段做出判断。

1.动机与效果

动机是指护理人员自觉实行某一行为之前的主观愿望或意向。效果是指护理人员的行为所产生的客观后果。在道德实践中,动机与效果是相互联系,相互包含的。一方面,动机作为人们的主观愿望和人们行为所趋向的一定目的,既包含着对一定效果的追求,又包含着要指导行为去实现追求,达到一定的效果。另一方面,效果作为人们行为所造成的客观结果,总是依赖于一定的动机而产生的,是在一定的动机支配下造成的,由效果总是可以追溯到动机。动机与效果相统一,是护理道德评价的重要依据之一。

一般情况下,动机与效果是一致的,良好的动机产生好的效果,不良的动机产生不良的效果。这种情况下,无论是依据动机还是根据效果,评价结果都是一样的。但是,由于种种原因,动机和效果往往会出现不一致的情况,良好的动机有时可能会产生出不良的效果。如在护理工作中,尽管护理人员尽心尽力,对患者呵护备至,但由于病情复杂,医疗设备不全,或患者配合不好,仍没有达到应有的理想效果,甚至给患者造成不良的结果。相反,坏的动机偶尔也会出现好的效果,如某护理人员为了获取利益,少用药物或多用药物,却意外地对患者产生好的影响。由此就产生了一个问题,在评价护理道德行为时究竟应依据行为的动机,还是依据行为的效果,须进行辩证分析。

在护理道德评价中应当坚持动机与效果的辩证统一。动机与效果是相互联系、相互贯通、不可分割的统一体。当然,将动机与效果统一起来进行道德评价,要注意以下两点。

(1)护理道德评价应当注重效果　首先,这是因为效果的善恶,相对于动机的善恶,其表现更为直接,也更为明显;其次,只有弄清楚了效果的好坏,才能进一步去考察动机的善恶;最后,检验动机的善恶主要凭借行为者的行为及其效果。

(2)护理道德评价应当注重动机判断　在行为的动机和效果的善恶都已明确的

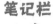

情况下,对某一道德行为的判断,应注意其动机的四种情况:动机善,效果亦善;动机恶,效果亦恶;动机恶,而效果善;动机善,而效果恶。

在对整个行为的善恶判断上,显然应当把第一种情况的行为判断为善,把第二种情况的行为判断为恶。问题是第三、第四种不一致的情况,必须明确判断的着重点是动机还是效果。如果着重于效果的善恶,那么就势必把第三种情况的行为判断为善,把第四种情况的行为不加分析地一概判断为恶,这样的判断不是公正的。对第三种情况的判断肯定了伪善,是荒唐的,对第四种情况的判断,因不排除个人责任以外的因素,而可能是不公正的。如果对行为总的善恶判断,着重于动机的善恶,结论就正好相反,即必然把第三种情况判断为恶的,而把第四种情况判断为善或恶的(效果坏但与责任无关即为善,而与责任有关即为恶)。如此看来,在动机和效果都分别明确之后,对行为总体做出善恶判断,结合动机和效果而又着重于动机的善恶,显然是最为合理、最为公正的。如对案例2-1护士泰默的行为评价就不能仅仅考察其动机,而应与其行为造成的社会后果联系起来评价。

2. 目的与手段

目的是道德意识与行为过程及其道德评价的重要因素,指行为主体预想达到的行为,而这种行为或活动的本身总是倾向于实现预定的结果。手段是行为主体为实现行为的目的所采取的方法和途径。目的和手段是辩证统一的关系,主要表现为:手段是为目的服务的,它受目的制约,目的的道德性质要求采取同样性质的手段,如合乎道德的目的会采取合乎道德的手段,目的不能脱离一定的手段,手段对目的又有反作用,不道德的手段难以实现道德的目的。

在现实条件下,医学目的有时与手段发生冲突,互相矛盾,或者目的本身一开始就不正确,或者选用的手段背离了原先设定的目的。从利于医学、社会的进步及全局利益出发,在护理工作中应既选择道德的目的,又选择道德的手段,并在护理道德评价中坚持对目的与手段的辩证统一。根据以上要求,在护理实践中,选择护理手段应遵循以下原则。

(1)一致性原则 即选用的护理手段与治疗目的相一致。在护理过程中,护理人员必须针对治疗的需要,尽力为患者创造适合治疗的环境和条件。

(2)有效原则 即选用的护理手段应经过实践检验,证明对患者是有效的。护理人员应根据不同的病种、病情,采取有效的护理手段和措施,以达到治愈的目的。

(3)最佳原则 即选用的护理手段必须是最佳的。对于同一种疾病,护理手段可有若干种,但应选择在当时当地护理设备和技术条件允许的情况下,痛苦最小、耗费最少、安全度最高、效果最好的最佳护理手段。

(4)社会效益原则 即选用的护理手段必须考虑社会效果。凡可能给社会带来不良效果的护理手段都尽可能不用,当患者利益与社会利益发生矛盾时,护理人员既要对患者个人负责,更要对社会整体利益负责。

四、护理道德评价方式

护理道德评价活动需要借助于一定的载体,运用一定的方式方法,才能扬善抑恶,营造良好的护理道德风尚。护理道德评价的方式主要有社会舆论、传统习俗和内心信念等。前两种方式来自社会的评价,属于客观评价;后一种方式则是自我评价,属于主

笔记栏

观评价。在进行护理道德评价时,必须把社会评价和自我评价有机地结合在一起,从而使评价更客观、公正,更好地发挥护理道德评价的作用。

(一)社会舆论

社会舆论是一定社会中占主导地位的群体对某一客观现象,带有主导性或倾向性的评判或议论。在一定条件下,社会舆论可成为一种"强制性力量",传递一定的行为价值信息,促进行为当事人深刻反思行为的社会后果,迫使行为当事人接受来自社会的善恶裁决和准则性指导,对当事人以及其他社会成员起到一定的教育作用。

社会舆论是护理道德评价中最普遍和最重要的方式,可分为两类:一类是社会性的评价,即组织患者及其家属和社会各界对医疗卫生单位及护理人员进行评价,通过表扬、批评或肯定、否定一些护理行为和做法,形成一种扬善抑恶的精神力量,由此增强护理人员对自己行为的社会道德责任感;另一类是同行评价,即医学领域自身评价,这种评价在医疗卫生单位最常见,它有利于从护理科学的特点和规律出发,进行深层次的职业道德论证,进而解决各种护理行为是否符合护理伦理规范等方面的问题,是对护理人员实行直接监督的有效途径。

社会舆论作为一种无形的精神力量,在护理道德评价中起着特殊作用。在进行护理道德评价时,应广泛而恰当地利用正确的社会舆论,增强对他人、对社会、对自己的道德责任心,纠正不符合社会主义护理道德的行为,抵制恶行,树立社会正气,推动护理道德水平的提高。

(二)传统习俗

传统习俗即传统习惯和风俗,是人们在社会生活中长期形成的一种稳定的、习以为常的行为倾向和行为规范,是调节人们在某些范围内活动的一定方式。它既是一种行为准则,又是道德规范的重要补充。

护理道德传统是传统习俗的一个组成部分,体现着护理职业特定的护理价值观。护理道德的优良传统对护理道德评价有着重要影响,它能够增强护理道德信念,促使人们以其为标准进行善恶判断,保证护理活动有序地开展。需要指出的是,由于传统护理道德的形成是以一定的社会历史条件为背景的,因而它在护理道德评价中的作用并不都是积极的、进步的。任何社会都存在新的和旧的传统习俗,旧的落后的传统习俗是形成新道德风尚的阻力。在道德评价中,必须依据道德评价的标准来决定对传统习俗的态度,对传统习俗必须本着"移风易俗"的精神,批判和改进落后的传统习俗,支持和践行进步的传统习俗,促进新的符合护理道德的风俗习惯的形成。

(三)内心信念

内心信念俗称"良心",是护理人员发自内心地对道德义务的真诚信仰和强烈的责任感,它是建立在对人生、对事业、对社会深刻认识基础上而产生的一种精神力量,决定和制约着护理人员在护理实践中对自身行为在善与恶、正当与不正当之间做出选择。

内心信念是护理人员进行护理道德选择的内在动机和构成护理道德品质的基本要素,是护理道德评价的一种重要方式。凡是行为者认为自己的行为符合社会的道德原则和规范,内心信念就会直接给予肯定性评价,使行为者感到一种精神上的满足,并进而形成一种信心和力量,从而继续坚持这种行为;凡是行为者认为自己的行为违背一定社会的道德原则和规范,内心信念就会直接给予否定性评价,使行为者内心感到痛苦和不安,甚至无地自容,从而告诫自己今后不再做类似的事情。一个人一旦形成坚定的内心信念,就会在内心信念的支配和驱使下,对自己的道德行为进行自我评价和审判,从而促进人们自觉履行道德义务。

总之,在护理道德评价实践中,社会舆论、传统习俗和内心信念等评价方式相互渗透、相互补充。社会舆论对某种护理行为的赞扬或谴责能否起到实际作用,要通过内心信念发挥作用;护理人员具有了深刻的内心信念,更有利于良好社会舆论的形成。因此,应把各种道德评价的方式有机结合起来,正确地进行护理道德评价。

五、护理伦理道德考核

护理道德评价是对护理人员的行为性质即善恶做出的定性评判分析,是护理伦理道德考核的前提;而护理伦理道德考核是在护理道德评价的基础上对护理行为的善恶程度做出定量的分析,是护理道德评价的结果。

(一)护理伦理道德考核的含义

考核是根据一定的标准或原则对个人的某一些方面进行量化评价的一种方式。所谓护理伦理道德考核,是指医疗单位根据护理伦理原则、规范和范畴对护理人员的护理活动和护理行为道德价值和技术水平的考察、鉴定与评价。

(二)护理伦理道德考核的标准和依据

1.护理伦理道德考核的标准

护理伦理道德考核的客观标准即护理道德评价的标准。各地各级医院可结合本地的实际情况,运用护理道德评价的三个客观标准,根据不同层次、不同岗位,从服务思想、服务态度、护理作风、护理技术、团结协作等方面,研究制定出具体的护理伦理道德量化考核指标。

为便于统一衡量、系统管理,考核指标应符合以下标准:可行性,即在护理人员的实际行为中,运用考核指标可以对其行为选择的道德性做出明确的判断;可比性,即考核指标在同类护理人员中能够有比较和鉴别意义;综合性,即考核指标可以全方位、多层次地对护理人员的行为进行评定;推动性,即通过考核可以推动和激励护理人员不断提高护理道德修养,加强护理道德作风建设。

2.护理伦理道德考核的依据

卫生部颁发的《中华人民共和国护士管理办法》第四章"执业"中的有关要求和《医务人员医德规范及实施办法》规定的第七条医德规范是指导护理人员进行护理活动的思想和行为准则,也是制定护理伦理道德量化考核指标的主要依据。各医疗单位及其护理管理部门可根据医德规范和护士执业中的规范要求,制订具体的、可操作的护理伦理道德量化考核指标体系,并给每条道德规范赋予一定的分值,规定加分、扣分标准,设计出《护理伦理道德量化考评表》来具体考核护理人员,作为衡量评价护理行为善恶程度的重要依据。

(三)护理伦理道德考核的方法和组织

1.护理伦理道德考核方法

按照卫生部《医务人员医德规范及实施办法》的要求,护理伦理道德考核的方法可分为自我评价、社会评价、科室考核和上级考核。例如,组织护理伦理查房,邀请患者及其家属座谈或个别征求意见,制订出院患者护理道德作风调查征询意见表,设置医德医风举报箱,聘请监督员,调查同事反映,健全登记和汇报制度以及定期讲评等。通过自评和他评,护理管理部门对护理行为进行全面、真实、立体的道德考核,对护理人员做出量化的评定。

2.护理伦理道德考核的组织

护理伦理道德考核是一个新生事物,在护理道德作风的考核方面正处于摸索阶段。除了各级卫生行政管理部门要设立相应的考核机构外,医院一般应成立三级护理伦理道德考核组织,即医院伦理考核委员会、科室考核小组和病区兼职考评员等。

总之,从护理道德评价的无形到护理伦理道德考核的有形,护理伦理道德考核使护理道德评价达到科学化、系统化、规范化和制度化,并与医院的各种奖罚措施挂钩,有利于护理人员道德水平的提高和护理事业的发展。

第二节　护理道德教育

道德教育自古就有,它可以使一定社会或阶级的道德原则转化为人们的内在道德品质,使道德的原则和规范成为人们内化于心的个体准则。护理人员要将护理伦理原则和道德规范内化为内心的道德信念并付诸实践,离不开护理道德教育。

一、概述

(一)护理道德教育的含义

所谓护理道德教育,就是医学教育机构、医疗卫生机构依据护理职业道德原则和规范,运用各种教育方式和方法,对护理人员传授系统的、有组织、有计划的护理伦理规范要求,进行护理伦理学理论与实践知识的灌输,施加护理道德影响,并使之接受和遵循,以塑造良好的护理道德品质的活动。其内容广泛而丰富,包括:世界观、人生观和价值观教育;护理伦理原则、规范、范畴教育;专业思想教育;敬业精神教育;服务意识教育以及卫生法规教育。

护理道德教育是培养护理人员道德品质的外在因素,其目的在于对护理人员的品格进行陶冶和塑造,使护理伦理原则、规范转化为护理人员的内在品质和行为,以提高护理人员的道德品质,使护理人员更加自觉地履行自己的职责和义务,更好地为人民的健康服务,从而促进护理科学的发展,也有助于良好社会舆论和道德风气的形成。

(二)护理道德教育的特点

进行护理道德教育,必须认识和掌握护理道德教育的特点。护理道德教育不仅具有一般职业教育的特点,还具有特殊性。

1.护理道德教育的专业性和综合性

护理道德教育从内容到方式都与护理专业紧密相连,体现护理专业的特征,只有把护理道德教育融化于具体的护理实践中,解决具体的护理伦理和社会问题,才能取得良好的教育效果。同时,护理道德教育深受社会的影响和制约,也离不开社会的各种教育。因此,在护理道德教育中,必须与护理人员日常的思想政治教育、民主与法制教育相结合,既强调护理伦理的基本知识、基本理论教育,又要重视把知识、理论付诸护理实践中。

2.护理道德教育的同时性和层次性

同时性是指在进行护理道德教育的过程中,应对形成护士道德品质的诸多因素同时展开教育,共同提高。层次性是在进行护理道德教育过程中,还应突出重点。由于护理人员的护理道德水准处于不同层次,护理工作专业、职称职务、工作经历也处于不同的层次,因此,护理道德教育应该讲究层次规律,承认差别,应该因时、因地、因人区别对待,选择最适合受教育者的内容进行教育,即对不同层次的护理人员提出不同的教育要求,切忌一刀切。

3.护理道德教育的长期性和渐进性

培养良好的护理道德品质,养成良好的护理道德行为和习惯是一个长期的过程,因此,作为塑造护理职业价值观的护理道德教育同样也是一个系统工程,必须长期、反复地引导、熏陶、教育,绝非一朝一夕之功,一蹴而就可成。护理道德教育必须遵循由浅入深、循序渐进、逐步完善的规律,本着千里之行始于足下的精神,积小善成大德,汇细流成江海,不可操之过急。

二、护理道德教育的过程和作用

(一)护理道德教育的过程

护理道德教育的过程,实际上就是灌输护理伦理知识,培养护理人员高尚道德品质的过程。护理道德品质是一个完整的系统,它是由护理道德认识、护理道德情感、护理道德意志、护理道德信念、护理道德行为习惯等要素所构成的有机整体。这个有机整体中,各个基本要素不仅是相互联系、相互依存、相辅相成的,而且也是作为一个完整的过程而存在的。因此,护理道德教育就是从提高护理人员的道德认识开始,进而陶冶护理人员的道德情感,锻炼道德意志,坚定道德信念,最终养成道德行为习惯,树立良好的道德品质。

1.提高护理道德认识

护理道德认识是指护理人员对护理道德的理论原则、规范和准则的接受、理解和掌握。认识是行为的先导,没有正确的认识,就难形成良好的道德行为习惯。护理道德认识的提高既要学习和掌握道德知识,又要提高对行为准则及其意义的认识,以及对护理道德行为善恶、荣辱是否进行正确道德评价的能力。加强护理伦理理论认知教育,是提高护理道德认识的最佳途径,又是提高护理道德修养的基础和前提。

2.培养护理道德情感

护理道德情感是在护理道德认识的基础上产生的,是指护理人员根据一定的护理伦理观念,在处理护理道德关系、评价护理道德行为时,所产生的同情或冷漠、爱慕或憎恨、喜欢或厌恶等心理反应。其内容丰富,包括职业的荣誉感、对工作的责任心、对患者的爱心和同情心、对社会的正义感等。良好的道德情感不是生来就有的,而是后天通过交往接受别人的示范、指导、劝说而逐渐形成的。培养良好的护理道德情感离不开护理道德教育,教育者给护理人员提出明确、具体的要求,使之成为护理道德行为的内在动力,促使护理人员以真挚、热烈的感情,关心同情患者,热心服务患者,认真履行道德义务,出色地完成本职工作。因此,培养护理人员道德情感是护理道德教育的重要环节。

3.锻炼护理道德意志

护理道德意志是护理人员在履行护理道德义务过程中所表现出的克服各种困难和障碍的坚强毅力和坚持到底的精神。在护理实践中,护理人员经常会遇到各种困难、挫折和阻力,如舆论的非难、亲友的责备、个人的情绪失落等。护理道德教育就是要引导护理人员锻炼意志,从而塑造出具有坚强意志的护理人员,使之在遇到各种困难和任何复杂情况时都能表现出沉着、自制、耐心、坚定以及知难而上、锲而不舍和勇往直前的优良品质。因此,护理道德意志在护理道德品质的形成过程中起着特殊重要的作用。

4.树立护理道德信念

护理道德信念是护理人员将护理道德认识、护理道德情感与护理道德意志有机结合成个人行动的指南和原则。它是护理人员发自内心的对于一定道德义务的真诚信仰和强烈的责任感,是护理人员对于自己所进行的护理事业的一种精神支柱。护理人员一旦牢固地确立了护理道德信念,就能自觉地、坚定不移地按照自己确定的信念来选择行为和进行护理活动,而且还能在复杂变化的道德冲突情境中辨别是非、善恶,克服内心矛盾,做出合理的行为抉择并加以执行。护理道德信念比起护理道德认识、护理道德情感和护理道德意志,具有综合性、稳定性、持久性的特点,它在护理人员道德品质的形成中具有决定性意义。因此,护理道德信念的树立是护理道德教育的中心环节。

5.养成护理道德行为习惯

护理道德行为习惯是指护理人员在一定的护理道德认识、情感、意志和信念的支配下采取和形成的一种经常的、持续的、自然的行为方式。当护理道德行为和习惯进一步巩固和强化成为护理人员的内在需要,护理道德行为和习惯完全成为其性格中固定因素时,护理道德品质便会最终形成。护理人员对工作的极端热情、极端负责、精益求精、一丝不苟的行为习惯是护理人员道德品质的外在表现,也是衡量护理道德的重要标志。因此,护理道德行为习惯的养成是护理道德教育的落脚点和归宿。

总之,护理道德教育过程是一个系统的整合过程,由认知、情感、意志、信念、行为习惯等要素构成,彼此互相联系而又互有区别。情感、意志、信念、行为习惯都是在一定的道德认知支配下形成的。可见,护理道德品质的形成过程,是护理道德认知、护理道德情感、护理道德意志、护理道德信念、护理道德行为习惯等多因素相互作用、相互促进的过程。

(二)护理道德教育的作用

护理道德教育是一个系统过程,是护理人员必须接受的终生教育。一切偏重金钱而忽略道德的思想倾向,必须严肃地纠正。护理道德教育在提高护理人员的道德认识,陶冶道德情感,培养优秀的道德品质,促进护理学乃至整个医学事业发展都具有重要作用。

1.护理道德教育在护理实践工作中起着巨大的推动作用

首先是精神推动作用,通过护理道德教育,从理论和实践上认清护理工作的重要性及道德意义,从而调动护理人员的积极性和创造性,全心全意为患者身心健康服务。其次是物质推动作用,护理道德观念的养成有益于护士参与医院管理,关心医院建设,关注护理队伍建设,主动参与医院改革。

2. 护理道德教育是护理人员形成内在品质的重要途径

护理伦理原则和规范要有效地发挥其调节作用,必须转化为护理人员的内在品质。仅靠社会舆论和传统习俗的影响是不够的。职业道德作为伦理学的一个重要组成部分,是不会在护理人员的头脑中自发产生,只能通过教育和灌输,在护理实践的过程中,经过有组织、有计划的教育,个人的学习、锻炼、改造才能逐渐完成。此外,护理人员的道德实践也离不开护理道德理论的指导,个人的护理道德修养又是以一定的道德认识为基础的。这些理论的掌握和认识的提高都依赖于有效护理道德教育。所以,护理道德教育是护理伦理原则和规范转化为内心信念的重要途径。

3. 护理道德教育有助于正确进行护理道德评价,形成稳定的护理道德修养

护理道德评价是围绕着教育开展的,目的还是进行教育,并促进提高。护理道德教育能使评价者统一道德观,统一护理医学道德理念,使评价的结果更为公正、公平和准确。如果对护理职业道德缺乏应有的认识,就不可能对护理行为作为公正、公平和道德评价。

4. 护理道德教育是医疗卫生事业发展的需要

加强护理道德教育,提高护理行业的医德医风。医德医风是每一个医务人员的无形财富,对于医疗卫生单位来讲,医德医风是无形资产。医德决定着医学发展和医疗卫生实践应该永远保持其应有的道德品格。当今医学的发展多层次、多方位,医德保证医疗卫生事业沿着正确的方向发展。

三、护理道德教育的原则

护理道德教育的原则是指护理道德教育过程中应遵守的准则,是组织实施护理道德教育的基本要求和重要依据,它应贯穿于护理道德教育的始终。

1. 理论联系实际原则

理论联系实际是护理道德教育必须贯彻的根本原则。理论是行动的指南,缺乏护理道德理论的教育,靠护理传统习俗的影响,护理人员的行为就只能停留在原有的水平上,跟不上社会和医学科学发展的需要。但是护理道德教育如果脱离了社会,离开了医疗实践活动,就失去了教育的目的,就不能有的放矢地解决问题,就会成为空洞的说教。在护理道德教育过程中,必须坚持从实际出发,将理论知识用于护理实践中,尤其对护理道德意志、信念和行为习惯的形成,需要在实践中不断磨炼,使理论知识得以升华,更快地形成高尚的护理道德品质。

2. 知行统一原则

护理道德教育要做到知行统一,即理论与实践相统一,提高认识和培养行为习惯相结合。因此,护理道德教育既要重视护理道德的基本理论教育,又要注意运用护理道德的基本理论去解决客观存在的现实问题。教育者要能够用正确的理论做出科学的解答,以培养护理人员分析和解决问题的能力,还要善于引导、培养护理人员知行一致、乐于践行的求实精神。

3.目的明确原则

护理道德教育首先要有目的性,即必须明确教育的目的和方向,也就是要培养具有全心全意为人民健康服务的高尚护理道德的护理人员。这一原则不仅体现在每项教育活动的终末,还要体现在护理道德教育的全过程中。

4.正面教育为主的原则

正面教育、积极引导有利于护理人员道德品质的形成,是护理道德教育过程中最主要的原则。贯彻以正面教育为主的原则,就是要注意和受教育者进行心理沟通,应动之以情,晓之以理,讲清道理,循循诱导,使受教育者从中受到高尚道德的感染和熏陶,调动广大护理人员的道德积极性和自觉性,从而养成良好的护理道德行为和习惯。

5.因人施教原则

因人施教是教学的一个普遍原则。对各种不同类型、不同层次、不同基础和年龄的护理人员施以道德教育,即因材施教。护理道德教育也必须遵循这一原则。这是由于每个护理人员的年龄、成长环境、教育程度等条件的不同,他们在气质、性格、兴趣、爱好、需要层次、工作经验、处理突发事件的能力等方面都有其不同的特点。因此,护理道德教育不能光停留在普遍教育上,应在普遍教育的基础上,依据教育对象的不同特点,采用不同的方法。只有这样,才能取得良好的教育效果。

四、护理道德教育方法

护理道德教育的方法是指为组织、实施对护理人员进行护理道德教育所运用的各种有效的教育形式或措施。科学合理的护理道德教育方法能促使护理人员道德品质的形成和完善。护理道德教育的方法应该是灵活多样的,应根据护理道德教育的内容、教育对象的实际情况来确定。

1.道德教育与专业教育相结合

对护理人员进行护理道德教育,除安排护理伦理学课程外,还要结合专业教育。在护理专业活动中,应充分考虑到伦理道德规范的运用,通过课堂传授、案例讨论、参观访问等教学方法将其渗透到护理行为中。结合业务教育进行护理道德教育,这样会显得生动、自然,学生印象深刻、易接受,但要切忌乱贴标签和牵强附会。

2.个人示范与集体影响相结合

在护理道德教育过程中,教育者的表率作用和受教育者所在集体的相互影响,是两个不可忽视的偏废的方面。凡是要求受教育者应有的行为,教育者本人应该首先具有这种行为,并且做到表里如一、始终如一。教育者以身作则是护理道德教育中最生动、最有说服力的方法。与此同时,还要尊重和信任受教育集体,尽可能发挥受教育集体内部的相互影响和感染。群体影响的方法是相对于个体实践而言的,通过积极的组织和引导,在共同的集体中,形成既有统一的意志,又尊重个性特点,彼此信任、相互关心的气氛,各个成员可以相互学习、相互切磋、相互感染、相互鼓励、相互监督、相互效仿,促进自己道德品质的提高和完善。

3.榜样示范与舆论扬抑相结合

榜样或先进典型集中体现着一定时代的道德要求和社会所要求的道德水准。榜样好似一面旗帜,其形象具有说服力、感染力和号召力,有很强的示范、激励、推动和导向作用。因此,教育者要善于利用古今中外护理道德高尚的人物、事例,特别是当今或发生在受教育者周围的卫生领域典型模范人物的优秀事迹进行引导、教育,使之受到感染和熏陶,激发其仿效之情,达到调节和影响他们护理道德言行的目的。而社会舆论作为一种客观的精神力量,亦能促进教育者控制和调节自己的行为。健康的社会舆论能为教育创造一种有利氛围,是培养护理人员良好的道德品质、制约其道德行为的教育力量,其作用是无形而巨大的。教育者要善于营造并利用健康的社会舆论,对好人好事加以倡导、褒奖,对不正之风予以鞭挞、贬抑,扶正祛邪,提高护理人员的道德义务和责任感,使之养成良好的道德行为习惯。运用舆论扬抑要注意坚持以表扬为主、批评为辅的原则。

4. 在护理实践中贯穿道德教育

教育者应将道德教育贯穿于护理实践中,以使教育更加自然、生动和形象。例如,护理人员在进入新的临床工作岗位之前,可先介绍医院护理工作概况及前景、医院护理管理规章制度、法律法规知识及护理安全教育等;与优秀护士长、优秀护士进行经验交流,探讨护理事业的发展和护理职业价值等,以此激发其对护理工作的热情和愿望,巩固专业思想,增加荣誉感。同时,教育者要善于利用发生在护理人员周围和自身的"活教材"来进行教育,可利用护理人员在工作中因责任心不强、服务态度差而造成的具体后果,如护理事故、伤害患者利益的案例进行分析,揭示其中的道德问题,激发受教育者的情绪反应,理解不良护理道德的危害性,从而使之接受劝说,吸取教训,达到教育的目的。还可在国际护士节期间举办礼仪表演、知识竞赛、操作技能比赛等多种形式的活动,对护理人员进行道德教育。

上述方法各有千秋,它们之间是一个相互联系、相互补充、相互促进的统一整体。在具体的操作过程中,应根据实际情况,优化组合,灵活运用。

第三节　护理道德修养

"修养"是个含义广泛的概念,"修"含有修明、整治、提高的意思,"养"含有养成、涵养、培育的意思,即所谓修犹切磋琢磨,养犹涵育熏陶。护理人员要以爱心、耐心、责任心的心态去呵护每一位患者,这是护理职业道德的要求,依靠个体内在的道德信念起作用,而这种内心的道德信念的形成离不开护理人员的自我道德修养。

一、概述

(一)护理道德修养的含义

"修"本意指整治、提高、修正,"养"本意指培养、陶冶。道德修养,主要是指个人在道德意识和道德行为方面,自觉按照一定社会或阶级的道德要求,所进行的自我锻炼、自我改造和自我提高等行为活动,以及经过这种努力所形成的相应道德情操和所达到的道德境界。

护理道德修养是指在护理道德认识、情感、意志、信念等方面按照一定的道德原则和规范所进行的自我教育、自我省悟、自我塑造,经长期积累和锻炼形成的道德境界和道德情操,包括在护理实践中所形成的言谈举止和道德品行。

护理道德修养是护理人员道德实践活动的基本形式之一,是培养护理人员高尚道德品质的内在因素,是建立在高度自觉性基础上的,是道德个体的自律。同时,护理道德修养也是一个长期渐进的过程,在这一漫长的过程期间,必须要有坚强的毅力和坚定的决心,通过护理实践锻炼形成高尚的护理道德品质。护理人员学习护理伦理学后,能够按照伦理基本原则和规范的要求,自觉地进行道德修养的实践锻炼,促进道德境界的提升,形成良好的护理道德品质。

(二)护理道德修养的意义

1.护理道德修养有利于提高护理人员的素质

一个合格的护理人员,除了要具有扎实的护理专业知识、较高的文化素质和精湛的护理技术外,必须要有高尚的护理道德。护理人员在护理实践中,时刻依照护理伦理原则和规范自觉地检点、反省自己的行为、锻炼意志,这是护理道德修养形成的关键,有利于提高护理人员自身的整体素质。

2.护理道德修养有利于提高护理工作质量

护理质量的提高,要依靠护理科学技术的发展,更要依靠护理人员良好的道德修养做保障,护理道德修养的程度制约着护理质量的高低。一位具有良好道德修养的护理人员,能做到充分运用自己现有的理论知识和操作技术,细心地观察病情,详细地做好记录。因此,护理人员护理道德修养水平的高低,关系到患者所受到的根本利益。护理人员只有加强道德修养,培养强烈的事业心、责任感和使命感,才能圆满地完成本职工作,促进护理质量的提高。

3.护理道德修养有利于形成优良的护理行风

护理道德修养虽然是个人的道德实践活动,但每个人的道德活动将形成该职业的整体风气。优良的护理职业行风有赖于每一位护理人员的道德修养的提高。

(三)护理道德教育与护理道德修养的关系

护理道德教育和护理道德修养是护理活动的两种重要形式,二者之间既有区别,又存在着不可分割的联系。护理道德修养强调个人的自我锻炼、自我教育、自我省悟、自我塑造的过程,强调护理人员道德品质的形成和提高是个体内部因素和自觉行为;护理道德教育更强调群体的外部实施、塑造过程,强调护理人员道德品质的形成和提高受外部因素的启发和影响。同时,二者是不可分割的:一方面,护理道德修养是护理道德教育的基础,提高护理道德修养的自觉性,有利于推动护理教育道德的深入进行;另一方面,护理道德教育是护理道德修养的条件,科学的护理道德教育,可以正确引导护理人员进行护理道德修养,增加护理道德修养的自觉性。因此,护理人员高尚的道德品质的形成既离不开外部的施教启迪,也离不开自身的修养磨炼,二者相辅相成。

二、护理道德修养的境界

护理道德境界是指护理人员在道德修养过程中觉悟高低的程度及道德情操的状态,它能反映出护理人员的道德修养能力已经达到的程度和水平,是一种复杂的道德意识现象。由于所处社会地位的差异,人生观和价值观的不同,每个人所处的道德境界也不相同,道德境界不是固定的,它有相对稳定的一面,同时也会有发展变化的趋向,呈现出多层次性,护理人员要在道德上不断地锻炼和修养,使自己不断提高,最终

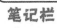

达到崇高的道德境界。

在我国,划分道德境界的层次主要依据人们的认识和处理个人利益和社会集体利益关系的能力和水平,具体地说就是人们如何处理公与私的关系,根据处理公私关系的态度和做法将护理道德境界分为四个层次。

1. 自私自利的道德境界

该层次的特点是认识和处理一切关系均以满足私利为目的。具体表现为:满脑子充塞着的都是私欲,一切行为都以谋求个人利益为转移,自私自利的只为自己打算,为了获得贪得无厌的私利,寻找各种借口和机会,以各种非法的或"合法的"形式,化公为私,损人利己。当个人利益不能得到满足时,就会消极罢工,甚至大吵大闹,不安心自己的工作。把护理职业当作获取个人利益的手段和工具,利用工作之便走后门,甚至向患者索贿,对待患者的态度往往以患者是否能给自己带来好处为依据,工作责任心不强,常发生差错。道德处于这种层次的人员,决不能听之任之,要加强道德教育,使其尽快转变提高。

2. 先私后公的道德境界

该层次的特点是认识和处理公私关系时,具有朴素的人道观念,希望在追求和获得个人利益的同时,又不伤害他人和集体的利益,但他们往往把个人利益摆在最重要的位子,偏重个人利益的得失。具体表现为:如果个人利益与集体利益没有发生矛盾,还能表现出较好的服务态度和责任心。但当个人利益与集体利益发生矛盾时,往往把个人利益看得较重,斤斤计较个人的得失,不愿意做出必要的让步,更谈不上自我牺牲,要求集体利益服从个人利益。处于这样道德层次的护理人员,虽不必过于苛责,但也不能任其自由发展,发展下去容易跌进自私自利的境界,必须加强道德教育,提高自身道德修养层次。

3. 先公后私的道德境界

先公后私属于护理道德品质的初级境界。该层次的特点是不论做什么事情,一般都以社会利益为重,能做到先公后私、先人后己,以利他为重、利己为轻,我国目前大多数护理人员可以达到此层次。具体表现为:工作认真负责、团结协作;关心患者利益和痛苦,体贴患者,服务态度好;能正确处理个人利益与他人、集体利益的关系,当个人利益和集体利益发生矛盾时,能做到个人利益服从集体利益。同时也注重个人利益,通过自己的诚实劳动和服务获得正当合理的个人利益,注重自己的合法权益。这种境界是对广大护理工作者的道德修养要求,处于这种境界的护理人员通过加强个人道德修养,积极忘我的工作,为患者谋求利益、多做贡献、严于律己、宽以待人、努力进取,就可以达到最高层次的道德境界。

4. 大公无私的道德境界

大公无私的道德境界是护理道德品质的最高境界,是先公后私的升华,也是人类社会的最高的道德境界。该层次的特点是一切言行都以是否有利于社会发展为准则,廉洁奉公、一心为公、公而忘私、毫不利己、专门利人。能够为社会、集体、他人利益牺牲个人利益,是护理道德发展的方向。具体表现为:无论做什么事情,都以利于卫生事业的发展为准则,时刻牢记为公民身心健康服务的宗旨,以美好的心灵和精湛的护理技术为护理事业付出毕生精力。在工作中极端负责,对患者极端热情,为了患者的利益能够毫不犹豫地牺牲个人利益乃至生命。这种高尚的道德行为,无论遇到什么情况

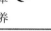

始终如一。这种崇高的道德境界是护理道德修养努力的方向和理想目标。

现阶段人们的思想道德呈现出层次性、差别性和多样性等特点,不可能所有的人都达到相同的道德境界。护理道德实践活动要从实际出发,既鼓励先进,又照顾到大多数,把先进性的要求和广泛性的要求结合起来。护理人员护理道德境界的高低取决于护理道德修养水平的高低,而护理道德水平又受到社会条件和客观环境的影响,但关键还在于人的主观因素,受个人的人生观、价值观、道德观、文化水平、知识水平的影响。只要个人付出努力,在护理工作中严格要求自己,积极参与护理道德教育与评价,坚持自我道德修养,护理道德境界会不断提高。

三、护理道德修养的途径和方法

护理道德修养的过程是在护理实践基础上的不断自我完善、自我提高的过程,护理实践是护理人员道德修养的基础,护理人员只有在护理实践中运用自己所学习的护理伦理原则和规范来指导自己的言行,并用实践的结果来反思自己的道德境界,才能不断提高自己的道德觉悟,培养优秀的护理道德品质。

(一)护理道德修养的途径

我国非常注重道德修养的途径研究,将实践摆在十分重要的地位,所以道德实践是达到道德修养境界的唯一途径,也是检验道德修养的标准。人的本质是一切社会关系的总和,人的道德品质是人的社会本质的重要内容,从根本上说,它只能在社会实践中得到改造和提高,因而积极参加社会医疗实践才是护理道德修养的根本途径。具体体现在以下三个方面。

1. 坚持在护理实践中认识主观世界

只有在护理实践中,在对患者、对集体、对社会的各种关系中,护理人员的行为才能表现出优秀的道德品格;也只有在护理实践中,护理人员才能认识到自己的哪些行为是合乎道德的,哪些行为是不合乎道德的。离开了护理实践,护理人员道德水平的高低就无法表现,也无从判断。因此,只有通过护理实践,护理人员才能正确地认识和改造主观世界,提高护理道德修养水平。

2. 坚持在护理实践中检验自己的道德修养水平

接受各方面的道德评价,不断分析,不断总结,身体力行。把自己掌握的护理伦理原则和规范运用到护理实践中,指导自己的言行,并用实践的结果检查自己对护理伦理原则和规范的理解,准确地发现自己的差距,不断克服和改正不符合护理道德的思想和行为,推动护理伦理实践的不断深化。

3. 不断提高认识,加强护理道德修养

护理道德为社会存在所决定,并随着社会、医学和护理实践活动的发展而进步。这种进步,必须赋予护理道德以新的内容,必然要求护理人员及时理解、掌握和实践这些新的要求。由于社会、医学和护理实践活动的发展没有止境,护理道德内容的调整、新的护理道德义务的要求也没有止境。这些决定了护理人员的护理道德修养是一个从认识到实践都不断提高的过程,不能停留在一个水平上。也就是说,护理人员的护理道德修养永远不会停止。

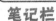

（二）提高护理道德修养的方法

1. 学习求知

人的道德修养是与认识联系在一起的。古希腊人清楚地看到了美德与知识的联系,认为"知识即美德",而知识只能通过学习获得。护理人员学习获得护理道德知识,明确自己为什么要进行护理道德修养,要从哪些方面进行修养,自己要成为一个什么样的护理人员,将学到的理论知识转化为个人的思想觉悟和品德,增强善恶、是非、荣辱观念,保证自己护理道德行为方向的正确性。另外,护理人员要学习科学文化知识,特别是护理科学知识和人文知识,以提高自身的基本素质,并在实践中锻炼和提高自己观察问题和处理问题的能力。

2. 自律和他律结合

护理道德修养的提高是通过自律、他律及两者相互作用促成的。自律作为一种道义上的自我约束机制一直在强调,护理人员要严格要求自己,自觉地遵守伦理规范,通过自我道德教育、自我道德评价以提高自身的道德素质。他律与自律相对应,以体现社会主流道德的社会舆论和伦理规范为主要表现形式,是对护理人员的道德状态发生作用的一种外在约束机制。护理人员的道德生活以及职业生活,既不能缺失自我的约束机制,也不能没有外在的约束机制。自律和他律两者相互依存,不可或缺。经常性有力的护理道德教育对于护理人员良好道德素质的形成是至关重要的。然而,外因只有通过内因才能起作用,外在的道德要求只有内化为护理人员的自省,才能真正产生作用。

3. 持之以恒

护理道德修养贯穿于护理人员职业生活的始终,其内容也会随着社会和护理科学的发展而不断地变化发展,道德修养对于护理人员而言永无止境。良好的护理道德品质的形成,既非一蹴而就,也不能一劳永逸,需要培养毅力,坚持不懈,持之以恒。特别是遇到困难和阻力时,如不坚持,即使是具有良好道德品质的护理人员,也会因为没有坚持使优秀的品质失去光彩。护理人员只有以坚忍不拔的毅力和持之以恒的信心坚持不渝,才能不断地向着理想的护理伦理境界迈进。

4. 注重内省

古代儒家十分注重内省的道德修养方法。孔子说:"内省不疚,夫何忧何惧?"内省的修养方法是很有意义的,因为道德修养的理想境界就是"慎独",若没有内省的过程,是不可能达到这种至善的道德境界的。护理人员对自己的护理行为进行自觉的护理道德评价,主动展开自我批评,使善的护理道德意识战胜恶的道德意识。内省也要持之以恒,才能达到道德修养的目的。

5. 践行"慎独"

"慎独"是古代儒家的重要道德要求和道德境界,也是一种重要的护理道德修养方法。"慎独"出自《中庸》,原意是指,君子在别人无法见闻即独处的时候,自己的行为尤其要特别谨慎,在别人听不到看不到的情况下,更要十分警惕。对于医护人员来说,"慎独"品质是更为重要的,要求护理人员不论在什么情况下,都要自觉履行护理道德义务。护理工作虽然具有群体性,但由于职业的特点,常常一个人单独工作,无人监督。护理人员是否认真负责,在很大程度上依靠自己的责任心和道德信念。例如护士在进行配药操作的时候能否自觉遵守无菌原则,单独值班时能否定时检查患者的病情变化等,这些都依赖于护理人员的自觉性与责任感。要做到"慎独"并不容易,要经过一个由不自觉到自觉的过程。护理人员要热爱专业,牢记自己的职责,把患者的利益放在首位。认真审慎地对待护理工作,准确及时地完成各项护理操作。

综上所述,护理道德评价、教育和修养是护理伦理学中十分重要的问题,是形成良好护理道德行为的三要素,彼此之间相互联系、相互促进。加强护理道德修养、引导护理人员树立正确的价值观、正确地进行护理道德的评价不仅对形成良好的护理道德风尚起着重要作用,而且对于培养护理人员的职业品质具有十分重要的意义。

 思考题

一、选择题

1. 不论做什么事情,一般都以社会利益为重,能做到先公后私、先人后己,以利他为重、利己为轻,达到了哪个道德境界( )

　　A. 自私自利的道德境界　　　　B. 先私后公的道德境界

　　C. 先公后私的道德境界　　　　D. 大公无私的道德境界

2. 有的放矢地对各种不同类型、不同层次、不同基础和年龄的护理人员施以道德教育,遵从的是哪个护理道德教育原则( )

　　A. 因人施教原则　　　　　　　B. 正面教育为主的原则

　　C. 知行统一原则　　　　　　　D. 理论联系实际原则

3. 护理道德评价中最普遍和最重要的方式是( )

　　A. 规章制度　　　　　　　　　B. 社会舆论

　　C. 传统习俗　　　　　　　　　D. 内心信念

二、简答题

1. 护理道德评价的方式和作用有哪些?

2. 如何进行护理道德修养?

3. 结合自己的感受谈谈如何提高自己的道德境界。

三、案例分析

请对下列案例中医务人员的行为进行伦理评价。

患者赵某,女,34岁,农民。因鼻干、有臭味等,到某卫生院就诊。接诊的男医生检查后说:"你患的是臭鼻症,我们卫生院治不了,还是到大医院诊治吧!"同室的女医生边在鼻子前扇着边说:"你鼻子发出的臭味真难闻,还不快戴上口罩。"为此,正值严热的夏天,患者赴北京某大医院耳鼻喉科就诊。接诊她的是两位实习医生,因患者有口音,加之戴着大口罩,实习医生难以明白病史,于是其中的男实习医生说:"大嫂,请你摘下口罩。"此时,患者只是摇摇头,但并不摘口罩。女实习医生又说:"夏天戴着大口罩多热呀,况且我们听不清你说什么,这样对诊疗不利啊!"这时,患者才羞愧地解释说:"我也不愿意戴口罩,可是卫生院说我得了臭鼻症,摘下口罩会熏着你们的。"于是,女实习医生又宽慰患者说:"没有关系,是疾病闹的,我们能理解。"这样患者才摘下口罩,经实习医生诊查,开了处方,并请带教老师复查。然后,男实习医生边将处方交给患者边说:"你患了萎缩性鼻炎,一定要坚持治疗。"患者感动地接过处方,边离去边连声道谢,并说一定再来。

(鹤壁职业技术学院　张淑艳)

第七章

护理伦理学的历史与展望

第一节　护理伦理学的历史回顾

一、古代(含欧洲中世纪)护理道德情况

(一)中国古代的护理道德概况

古代医护药并不分工,没有护理道德的专论,"医儒同道"是我国古代医学的一个重要特点,无论是医疗,还是护理,它们都受儒家思想的影响,儒家思想中对美德培养、仁爱思想的重视等对护理道德都产生良好的影响。古人很重视调养(护理)在医疗中的作用,认为人体是一个有机的整体,从阴阳五行、辨证施治的角度进行医疗护理,重视预防保健、体育锻炼和精神心理卫生,故素有"三分治、七分养"之说。

春秋战国时期,《黄帝内经》是中医理论划时代的巨著,它确立了我国古代医学理论体系的雏形,标志着我国传统医德的初步形成。《黄帝内经》分《素问》《灵枢》两部分,其中有大量的医德思想的论述:《师传篇》把医学看作是精光之道,"非其人勿教,得其人乃传",要求医家"上知天文、下知地理、中知人事",告戒"天覆地载,万物悉备,莫贵于人",还有《征四失论》《疏五过论》等。

东汉著名医学家张仲景曾任长沙太守,后辞官专医,著有《伤寒杂病论》一书,后世称其"医圣"。在医德方面广为称颂,被人们尊为"坐堂大夫"。《伤寒杂病论》中有很多医德思想的论述,反对"孜孜汲汲,为名利是务","上以疗君亲之疾,下以救贫贱之厄,中以保身长全""留神医药、精查方术"等。

唐代是我国历史上最繁荣的时期之一,医学发展迅速,人才辈出。"药王"孙思邈就是其中最杰出的代表,他不仅医术精湛而且医德高尚。著有医学典籍《千金要方》。其中《大医精诚》《大医习业》是我国医学史上最早全面、系统论述医护道德的专论。他提出:"人命至重,有贵千金,一方济之,德逾于此。"医家必须具备"精"和"诚"的精神。对病人要普同一等、一心赴救等。

中国古代形成了许多优秀的医疗护理美德,主要有:

1.尊重生命,仁爱为本

孙思邈有句名言:"人命至重,有贵千金,一方济之,德逾于此。"这是说医生应该本着尊重生命的思想关心爱护患者,因为人的生命是最宝贵的,能为患者提供这方面的帮助便达到了医护领域在道德上的最高境界,实现了儒家的"仁"的本质。

2.重义轻利,注重美德

董奉为患者治疗不取分文,只让栽杏树作为报酬,等杏子成熟后又换得钱来接济穷人,留下了"杏林春暖"的美名,这说明古代医生不为名利、为患者谋利益的美德。对远道来求治的重病患者,董奉甚至主动腾出房间,在家里开设临时病房,亲自护理患者,给患者煮粥熬药,一定要等到患者痊愈之后才让他们回去。

3.平等待患,尽职尽责

孙思邈在《大医精诚》中写道:"若有疾厄来求救者,不得问其贵贱贫富,长幼妍媸,怨亲善友,华夷愚智,普同一等,皆如至亲之想。"这是我国典型的把患者当作亲人式的道德观念,不仅利于护患关系和医患关系的融洽,而且能鼓励医生更好地尽职尽责。

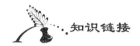
知识链接

古代医家仁爱救人、赤诚济世的事业准则

1.杨泉《物理论》:夫医者,非仁爱之士不可托也。

2.龚廷贤《万病回春》:一存仁心,乃是良箴,博施济众,惠泽斯深。十勿重利,当存仁义,贫富虽殊,施药无二。

3.孙思邈《千金要方》:凡大医治病,必当安神定志,无欲无求,先发大慈恻隐之心,誓愿普救含灵之苦。若有疾厄来求救者,一心赴救。人命至重,有贵千金,一方济之,德逾于此。

4.费伯雄:欲救人学医则可,欲谋利学医则不可。

(二)古印度的护理道德概况

古印度医学较为发达,护士是一专门职业。公元前5世纪的名医妙闻在他的《妙闻集》中对护士的素质提出如下具体要求:雇佣的侍者(护士)应具有良好的行为和清洁习惯,要忠于他的职务,要对患者有深厚的感情,满足患者的需要,遵从医生的指导。在古印度的古代经典著作《吠陀》一书中谈及对产妇的护理,要求助产士和医生剪短指甲和头发,每日沐浴,以免对产妇构成伤害。公元前225年,印度国王阿索卡(Asoka)建了18所医院兼医学院,当时社会妇女受着许多束缚,不能外出工作,只有在这些医院里担任护理工作。当时对护士的要求是:"护士必须聪慧而敏捷,应献身于对患者忠诚的护理工作;必须懂得如何配药、配餐,具备为患者洗浴、按摩肢体和搬运患者的技巧;能熟练地清洁床铺,对患者应有耐心。"公元1世纪,内科名医者逻迦(Caraka)在《者逻迦集》中也指出:"护士必须心灵手巧,必须有纯洁的心身,必须掌握药物的配制和调剂的知识,以及对患者的忠心。"可见,古印度护理已作为独立的专

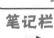

笔记栏

业,并有较详尽的护理道德要求。

(三)古阿拉伯的护理道德概况

从公元 700 年至公元 1300 年,阿拉伯医学处于强盛时期,医院、医学院、图书馆等设备比较齐全,而且还建立了世界第一所药学院,并颁布了第一部药典。为了减轻患者的痛苦,手术一般是在麻醉状态下进行的,而且还注重护理。无论男女都可被医生雇佣当护士,并在医生的指导下工作。

公元 9 世纪的拉雷斯(Rhazes)和公元 12 世纪的迈蒙尼提斯(Maimonides)是古代阿拉伯医护的典范。《迈蒙尼提斯祷文》在阿拉伯世界影响力极大,堪与《希波克拉底誓言》相媲美。

公元 12 世纪左右,一些阿拉伯医生在黑死病席卷欧洲期间,不顾个人的安危,投身到对患者的治疗和护理当中,并采用当时较科学的方法防止疾病的传播,为社会做出了较大的贡献,体现了护理道德。

(四)古希腊、古罗马的护理道德概况

传说公元前 1134 年,阿斯克莱皮斯(Asklepios)建了一座庙宇,用以收容香客中的患者,是疾病治疗的代表,他拐杖上蛇的图案被作为医学的标志。他的妻子 Epigone 是减轻痛苦的代表。他的两个女儿被认为是参加护理工作最早的妇女:一个是 Hygeia,称为卫生女神;一个是 Panacea,称为健康恢复女神。古希腊传统上认为那些不能治愈、没有恢复可能的患者可以不再治疗、照料和护理,而且认为帮助他们尽快死去是更道德的。对奴隶的护理是女主人的责任,对士兵的护理是由政府设在战场上的专门机构来完成的。

希波克拉底(约公元前 460 年—公元前 377 年)是西方医学的奠基人,被称为"医学之父"。希波克拉底对护理非常重视,在他的论文集中有这样一段话:"命令你的学生,护理患者时要按照你的指示执行,并要进行治疗,要选择有训练的人担任护理,以便在施行治疗时能采用应急措施,以免危险,而且在你诊治患者之后的短短时间里能帮助你观察患者,否则,如果发生了医疗事故,则是你的责任。"希波克拉底积极钻研医学、排除迷信,用科学的知识指导护理工作。他强调身体是一个综合的整体,教学生帮助患者使体液达到平衡,教学生如何热敷、泥敷,建议心脏病患者洗漱口腔和有规律的营养调节……,即用最简便易行的办法来达到使患者康复的目的,这样给患者带来的益处也是最大的。总之,他提出的这些医护措施对日后产生了极大的影响。

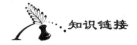

知识链接

希波克拉底誓言

仰赖医神阿波罗、埃斯克雷彼斯及天地诸神为证,鄙人敬谨宣誓,愿以自身能力及判断力所及,遵守此约。凡授我艺者敬之如父母,作为终身同业伴侣,彼有急需我接济之。视彼儿女,犹我弟兄。如欲受业,当免费并无条件传授之。凡我所知,无论口授书传俱传之吾子,吾师之子及发誓遵守此约之生徒,此外不传与他人。

我愿尽余之能力及判断力所及,遵守为病家谋利益之信条,并检束一切堕落及害人行为,我不得将危害药品给予他人,并不作该项之指导,虽有人请求亦必不与之。尤不为妇人施堕胎手术。我愿以此纯洁与神圣之精神,终身执行我职务。凡患结石者,我不施手术,此则有待于专家为之。

　　无论至于何处,遇男或女,贵人及奴婢,我之唯一目的,为病家谋幸福,并检点吾身,不作各种害人及恶劣行为,尤不作诱奸之事。凡我所见所闻,无论有无业务关系,我认为应守秘密者,我愿保守秘密。

　　倘使我严守上述誓言时,请求神祇让我生命与医术能得无上光荣,我苟违誓,天地鬼神实共诛之。

　　古罗马多借用古希腊的医护思想,但也有自己的特色,如非常重视环境卫生,拥有引水管、排水管、下水道及男女公共浴池等公共设施。医院只收容奴隶和士兵,由品格优良的妇女和老年男士做护士工作。在古罗马遗址中发现许多护理用的器皿,如灌肠器械、管形材料、药膏瓶等。

　　古罗马末期,一些贵族妇女在新兴基督教的影响下走出家庭,访贫问苦。有的捐建医院,收容贫困的患者和难民,甚至把患者接到家中进行护理,这在上层社会形成了良好的护理风尚。如公元300年的贵族妇女 Marcella、Fabiola、Paulla 出于对基督的信任和跟随而对护理工作做出了很大的贡献。她们积极地护理贫困患者,对后世产生了很好的影响。当时妇女不是唯一的承担护理服务的群体,在3世纪,罗马有个由男人组成的组织,叫 Parabolani 兄弟会(Parabolani Brotherhood),在 Alexandria 的瘟疫大流行时期为生病和临终患者提供照顾。

(五)欧洲中世纪的护理道德概况

　　从公元4世纪起,欧洲进入了长达千年的中世纪。虽然它素有"黑暗的中世纪"之说,但由于中世纪提倡"爱人"与"无私利他"的基督教道德观,加上频繁的战争,使得护理行业得到很快的发展并具有纯洁的利他美德。中世纪战争频繁,成立了许多医院,为十字军伤员和朝圣者进行医护服务。另外,教堂还建立了多种慈善机构,如接受弃儿和孤儿的收容院、收容穷人的济贫院、妇婴院等。担任护理工作的多是女执事,有时她们也到患者的家中做护理工作。他们的工作方式一是祈祷,二是做些简单的护理工作。

　　中世纪的教徒把对患者的护理看成是他们的宗教职责,并成立各种姊妹会和兄弟会,以便更好地护理患者。当时男女护士的比例是1：1,他们来自社会的各个阶层。另外,还有许多志愿者经常到医院中做些护理工作,并把这当作一项慈善事业。许多皇族妇女(如苏格兰皇后 St. Margaret、匈牙利皇后 St. Elizabeth、西班牙皇后 Isabella等)亲自为患者提供大量的照护,这也充分说明了基督精神在护理领域的体现。

　　但是,由于中世纪不崇尚科学,不注重护理知识和技术,没有适宜的护理设备,而且医院的条件很差,各科患者混住,交叉感染情况严重,所以,护理的效果不好,褥疮的发生率很高,患者备受折磨。有些医院的护理工作受到神父或祭司的干涉控制,他们多让护士们祷告、斋戒或戒食,以使患者的灵魂得救,不鼓励医疗科研,并认为这样做在护理中才是道德的,客观上对护理道德的发展产生了一些不利影响。

总的说来,除印度外,古代很少把护理作为独立的行业,关于护理道德的专门论述也不多。但是,各国古代都较崇尚为患者谋利益的护理道德。在宗教神学高于科学的欧洲中世纪,虽然主观上很重视护理道德,但由于不注重科学,因此客观上对患者造成极不人道的后果。随着实验医学的兴起、道德观念的进步,特别是南丁格尔创立正规护理教育以后,使近现代护理道德进入新的发展时期。

二、近现代护理道德的发展

(一)中国近现代护理道德的发展

鸦片战争之后,西医连同西方文化一同进入中国,一些西方宗教团体开办教会医院和护士学校,但护士学校的招生来源很有限。我国护理的发展和护理道德的发展都受到外籍护士的影响,从19世纪末的麦克奇尼(Elizabeth Mckechnie)到1907年来华的辛普森女士(Miss Cora E Simpson)再到1908年的盖仪贞女士(Niaa D·Gage)都在我国近代护理发展史上占有重要的地位。早期来华的护理人员中,确有许多出于宗教信仰和慈善观点,对中国人民抱着善意的同情,乃至赞助中国的革新事业者。1907年,在华工作的美国护士辛普森(Simpson)建议成立中华护士会。1909年,9名外籍护士、医生在江西牯岭成立"中国护士会"。这是我国成立最早的护理学术团体之一。1909年,中国最早的护士学会组织——中国看护组织联合会正式成立。1914年,第一届全国护士会议正式召开,会上将英文的Nurse译为中文的"护士"。1922年,国际护士大会在日内瓦召开,正式接纳中华护士会为第十一个会员国。

1926年,中华医学会制定了《医学伦理法典》,全文共2 339个字,其中涉及中国医生和外国护士之间的关系。可见,中国近现代护理道德的形成是中外文化交融的结果。

由于中国传统文化信仰对西方基督教文化信仰的排斥以及中国封建社会传统的"男女大防之礼教""男女授受不亲"等严酷的封建礼教与陈规陋习的影响与束缚,女看护之说虽传入已久,但因习俗所由,"女护士护理男患者"这项工作在1918年前成为社会与国人不可思议的事情。20世纪一二十年代,国人封建思想十分严重,北京的医院里男女医生和男女护士分别负责男女患者的治疗与护理。早期的协和医学堂附属医院是男医院,只招男护士。我国最大的城市上海亦如此,如历史悠久的上海仁济医院也分男医院、女医院。1918年,在中华护士会第四届全国护士会员代表大会上对此专门进行讨论,并一致通过破除陋习的决定。具体的做法是,先由外国女护士陪同中国女护士共同工作,并要求中国女护士在男病房工作时举止要端庄文雅,逐渐改变男患者对女护士传统且偏见的观念。当然,这项工作的变革并非一帆风顺,据1920年调查,男病房内实行女护士看护者,在全国医院中仅有7所。到1934年,则有101所医院内有女护士在男病房开展护理工作,此后,随着社会的发展,彻底改变了"女护士不能护理男患者"所谓天经地义的历史,国人对护理工作也有了一定的认识,并视护士一职为女性的专门职业,同时认为男子学护士已不合时尚等。这一历史现象的变化在我国护理发展史上可谓一次大的变革。

民主主义革命家秋瑾对护理工作极为重视,在浙江绍兴和畅堂"秋瑾故居"里陈列着一份珍贵的护理学文献,为译日本的《看护学教程》所写的序言,"看护法者,医学中之一科目,而以为治疗者之辅佐也。故欲深明其学,施之实际,而能收良好之效果者,非于医学之全部皆得其要领者不能;且即使学识全备,技艺娴矣,然非慈惠仁爱,周密肃静,善慰患者之痛苦,而守医士之命令,亦不适看护之任。而男子性质常粗率疏忽,远不若女子之绵密周致,此所以看护之职,常以女子为多也。……人君博爱,世界具有同情,故救死扶伤,无分彼此,斯博爱之旨也。唯习俗所锢,往往有视看护为贱业者,此则谬之甚者也(按日本初时亦有此弊)。夫看护为社会之要素,妇人之天职,固无俟吾辈喋喋;抑亦有一言者,人生斯世,孰无亲子兄弟,而疾病痛苦又所难免,则健者扶掖病者,病者依赖健者,斯能维持社会之安宁。而妇女之天性既如上述,且人无论贫富贵贱,幼而事父母,壮而事舅姑,长而育儿女,固其本分之事。是在平时则看护亲子兄弟之疾病,以归于安宁;战时则抚慰出征军旅之伤痍,以振其勇气,当然之势也。然而平时则能保社会之安宁,战时则增进国家之利益,虽谓之益国便民之事业,亦非过语,何贱业之有?热心爱群,是我所望于同胞姊妹耳"。

1928 年在江西井冈山成立了第一所红军医院,1932 年在福建汀州开办了第一所看护学校。毛泽东同志在 1939 年的《纪念白求恩》一文极大地鼓舞了广大医务工作者,1941 年 5 月 12 日,中华护士学会延安分会成立,毛泽东主席亲笔为大会题词:"护士工作有很大的政治重要性。"1942 年 5 月,毛泽东主席再次为护士题词:"尊重护士,爱护护士。"毛泽东主席的亲笔题词,充分肯定了护士工作的重要性和重要地位,是对根据地广大护士的极大鼓舞,倡导了无私利他的美德。

在战乱不断、民不聊生的社会里,护理学科是不可能得到应有的重视和迅速发展的。从 1909 年到 1949 年的 40 年中,护理工作一直处于简单的看护地位,全国护士的总人数在新中国成立前夕也只有 3.3 万人,护理教育更难以形成独立的学科教育体系,护理伦理教育更不能被兼顾。

(二)国外近现代护理道德的发展

1. 宗教改革对护理的影响

中世纪以来,教会腐败,常以修建教堂及公共建筑为由,搜刮民财,其中"赎罪券"的出售乃是宗教改革的导火线。教皇权威受到怀疑,教会中教条的约束被视为不适。马丁·路德,反对"赎罪券",受到许多改革者及日耳曼诸侯的拥护,故与罗马教会正式决裂,脱离了原来的天主教,成立了路德新教。经过新教的刺激,天主教本身也做了一番整顿,因此获得一些欧洲国家的支持。但新旧教派的决战等引起死伤人数众多。教会和修道院破坏严重,多数修道院被毁,病患人数增多,缺乏人照料。修女逃出修道院,暂时由工役及无知的民众担当此工作。政府开设新医院收容患者,但仍有部分患者得不到照料。由于护士对护理缺乏宗教热情,态度恶劣,缺乏爱心,缺乏训练,无工作经验,爱慕财势,生活放荡,终日饮酒,多是由妓女、酒鬼及罪犯来担当,他们多数是为了赚钱或代替服刑而工作,因此,形成了护理史上的黑暗时期。所以多数患者即便生病也不来医院而是在家养病。1600—1850 年,护理史和护理伦理史的发展几乎停滞不前,这不仅表现在护理水平低下,更重要的是护理道德低下。1789 年有些医院对护士提出如此低的要求:护士不应把垃圾、抹布、骨头往窗外扔……如有不遵守规则、喝醉酒、忽视患者、与其他护士吵架者将立即开除。从中可充分看出护理人员道德的低下。使护理道德受到重视、护理教育独立并为护理伦理学的形成奠定坚实基础的是

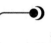

南丁格尔。

2. 南丁格尔——护理伦理学的先驱

弗洛伦斯·南丁格尔(Florence Nigtingale)出身于英国名门贵族,自幼爱护小动物。随着年龄的增长,她常去邻里、亲朋中看望患者并给他们力所能及的帮助,这是她日后走向护理工作的理念。南丁格尔受过良好的大学教育,思维敏捷,善于观察、分析问题,所有这些都为她日后进行科学的护理工作打下了基础。她还是个虔诚的基督教徒,在1837—1844年,她体验到做一名护士是上帝对她的召唤,当时她经常为 Lea Hurst 和 Embly 附近的居民进行护理服务。在护理工作中,她强烈感到自己需要医院的正规训练,于是,她想要到 Embly 的一家 Salisbury 医院学习,因为那儿的负责医生是她家的朋友,但是,当她提出这一想法时,遭到家庭的强烈反对。她父母认为医院的护理水平低,死亡率高,上、中层的家庭一般都是在家中由家属和仆人护理,只有穷人和教士才会去医院做护理工作。可见当时的护理道德领域也的确处于低潮时期。

1851年,南丁格尔不顾家庭的反对,参加了德国 Kaiserswerth 的一家医院开设的为期4个月的短期训练,在学习期间,她亲身体验到护理工作要为患者解除痛苦需要付出的艰辛。1853年2月,她去巴黎参观了所有的医院,收集了大量的数据,留意医院和护士管理中存在的问题。

1854年,英俄克里米亚战争爆发,南丁格尔率领38名护士奔赴黑海 Scutari 战地医院。她科学地、冷静地分析了战地医院高死亡率的原因——卫生条件不好和管理不善。投入工作后,她慈母般爱护伤员,积极改善卫生状况,原来仅能容纳1 700名伤员的医院,经充分利用可收容3 000~4 000名伤员。在短短半年的时间里,士兵的死亡率由原来的42%以上下降到2.2%,创造了战争史上的奇迹。凡怕脏、怕累、不愿接近士兵的护士均被辞退,士兵们过上了舒适、清洁、营养充足的休养生活。她夜间提灯巡视后整理工作日记和数据,为以后著书准备了第一手资料。

南丁格尔在战争结束后,于1860年在伦敦圣多马(St. Thomas)医院开办了第一所护士学校——圣多马护士学校,培训护理专业人才,积极制定学校管理、学员的选拔及培养方法等各方面的规划,使护理专业走向正规化。在选拔护士方面,严格要求其人格的完好,以及基督教的精神。1862年,她协助建立了第一所乡村护士学校。1881年,她又创建了军队护士学校,为培养护理人才贡献了毕生的精力。先进的护理教育是良好的护理道德得以巩固的前提,也是护理伦理学得以诞生的基础。

老年的南丁格尔身体不是很好,但还是活到了90岁高龄。她不停地读书、写报告,对医院建设提建议,接见那些想与她讨论工作的人,并会见护士们,询问她们的工作。她为护理事业奋斗终生,为世人留下书和文章共200篇。英国人把她看作是英国的骄傲,为她在伦敦树立了铜像,并把她的大半身像印在英国10英镑纸币的背面(正面是英国女王伊丽莎白二世的半身像)。在伦敦的莱姆拜斯宫殿路(Lambeth Palace Road)2号,专门建立了南丁格尔博物馆来纪念她。

3. 南丁格尔《医院札记》中的护理伦理思想

1858年,南丁格尔根据她丰富的实践经验编著了《医院札记》(Notes on Hospital)一书,强调了一个医院的建筑不在于它外表的豪华,而应主要考虑到患者的舒适、安全、福利和卫生。南丁格尔这本《医院札记》是一本世界名著,是护理学的经典著作。在此书的前言中,南丁格尔写道:"如果患者感到冷、用餐后不适或得了褥疮,一般说来这不是疾病的原因,而是护理不当所致。护士应该做什么,可用一个词来解释,即让患者感觉更好。"她是一位务实的专家,事事从实际出发,道理说得明明白白,完全没有纯理论的东西,但充满了经验。让读者感觉到若不照着她说的做就是不对的,就做不成好护士。再版时改名为《护理的艺术》(The Art of Nursing)。

《医院札记》一书共十三章,内容包括:通风与温暖、住房卫生、微细的处理、声音、多样化、进食、何种饮食、床及床上物、光线、房间及墙壁清洁、个人清洁、闲谈希望与劝告、观察患者、总结。加上前言和结论也只不过是个 5 万字左右的小册子,但它的内容十分丰富,涉及的问题非常具体,语言平实而亲切,观察细腻且准确,处处蕴含着对患者的关心和爱护,是一本难得的护理伦理学奠基之作。南丁格尔虽未提出某种护理伦理学理论,但她的言行已充分体现出了高尚的护理道德。

为了使患者能尽快恢复健康,她从各个细微之处入手,保证患者得到更好的照护,完全把患者的利益放在第一位,很好地履行了护士的职责。例如,根据亲身经验,她在第一章提出了护理的首要规则,即应使室内空气清新,同时不应使患者有冷的感觉。在第二章,她提出合格房间的五条标准:纯净的空气、纯净的水、有效的地下排水系统、清洁和光线。在第四章,她强调不必要的噪声对患者的危害。她说,不要把睡着的患者吵醒,因为患者由于疼痛很难入睡,打断其睡眠便可能使之失去再次入睡的能力,这样不但不会减少患者的痛苦,反而还会增加患者的痛苦。在第八章,她提出床的高度不要超过 1 m,床头桌应高于床,因为如果患者不能翻身,床头桌可能会有用处。为患者的利益着想,使得南丁格尔甚至注意到了人们容易忽视的细节,例如她在第十章提出,病房中最好用地板铺地,最不适宜用地毯,因为脏地毯会给房间带来污染;关于墙壁,她认为用纸糊的墙壁是最不好的,其次是石灰墙,最好的是油漆墙,因为可用水清洗。南丁格尔不仅考虑到患者的生理健康,还考虑到患者的心情愉快否,例如在第九章她强调光线对生理和心理的重要性,她说,应尽量让患者接受日光浴,病房中不能使用颜色昏暗的窗帘。夜间,她提灯巡视病房时,发现患者睡觉时就像植物一样把脸朝向有光的一面,于是,她认为光线对患者心理是个安慰。南丁格尔不仅在这些细微之处给患者以照护,而且还积累许多科学的数据,以期给患者更科学的护理。

从南丁格尔的言行中可体会出她具有高尚的护理道德情操,确实做到了:尊重患者,关心体贴;勤于实践,任劳任怨;热爱专业,自尊自强……

南丁格尔从护理的对象、护士的地位和作用方面强调了护理道德的重要性。她指出:"护士的工作对象不是冰冷的石块、木头和纸片,而是有热血和生命的人类。护理工作是精细艺术中之最精细者。其中一个原因就是护士必须有一颗同情的心和一双勤劳的手。""护理要从人道主义出发,着眼于患者,既要重视患者的生理因素,又要重视患者的心理因素。"

对护士道德方面的素质要求,南丁格尔在《医院札记》的第十三章也做了论述:"每个护士必须记住自己是被患者所依赖信任的,她必须不说别人的闲话,不与患者争吵。除非在特定的情况下或有医师的允许,不与患者谈论患者的病情。不容置疑,一个护士必须十分清醒,绝对忠诚,有信仰和奉献精神。她必须尊重自己的职业,服从上帝的召唤,因为上帝是出于信任才会把一个人的生命交付在她的手上。她必须是个准确细致、快速的观察者,而且必须作风正派。"

总之,《医院札记》是一本护理伦理思想丰富的著作,为护理伦理学的形成打下了坚实基础。

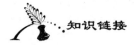

南丁格尔语录

"如果病人感到冷,用餐后不适或得了褥疮,一般来说这不是疾病的原因,而是护理不当所致。护士应该做什么,可以用一个词来解释,即让病人感觉更好。"

"护士的工作对象不是冰冷的石块、木头和纸片,而是有热血和生命的人类。护理工作是精细艺术中之最精细者,因此护士必须有一颗同情的心和一双勤劳的手。"

"护理要从人道主义出发,着眼于病人,既要重视病人的生理因素,又要重视病人的心理因素。"

"护士必须记住自己是被病人所依赖信任的,她必须不说别人的闲话,不与病人争吵……必须是个准确细致,快速的观察者,而且必须作风正派。"

余谨以至诚,于上帝及会众面前宣誓:

终身纯洁,忠贞职守,尽力提高护理专业标准,勿为有损之事,勿取服或故用有害之药,慎守病人及家属之秘密,竭诚协助医师之诊治,勿谋病者之福利,庄严宣誓!

(三)影响近现代护理道德的社会因素

社会的需要是推动护理发展的主要因素,从护理道德的发展来看,其他主要的因素还有以下几点。

1. 男女的角色分工

史前的记载不可知,最早的公元 1900 年以前古巴比伦文明时代的《汉漠拉比法典》有关于医疗上的记录,但有文献显示一些工作和任务是由护士完成的。

在古代非洲,护士的养育角色包括接生婆、药剂师、乳母、照顾孩子和老人等。虽然只有古印度,早期的医院雇佣的都是男护士,但绝大多数情况的是男女的角色分工不同(medicine man and herb woman,医生是男性,采草药是妇女)。妇女传统的角色是妻子、母亲、女儿、姐妹等,这些永远包含照顾、养育家庭成员的含义。nursing 一词本身就是来源于母亲对无助的婴孩的照护和养育,她帮助人类度过历史上的灾难时期。

2. 宗教的兴起

世界各地的宗教都宣扬行善,但是基督教中类似"就像爱你自己一样爱你的邻居"的思想对西方护理的兴起起了非常重要的作用。基督所讲的对那些需要帮助的人提供善意和无私帮助的故事成了信徒的做事原则,被用在对疲劳和受伤旅行者的照顾中。随着教堂的增多,更多的医院也被建立起来,专门为那些孤儿、寡妇、老年人、穷人和患者提供照护。

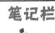

由于中世纪时期科学和神学之间的对立,这些照护不是建立在科学的基础上,这种"黑暗"时期持续了大约 500 年。在 1000 年的中世纪中,无论是男女、宗教或世俗的或军队上的照顾患者的组织纷纷成立,其中最著名的有圣约翰耐特医院(Knight Hospital of St. John)、阿利先兄弟会(Alexian Brotherhood)、奥古斯提念姊妹会(the Augustinian Sisters)。1633 年在法国由圣·文森建立了慈善姊妹会,得到贵族寡妇圣·路易斯(St. Louis de Marillac)的协助,招募贫苦女子,进行护理培训,着规定服装,每年重新宣誓一次。会员可以是非修道士,不受宗教约束。可以称得上是护理工作的复兴。这是第一个由罗马天主教组织的,对患者的照护起了很大的作用。

直到 1836 年,希尔德(TheodorFliedner)在 Marcella,Fabiloa 和 Paula 之后重新建起了宗教意义的,由教堂的执事组成的组织,他们在德国的凯瑟斯沃斯(Kaiser Swerth)建立小型的医院和护士培训学校,南丁格尔就是在这儿接受的护理培训。

3. 战争对护理的影响

人类历史,战争不断,士兵受伤后必然产生对照护的需要。第一次世界大战时期,2 万名护士被派到战场,二战对护理的影响和对护理教育的影响就更大了。在克里米亚战争中,南丁格尔培训了一批批的女护士,通过建立食堂、洗衣房、娱乐室、读书室等,改善了护理状况,彻底改变了医生对护士的轻视,并主动与护士配合。也就是说,大量受伤的士兵客观上提高了护理工作的独立性。

4. 社会上现行的价值观对护理观念的影响

从南丁格尔之前社会对护理的看法和中国儒家观念对医生的影响可见一斑。南丁格尔时代,当时上层妇女的"良好"的形象是维持她的优雅高贵的家庭,一般的妇女可能在其他家庭做服侍,或依靠丈夫生活。为患者提供照护的多是"非正常"妇女,如犯人或那些仅处于挣钱而做非道德的事情的人,她们一般都没有接受过护理方面的培训,甚至对这种工作没有一点工作热情。因此,护理在当时没有得到社会的认同和接受,也没有社会地位。但由于宗教的介入,使得这种方式成为唯一能被接受的,即在教会中为医院提供服务而不要任何代价。德国凯瑟斯沃斯的执事学院创先让社会承认了妇女对患者、穷人、儿童和女犯人的照护服务的需要。在凯瑟斯沃斯护士学校提供的训练包括对医院中患者的照顾、访视护理中的指导、宗教教义和伦理学的指导以及药学的知识。1847 年的南丁格尔恰好旅行到此,并幸运地接受了护理培训,开创了护理专业,提升了护理道德。

第二节 护理伦理学的现状

【案例 7-1】

一位冠心病重症患者住院时请了一名护工,由于患者彻夜鼾响,护工夜夜"深受其害"。可是有一天护工突然发现这位患者不打呼噜了,便安心睡去。没料到,等他第 2 天醒来,这位患者已经停止了呼吸。经检查,是因睡眠呼吸暂停综合征诱发冠心病而亡。医生说,如果这名护工懂点常识,及时抢救还是来得及的。

新中国成立后,我国的护理事业迅速走上正轨,至1959年底,全国护士已由初期的3.28万人增加至13.8万人,增长了4.21倍。1962年10月17日,中华护士学会首次全国学术会议在北京召开,与会代表热烈讨论了如何提高基础护理质量问题,一致认为:基础护理是一门科学,是护士必须具备的基本理论和基本技术操作,是专科护理的基础,基础护理对于保护和促进患者健康,提高医疗护理质量具有重要的意义。但对护理道德问题似乎还没有顾及过来。1976年后,护理教育开始受到重视。

一、临床护理的现状

患者住院后,20年前是不许家属陪床的,现在是家属陪床护理,而且还请护工帮忙。所以,用句最苛刻的话来说:现在不是护理滑坡的问题,而是在有的医院根本就没有护理的问题! 使用护工,患者和家属经济上要多负担,但因为护工缺乏医学和护理知识,比如关于尿液,他可能只能告诉护士尿量有多少,至于颜色的深浅是不能准确描述的,而且也非常有可能因为没有这方面的意识而延误病情。对于患者的大便更是如此。

我国的护理教育层次和水平仍然偏低,已无法满足社会发展的需要。2001年,卫生部和教育部共同制定了《中国医学教育改革和发展纲要》,要求压缩中等教育、扩大高等及研究生教育,从而将护理教育改革提上了日程。现在,护士多数都在补习、进修,可以毫不夸张地说"护理是读书的职业",现在,在教育上对护士提高了要求,也是现实的需要,使得护士一直在忙于从中专升大专,大专升本科,本科升研究生的过程中。

在护理管理方面,我国各医院主要采取以下3种管理体制:一是在院长领导下,设护理副院长—护理部主任—科护士长—病区护士长,实行垂直管理;二是在医疗副院长领导下,设护理部主任—科护士长—病区护士长,实施半垂直管理;三是在床位不满300张、规模较小的医院不设护理部主任,只设总护士长。目前,我国护理管理人员的主要任务包括:护理业务、临床护理教育、护理技术、护理科研等方面的管理。管理性质多属"经验性"并沿袭传、帮、带的常规,对伦理学在护理中的位置还没有明晰。

在护理科研方面,客观地说,重视不够,护士自身没有自觉地投入到这个领域,而且科研资金缺乏。中华护理学会于1991年专门设立了"护理科技进步奖",并决定每逢单数年的"5·12"国际护士节颁奖。2000年,中华护理学会与香港护理界合作起草了《新世纪中国护士伦理准则》,其中有"通则""尊重生命,提高生存质量""尊重人的权利和尊严""洞察社会需求,群策群力,共建健康社群"和"精益求精,确保优质护理"5部分,共21条。

二、护理伦理教育开始受到重视

在我国,近十多年来,我国护士学校相继开设护理伦理学课程,而且,此门课程也是部分城市护理专业高等自学考试的必考科目。现在,护理伦理学教材已不少,学科体系正逐步完善,护理伦理学的教学改革也正逐步展开。

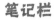

三、护理道德观念正在转变

长期以来,医护人员都恪守生命神圣论和义务论的观点,护士也是为了延长患者的生命而尽最大努力。对于生命的看法已由生命神圣论向生命质量、价值相统一的方向转变,即护士和社会在道德上都倾向于为提高患者的生命质量、价值而努力,不提倡把医疗资源无条件地投入到为无价值的患者护理当中去。此外,心理学和社会学与医学的关系日益受到重视,生物-心理-社会的整体护理模式渐深入到护理的方方面面。

如今医学科技的进步,大型的计算机监护、激光治疗、静脉营养控制等,这些可用来维持患者的生命,但同时也是使人性化降低的一个过程。这就要求护士时刻提醒自己她们所面对的是有着心理、情感和精神的人,对这些方面的照护可达到照护和科技发展之间新的平衡。新仪器的使用经常会使患者和其家属对医务人员的用语感到陌生,并容易产生误解,这时,与患者朝夕相处的护士应该通过对他们不懂的信息进行解释,与患者及支持者(家属)充分沟通以了解患者的需要,以减少仪器的非人性化。

第三节　面向 21 世纪的护理伦理学

首先是护理观念上要变化,前进,才能面对 21 世纪的挑战,抓住机遇,因为机遇永远也不会落在没有准备的人头上。

整体护理就是观念的转变,使现代护理实践范围不断扩大。传统护理以生活护理为主,被动执行医嘱,现在是医生的合作者,与医生共同参与,完成医疗护理任务;传统护理的着眼点是病,现在是人,除担负疾病的护理,还有心理、社会治疗的任务;传统的对象是患者,现在还致力于预防疾病,工作对象从患者扩大到健康人;工作场所从医院扩大到社区,对人群的卫生保健知识的宣传和咨询。

21 世纪的护理伦理学将鼓励人们在道德认识上加强护理伦理学教育,把护理伦理学延伸到社区,提高解决高技术引发的伦理学问题的能力。

一、新的医学模式和整体护理模式提出的挑战

当前,医学模式已由传统的生物医学模式向生物-心理-社会医学模式转变,现代化的"健康"定义也从单纯的"无病状态"发展为"生理的、心理的以及社会适应的良好状态"。适应医学模式的转变和基于对健康定义的深入理解,护理领域提出了"以患者为中心"和整体护理的护理理念和护理模式。将护理工作关注的重点从患者的疾病或生理缺陷转向完整的患者身上,将患者视为一个有灵魂的生命,家庭及社会的一员,身体与精神的统一体,通过控制症状、心理护理、精神护理来确保患者的生存质量。充分尊重患者要求被关怀、被尊重,得到高品质护理服务的日趋强烈的心理,这使护理工作充满了对人的关怀,更具有人性化特征,也更符合护理伦理学所倡导的人道主义伦理观。现在护理范围逐渐扩大,逐步渗入到临终关怀、康复保健、家庭护理及社区护理等领域,突出了护理工作的社会责任,强调了护士为患者尽义务与为社会尽义务的有机结合。

二、当代护理学教育的现代化对护理伦理学教学提出更高要求

现在,中级、高级护理教育已规模化发展,国内外都正努力把教育水平再向上提高一步。在高等护理教育方面,我国医学院校大都设立护理专业,但多是专科、本科,研究生教育非常少。护理教育水平的提高决定了护理伦理教育应更上一层楼,应在特殊患者等道德规范的特殊性上深入探讨,还应在教学方式、教材的改革和如何融伦理学知识于护理实践中的方法等方面进行深入探讨。

三、现代高科技的发展及生命伦理学的出现对护士提出的要求

随着现代科技的发展,医学高新技术已走进医院、社区和家庭护理中,医患关系出现"物化"趋势,即高精尖的设备处在医生和患者之间,使他们之间容易缺少以往的信任和情感。所以,护理高新技术的介入也可能使护患之间出现类似的情况。例如,电子计算机进入护理领域,出现"监测护理""电脑护士"等新生事物,这无疑会减少护士和患者之间直接的思想交流和接触,如果过于依赖技术而忽视患者的感受,忽视道德在护理工作中的作用,便会出现重技术轻道德的现象,从而影响护理道德水平的提高。这对护士的道德素质提出了挑战,对他们提出了更高的道德要求。即在高科技时代,在运用现代医护技术的同时不要无视道德,更不要忘记自己的道德责任,相反,应结合高科技的运用及护理工作的实际需要,不断调整对自己的道德要求,自觉加强道德修养,努力提高自身道德素质。将不利于护理道德水平的提高,也不利于患者心理安全感和慰藉感的满足,这就需要护士在道德上严格要求,避免出现护理道德的危机。

另外,近30年来,西方许多国家的许多医院成立了医院伦理委员会,即医院的一个职能部门。一般来说,委员会成员包括医生、护士、律师、伦理学家、心理学家、牧师、社会工作者等。医院伦理委员会的本质是实现医学的人文方面的功能,护士要把握机遇,参与到其中。

四、与国际接轨和深入开展社区护理对护理工作提出挑战

随着经济的发展,人们对健康需求的增加,全世界都把目光从医院内的护理转向社区人群的健康保健,护理人员正在被赋予更高使命。处理院内的高质量的护理,护理人员亦将成为社区保健和健康教育的重要力量,以及和医生及其他健康保健人员的平等合作者。护理人员独立工作的领域将越来越广,自主行为成为必然。

早在1877年美国就有了公共卫生护理,到了1900年,"家访护士"的服务已经遍布美国。在20世纪60年代,德国的社区护理迅速发展,目前,人口8 000万的德国,拥有护士100万人,其中一半以上的护士在从事社区护理工作。社区护理可使患者在轻松及熟悉的家庭气氛中,在社区护理人员的帮助与具体指导下,得到方便经济的护理服务,获得健康保健及疾病康复常识,得到心理疏导,精神鼓励,因而深受患者欢迎。在老龄化日渐严重的我国,社区护理将更有施展空间。在护理已经网络化的一些发达国家已运用医院局域网和远程医疗装置,通过视频和电子监测系统观察病情,通过电子邮件与患者联系,及时发现病情变化及时处理。

思考题

一、选择题

1. 在春秋战国时期,标志着我国传统医德初步形成的医学巨著是( )

A.《黄帝内经》   B.《伤寒论》

C.《难经》   D.《金匮要略》

2. 在世界范围内,近代护理伦理学的先驱是( )

A. 阿斯克莱皮斯   B. 南丁格尔

C. 希波克拉底   D. 秋瑾

二、简答题

1. 简述我国目前的护理伦理学现状。

2. 面对新世纪护理伦理的挑战和机遇,我们应该如何应对?

三、案例分析

"一人住院,全家动员"在全国政协九届五次会议上,王贤才委员旗帜鲜明地提出,在护理问题上,我国亟须和国际接轨,要让护士归位,让陪护回家,这样每年至少可以节省患者家属上亿个工作日的"损失"。去年10月,王贤才委员因为眼睛不好在上海一家医院做手术。医院硬件不亚于星级宾馆,医生也技术高超,使他免除了失明之虞。"但护理工作就不敢恭维了。"王贤才委员平静地对记者说。像眼科患者,术后要两眼包扎,生活不能自理,"但是没有护士来喂饭,更没有人过问去厕所的事。这在过去,就是最基层医院的护士,也会做得十分妥帖的"……

王贤才委员回忆,就在春节前,他曾经到一家医院去看望住院的友人,发现他"福气"很好,因其膝下有5男3女,都已长大成人,"所以住院就不用发愁了。全家总动员,三子一婿排班上医院当差,一子一女在家埋锅造饭,另外一子一女充当'外卖'角色,一日三餐送到医院,老伴则坐镇指挥。""这已经司空见惯了。子女不多的,甚至连侄子、外甥也要动员上场,实在不行,还有单位,再不行,就花钱雇人,反正总有人。难怪很多人都在发愁,独生子女好是好,只是将来一旦住院,可怎么办呢?"记者不由问:"像您说的这些护理工作,现在很多家属不是也干得很好吗?"王贤才委员说,如果真能做好,也无所谓,关键是护理是一门专业,是技术活,不是熟练工,或者说是操作工。比如说喂饭,喂得不好,容易呛到气管;还有按摩,按摩时怎样按才能减少褥疮的发生,这都有学问。我们医生都不一定行,更何况其他人……"全国3 000万张病床,上亿个工作日就这样流走了"……王贤才委员算了一笔账,因为填补护理工作空白而要充任陪护的人,当以亿计,因为全国有约3 000万张病床,要牵动不知多少家庭和单位。不算不知道,一算吓一跳。问题是不管这些人怎么去护理,毕竟是外行。不然,干吗还要设护理这门专业呢?家属的护理真能做得叫人放心吗?"护理学现在有了硕士,也有了博士,但是我想不至于因为如此,很多护理工作就一笔勾销了吧?护理教科书肯定还有怎样护理和帮助患者的内容,肯定接受过培训。问题是她们走上工作岗位后,一看大家都不做,也就没人做了。在我看来,这是一件非同小可的事情,因为它牵动着千家万户,亿万人民。经济学家也许能算出它有多大的经济价值,而我则希望在培养更多高层次护理人才的同时,使护理工作落实到每张病床,每个患者的身上"。"也许护士会因此不够,那就增加人手"。"让护士归位,让陪护回家。这就是我想说的话。"

请结合以上案例分析一下护理伦理的现状并谈谈自己的感受。

(鹤壁职业技术学院　李希科)

附 录

附录一 21世纪中国护士伦理准则(草案)

通则

1. 人类对护理工作的需求是普遍的,护士工作服务于人生命的全过程。

2. 护士提供护理服务应建基于尊重人的生命、权利和尊严,提高生存质量。

3. 护士对服务对象实施护理应不受限于种族、国籍、信仰、年龄、性别、政治或社会地位,对之均一视同仁。

4. 护士的基本职责是促进健康,预防疾病,协助康复和减轻患病带来的痛苦。

5. 护士应按服务对象个人、家庭及社区的需要,与医务及社会人士共同合作,提供健康服务。

尊重生命,提高生存质量

6. 护士的主要任务应是照顾需要护理的人,及推广基层健康教育。

7. 执行护理工作时,护士应确保护理对象安全。

8. 护士应提供符合护理对象及其亲友需要的护理、指导与咨询。

9. 护士应尊重濒临死亡者的意愿,帮助其安详及尊严地离世。

尊重人的权利和尊严

10. 护士应尊重个人的信仰、价值观和风俗习惯。

11. 护士应保密和审慎地运用有关护理对象的一切资料。

12. 护士应尊重护理对象及其亲友的意愿,鼓励和协助他们计划和实施护理。

13. 护士采取适当行动,积极维护护理对象的权利和尊严。

14. 护士应诚信自重,推己及人。

洞察社会需求,群策群力,共建健康社群

15. 护士应肩负普及卫生保健知识的责任,促进及改善社群健康。

16. 护士应与社会大众共负倡导和支持全民健康的责任,为实现"人人享有卫生保健"而努力。

17. 护士应与社会大众共策良谋,善用卫生资源,以达最佳的经济效益。

精益求精,确保优质护理

18. 执行职务时,护士应以科研结果为证据,实事求是,为护理对象谋福利。

19. 护士应灵活地运用和积极地改善现有资源,以提供最佳的护理服务。

20. 护士应运用专业判断以接受任务和适当地将任务授予他人。

21. 护士应肩负促进护理科研发展的任务,积极开拓及提高护理知识和技能。

附录二 护士条例

《护士条例》已于 2008 年 1 月 23 日国务院第 206 次常务会议通过,现予公布,自 2008 年 5 月 12 日起施行。

第一章 总 则

第一条 为了维护护士的合法权益,规范护理行为,促进护理事业发展,保障医疗安全和人体健康,制定本条例。

第二条 本条例所称护士,是指经执业注册取得护士执业证书,依照本条例规定从事护理活动,履行保护生命、减轻痛苦、增进健康职责的卫生技术人员。

第三条 护士人格尊严、人身安全不受侵犯。护士依法履行职责,受法律保护。全社会应当尊重护士。

第四条 国务院有关部门、县级以上地方人民政府及其有关部门以及乡(镇)人民政府应当采取措施,改善护士的工作条件,保障护士待遇,加强护士队伍建设,促进护理事业健康发展。国务院有关部门和县级以上地方人民政府应当采取措施,鼓励护士到农村、基层医疗卫生机构工作。

第五条 国务院卫生主管部门负责全国的护士监督管理工作。县级以上地方人民政府卫生主管部门负责本行政区域的护士监督管理工作。

第六条 国务院有关部门对在护理工作中做出杰出贡献的护士,应当授予全国卫生系统先进工作者荣誉称号或者颁发白求恩奖章,受到表彰、奖励的护士享受省部级劳动模范、先进工作者待遇;对长期从事护理工作的护士应当颁发荣誉证书。具体办法由国务院有关部门制定。县级以上地方人民政府及其有关部门对本行政区域内做出突出贡献的护士,按照省、自治区、直辖市人民政府的有关规定给予表彰、奖励。

第二章 执业注册

第七条 护士执业,应当经执业注册取得护士执业证书。

申请护士执业注册,应当具备下列条件:

(一)具有完全民事行为能力。

(二)在中等职业学校、高等学校完成国务院教育主管部门和国务院卫生主管部门规定的普通全日制3年以上的护理、助产专业课程学习,包括在教学、综合医院完成8个月以上护理临床实习,并取得相应学历证书。

(三)通过国务院卫生主管部门组织的护士执业资格考试。

(四)符合国务院卫生主管部门规定的健康标准。

护士执业注册申请,应当自通过护士执业资格考试之日起3年内提出;逾期提出申请的,除应当具备前款第(一)项、第(二)项和第(四)项规定条件外,还应当在符合国务院卫生主管部门规定条件的医疗卫生机构接受3个月临床护理培训并考核合格。

护士执业资格考试办法由国务院卫生主管部门会同国务院人事部门制定。

第八条 申请护士执业注册的,应当向拟执业地省、自治区、直辖市人民政府卫生主管部门提出申请。收到申请的卫生主管部门应当自收到申请之日起20个工作日内做出决定,对具备本条例规定条件的,准予注册,并发给护士执业证书;对不具备本条例规定条件的,不予注册,并书面说明理由。

护士执业注册有效期为5年。

第九条 护士在其执业注册有效期内变更执业地点的,应当向拟执业地省、自治区、直辖市人民政府卫生主管部门报告。收到报告的卫生主管部门应当自收到报告之日起7个工作日内为其办理变更手续。护士跨省、自治区、直辖市变更执业地点的,收到报告的卫生主管部门还应当向其原执业地省、自治区、直辖市人民政府卫生主管部门通报。

第十条 护士执业注册有效期届满需要继续执业的,应当在护士执业注册有效期届满前30日向执业地省、自治区、直辖市人民政府卫生主管部门申请延续注册。收到申请的卫生主管部门对具备本条例规定条件的,准予延续,延续执业注册有效期为5年;对不具备本条例规定条件的,不予延续,并书面说明理由。

护士有行政许可法规定的应当予以注销执业注册情形的,原注册部门应当依照行政许可法的规定注销其执业注册。

第十一条 县级以上地方人民政府卫生主管部门应当建立本行政区域的护士执业良好记录和不良记录,并将该记录记入护士执业信息系统。

护士执业良好记录包括护士受到的表彰、奖励以及完成政府指令性任务的情况等内容。护士执业不良记录包括护士因违反本条例以及其他卫生管理法律、法规、规章或者诊疗技术规范的规定受到行政处罚、处分的情况等内容。

第三章 权利和义务

第十二条 护士执业,有按照国家有关规定获取工资报酬、享受福利待遇、参加社会保险的权利。任何单位或者个人不得克扣护士工资,降低或者取消护士福利等待遇。

第十三条 护士执业,有获得与其所从事的护理工作相适应的卫生防护、医疗保健服务的权利。从事直接接触有毒有害物质、有感染传染病危险工作的护士,有依照有关法律、行政法规的规定接受职业健康监护的权利;患职业病的,有依照有关法律、行政法规的规定获得赔偿的权利。

第十四条 护士有按照国家有关规定获得与本人业务能力和学术水平相应的专业技术职务、职称的权利;有参加专业培训、从事学术研究和交流、参加行业协会和专业学术团体的权利。

第十五条　护士有获得疾病诊疗、护理相关信息的权利和其他与履行护理职责相关的权利,可以对医疗卫生机构和卫生主管部门的工作提出意见和建议。

第十六条　护士执业,应当遵守法律、法规、规章和诊疗技术规范的规定。

第十七条　护士在执业活动中,发现患者病情危急,应当立即通知医师;在紧急情况下为抢救垂危患者生命,应当先行实施必要的紧急救护。

护士发现医嘱违反法律、法规、规章或者诊疗技术规范规定的,应当及时向开具医嘱的医师提出;必要时,应当向该医师所在科室的负责人或者医疗卫生机构负责医疗服务管理的人员报告。

第十八条　护士应当尊重、关心、爱护患者,保护患者的隐私。

第十九条　护士有义务参与公共卫生和疾病预防控制工作。发生自然灾害、公共卫生事件等严重威胁公众生命健康的突发事件,护士应当服从县级以上人民政府卫生主管部门或者所在医疗卫生机构的安排,参加医疗救护。

第四章　医疗卫生机构的职责

第二十条　医疗卫生机构配备护士的数量不得低于国务院卫生主管部门规定的护士配备标准。

第二十一条　医疗卫生机构不得允许下列人员在本机构从事诊疗技术规范规定的护理活动:

(一)未取得护士执业证书的人员。

(二)未依照本条例第九条的规定办理执业地点变更手续的护士。

(三)护士执业注册有效期届满未延续执业注册的护士。

在教学、综合医院进行护理临床实习的人员应当在护士指导下开展有关工作。

第二十二条　医疗卫生机构应当为护士提供卫生防护用品,并采取有效的卫生防护措施和医疗保健措施。

第二十三条　医疗卫生机构应当执行国家有关工资、福利待遇等规定,按照国家有关规定为在本机构从事护理工作的护士足额缴纳社会保险费用,保障护士的合法权益。

对在艰苦边远地区工作,或者从事直接接触有毒有害物质、有感染传染病危险工作的护士,所在医疗卫生机构应当按照国家有关规定给予津贴。

第二十四条　医疗卫生机构应当制定、实施本机构护士在职培训计划,并保证护士接受培训。

护士培训应当注重新知识、新技术的应用;根据临床专科护理发展和专科护理岗位的需要,开展对护士的专科护理培训。

第二十五条　医疗卫生机构应当按照国务院卫生主管部门的规定,设置专门机构或者配备专(兼)职人员负责护理管理工作。

第二十六条　医疗卫生机构应当建立护士岗位责任制并进行监督检查。

护士因不履行职责或者违反职业道德受到投诉的,其所在医疗卫生机构应当进行调查。经查证属实的,医疗卫生机构应当对护士做出处理,并将调查处理情况告知投诉人。

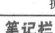

第五章　法律责任

第二十七条　卫生主管部门的工作人员未依照本条例规定履行职责,在护士监督管理工作中滥用职权、徇私舞弊,或者有其他失职、渎职行为的,依法给予处分;构成犯罪的,依法追究刑事责任。

第二十八条　医疗卫生机构有下列情形之一的,由县级以上地方人民政府卫生主管部门依据职责分工责令限期改正,给予警告;逾期不改正的,根据国务院卫生主管部门规定的护士配备标准和在医疗卫生机构合法执业的护士数量核减其诊疗科目,或者暂停其6个月以上1年以下执业活动;国家举办的医疗卫生机构有下列情形之一、情节严重的,还应当对负有责任的主管人员和其他直接责任人员依法给予处分:

(一)违反本条例规定,护士的配备数量低于国务院卫生主管部门规定的护士配备标准的。

(二)允许未取得护士执业证书的人员或者允许未依照本条例规定办理执业地点变更手续、延续执业注册有效期的护士在本机构从事诊疗技术规范规定的护理活动的。

第二十九条　医疗卫生机构有下列情形之一的,依照有关法律、行政法规的规定给予处罚;国家举办的医疗卫生机构有下列情形之一、情节严重的,还应当对负有责任的主管人员和其他直接责任人员依法给予处分:

(一)未执行国家有关工资、福利待遇等规定的。

(二)对在本机构从事护理工作的护士,未按照国家有关规定足额缴纳社会保险费用的。

(三)未为护士提供卫生防护用品,或者未采取有效的卫生防护措施、医疗保健措施的。

(四)对在艰苦边远地区工作,或者从事直接接触有毒有害物质、有感染传染病危险工作的护士,未按照国家有关规定给予津贴的。

第三十条　医疗卫生机构有下列情形之一的,由县级以上地方人民政府卫生主管部门依据职责分工责令限期改正,给予警告:

(一)未制定、实施本机构护士在职培训计划或者未保证护士接受培训的;

(二)未依照本条例规定履行护士管理职责的。

第三十一条　护士在执业活动中有下列情形之一的,由县级以上地方人民政府卫生主管部门依据职责分工责令改正,给予警告;情节严重的,暂停其6个月以上1年以下执业活动,直至由原发证部门吊销其护士执业证书:

(一)发现患者病情危急未立即通知医师的。

(二)发现医嘱违反法律、法规、规章或者诊疗技术规范的规定,未依照本条例第十七条的规定提出或者报告的。

(三)泄露患者隐私的。

(四)发生自然灾害、公共卫生事件等严重威胁公众生命健康的突发事件,不服从安排参加医疗救护的。

护士在执业活动中造成医疗事故的,依照医疗事故处理的有关规定承担法律责任。

第三十二条　护士被吊销执业证书的,自执业证书被吊销之日起2年内不得申请执业注册。

第三十三条　扰乱医疗秩序,阻碍护士依法开展执业活动,侮辱、威胁、殴打护士,或者有其他侵犯护士合法权益行为的,由公安机关依照治安管理处罚法的规定给予处罚;构成犯罪的,依法追究刑事责任。

第六章　附　则

第三十四条　本条例施行前按照国家有关规定已经取得护士执业证书或者护理专业技术职称、从事护理活动的人员,经执业地省、自治区、直辖市人民政府卫生主管部门审核合格,换领护士执业证书。

本条例施行前,尚未达到护士配备标准的医疗卫生机构,应当按照国务院卫生主管部门规定的实施步骤,自本条例施行之日起3年内达到护士配备标准。

第三十五条　本条例自2008年5月12日起施行。

附录三　护士守则

为了更好地贯彻落实《护士条例》,为全国护理工作者提供护理伦理及执业行为的基本规范,中华护理学会组织专家,在借鉴国内外经验和广泛征求意见的基础上,制定了《护士守则》。中华护理学会号召全国护理工作者自觉履行《护士条例》赋予的义务,以《护士守则》为准则,恪尽职守,诚信服务,为人民群众的健康努力工作。

中华护理学会

2008年5月12日

第一条　护士应当奉行救死扶伤的人道主义精神,履行保护生命、减轻痛苦、增进健康的专业职责。

第二条　护士应当对患者一视同仁,尊重患者,维护患者的健康权益。

第三条　护士应当为患者提供医学照顾,协助完成诊疗计划,开展健康指导,提供心理支持。

第四条　护士应当履行岗位职责,工作严谨、慎独,对个人的护理判断及执业行为负责。

第五条　护士应当关心、爱护患者,保护患者的隐私。

第六条　护士发现患者的生命安全受到威胁时,应当积极采取保护措施。

第七条　护士应当积极参与公共卫生和健康促进活动,参与突发事件时的医疗救护。

第八条　护士应当加强学习,提高执业能力,适应医学科学和护理专业的发展。

第九条　护士应当积极加入护理专业团体,参与促进护理专业发展的活动。

第十条　护士应当与其他医务工作者建立良好关系,密切配合、团结协作。

附录四　国际护士伦理准则

国际护士会(ICN)于 1953 年通过了首部《国际护士伦理准则》,经过多次修改,2005 年完成最新的修订版。

前　言

护士履行四项基本职责:促进健康,预防疾病,恢复健康,减轻痛苦。

护理固有的本质是尊重人的权利,包括尊重人的文化、尊重人的生命、尊重人的选择、尊重人的尊严。护理对人的尊重,不论年龄、肤色、信仰、种族、文化、伤残、性别、国籍、政治、种族或社会地位,一律平等对待。

护士为个人、家庭和社区提供健康服务,并与有关人员进行协作。

准　则

国际护士会护士伦理准则规定的护士行为标准包括四个主要部分。

(1)护士和人:护士的首要任务是对需要护理的人负责;护士提供护理服务,要尊重个人、家庭、社区的人权、价值观、习俗和精神信仰;护士应当保证接受护理服务对象能获得与治疗和护理相关的信息,以便对所接受的护理和相关治疗做到知情同意;护士应为服务对象的个人资料保密,审慎地运用服务对象的一切资料;护士应承担倡导社会大众健康和支持全民健康的责任,特别对弱势人群;护士还应承担起维持和保护自然环境免受掠夺、污染、损害和破坏的社会责任。

(2)护士与护理实践:护士应对所从事的护理工作负责,并通过继续学习维持应有的护理工作的能力;护士有责任保持一定标准的个人健康,保持提供护理的能力;护士在接受或者代行一项工作时,必须运用专业对自身的能力水平做出判断,量力而行,以接受任务和适当地将任务委托他人;护士在任何时候都要始终保持足以反映专业剩余的个人行为标准,以增加公众的信任度;护士在护理实践时,应确保所使用的先进科学技术符合民众的安全、尊严和权利。

(3)护士与专业发展:护士在以高标准从事护理实践、管理、科研和教育等方面承担着重要责任;护士要积极参与发展以科研为基础的专业知识学习,在发展核心专业知识体系方面发挥积极作用;护士通过专业组织,参与建立和维持具有经济和社会平等的、安全的护理工作环境。

(4)护士与合作者:护士应与护理同仁及其他专业人员之间维持合作的关系,当服务对象个人、家庭、社区的健康受到同仁或者其他任何人的危害时,护士有责任采取适当的保护行为。

笔记栏

附录五　患者权利宣言(节选)

1. 享有优质医疗护理权

2. 自由选择权

(1)病人有权利自由选择和更换他/她的医生、医院或卫生服务机构,无论是私营机构还是公共机构。

(2)病人在任何阶段有权请求另一位医生给予治疗。

3. 自主决定权

(1)病人有权利自决,而医生则需要告知病人这样决定的后果。

(2)心智健全的成年病人有权授予或终止任何的诊断程序或治疗。病人有权利获得必要的资料来支撑他/她的决定。病人应该清楚了解任何一项试验和治疗的目的究竟是什么,结果将意味着什么,如果拒绝接受又将会怎样。

(3)病人有权拒绝参与医学研究或教学工作。

4. 无意识的病人

(1)如果病人不省人事或其他原因无法来表达他/她的意愿,这时无论如何也要找到他/她的合法代表人来行使知情同意权。

(2)如果病人没有法定代表,同时治疗又是迫切需要的。除非是很显然或毫无疑问病人先前坚定地表示过或坚信他/她会拒绝治疗,那么一切都默认为病人同意。

(3)无论如何,医生要始终试图挽救因自杀未遂的昏迷病人的生命。

5. 合法的无行为能力病人

6. 程序与病人的意志相抵触

7. 知情权

(1)病人有权获得他/她的,并充分了解他/她的健康状况,包括治疗状况。但是,病人病历的保密信息涉及第三者,这时就要征得第三者的同意方可告知,反之不能。

(2)此外,有充分的理由证明病人的病历在告知其本人后将会给他/她的生命或健康造成严重危害的时候,病人无权知情。

(3)病人的病历应该考虑病人的文化程度,以适当的方式告知他,而且这种方式病人是可以理解的。

(4)除非为了保护其他人的生命,否则病人无权要求不被告知的权利。

(5)病人有权利选择谁被告知,谁作为他/她的代表。

8. 保密权

9. 健康教育权

10. 受尊重权

11. 宗教信仰权

笔记栏

附录六　我国护理管理标准及评审办法(试行)

说　明

1. 本标准是综合医院分级管理标准的配套文件,是评审各级医院护理工作的依据。

2. 本标准分医院护理管理标准和评审办法两部分。以加强护理队伍建设和提高基础护理质量为重点。

3. 医院护理管理标准包括基本标准和分等标准两部分,各按 100 分计算,分开打分。基本标准得分与分等标准得分之和除以 2,计入医院总分。基本标准得分必须 ≥85 分方可进入相应等次,基本标准得分<85 分时在医院总分达到相应等次的基础上下降一等。

4. 要求各省、自治区、直辖市卫生厅(局)制订相应的护理管理和护理质量标准及具体实施细则。

护理管理标准

◆ **一级医院护理管理标准**
▶ **基本标准**

一、护理管理体系

(一)组织领导

根据卫生部(86)号卫医字第 20 号《关于加强护理工作领导理顺管理体制的意见》的要求,必须建立健全与一级医院功能、任务、规模相适应的护理管理体系。

1. 医院护理工作实行院长领导下的总护士长或护士长负责制。

2. 医院实行总护士长、护士长二级管理或护士长一级管理,并保证其行使职权。

3. 总护士长由院长聘任,护士长由总护士长提名院长聘任。

4. 总护士长应具有一级医院护理业务水平和管理能力,具有护师以上技术职称,应选拔熟悉护理理论及技术,有一定临床护理经验和组织管理能力,德才兼备的护士长担任。

5. 护士长应选拔具有一定的临床护理经验和熟练掌握护理技术,有管理能力的护师或高年资护士担任。

(二)人员编制

各级护理人员结构应符合以下比例:

1. 全院护理人员应占卫生技术人员总数的 38%;医师(士)与护理人员之比为 1 : 1。

2. 护师以上占护理人员总数 ≥10%;护理员占护理人员总数 ≤33%。

3. 未经中等以上护理专业毕业人员从事护士工作,必须经过专业培训并经卫生主管部门考试、考核合格批准后方可上岗。

二、规章制度

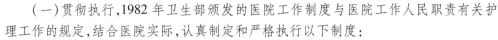

（一）贯彻执行,1982 年卫生部颁发的医院工作制度与医院工作人民职责有关护理工作的规定,结合医院实际,认真制定和严格执行以下制度:

1. 各级护理人员岗位责任制

2. 护理工作制度

3. 查对制度

4. 值班、交接班制度

5. 分级护理制度

6. 执行医嘱制度

7. 消毒隔离制度

8. 护理文件书写制度

9. 护理差错、事故登记报告制度

10. 物品、药品、器械管理制度

11. 卫生宣教制度

12. 饮食管理制度

13. 病房管理制度

14. 有条件的应包括门诊、急诊室、手术室、供应室管理制度

（二）有相应的疾病护理常规和护理技术操作规程,并认真执行。

三、医德医风

（一）贯彻执行《综合医院分级管理标准》中一级医院有关医德医风建设的要求,结合护士素质教育有具体措施。

（二）具有良好的护士素质,仪表端庄,言行规范。

（三）病人对护理工作、服务态度的满意度≥80%。

四、质量管理

（一）有护理质量管理兼职人员。

（二）有明确的质量管理目标和切实可行的达标措施。

（三）有质量标准及质控办法,定期检查、考核和评价。

（四）严格执行消毒隔离及消毒灭菌效果监测制度,确保患者安全。

（五）有安全管理制度及措施,防止护理差错、事故的发生。

五、护理单位管理

护理单位包括病房、门诊（注射室、换药室）、急诊室、手术室、供应室等。其管理均应达到:

（一）布局合理,清洁与污染物品严格分开放置。基本设备齐全、适用。

（二）环境整洁、安静、舒适、安全,工作有序。病房要求做到两无一有,即无自带被褥,无虱子和臭虫,手术病人有病人服。

（三）具体要求按各省、自治区、直辖市卫生厅（局）颁发的有关标准执行。

▶分等标准

一、护理管理标准

（一）有护理管理目标,年计划目标达标率≥85%。

（二）有护理工作年计划、季安排、月重点及年工作总结。

（三）有护理人员培训、进修计划。年培训率≥5%。

（四）有护理人员考核制度和技术档案,年考核合格率≥85%。

（五）有护理质量考评制度,定期组织考评。

（六）定期组织护理业务学习,有条件的医院组织护理查房。

（七）有护理工作例会制度。

（八）有护理差错、事故登记报告制度,定期分析讨论。

（九）做好护理资料的登记、统计工作。

（十）医院护理管理达到各省、自治区、直辖市卫生厅(局)的标准要求。

二、护理技术水平

（一）护理人员三基水平平均达标≥70分。

（二）具有与一级医院医疗水平相适应的护理技术水平。

（三）熟悉各科常见病、多发病的护理理论和护理常规。

（四）掌握常用的护理急救技术、有效的徒手心肺复苏术和急救药品及器械的使用。

（五）掌握消毒灭菌知识和消毒隔离原则及技术操作。

（六）能承担初级护理人员的临床教学,带教任务由护士以上人员担任。

（七）每年有一篇护理工作总结。

三、护理质量评价指标

（一）护理技术操作合格率≥85%

（二）基础护理合格率≥80%

（三）一级护理合理率≥80%

（四）五种护理表格书写合格率≥85%

（五）急救物品完好率100%

（六）常规器械消毒灭菌合格率100%

（七）年褥疮发生次数0

（八）年严重护理差错事故发生数≤1

（九）年护理事故发生次数0

（十）一人一针一管执行率100%

◆**二级医院护理管理标准**

▶**基本标准**

一、护理管理体系

（一）组织领导

根据卫生部(86)卫医字第20号《关于加强护理工作领导理顺管理体制的意见》的要求,必须建立健全与二级医院功能、任务、规模相适应的护理管理体系。

1. 医院护理工作实行院长领导下的护理部主任(总护士长)负责制,根据需要设副主任(副总护士长)和护理干事。300张床位以上医院要逐步创造条件设专职护理副院长兼护理部主任。

2. 医院实行护理部主任、科护士长、护士长三级管理或护理部主任(总护士长)、护士长二级管理,并保证其行使职权。

3. 护理部主任(总护士长)由院长聘任,副主任(副总护士长)由主任提名、院长聘

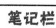
任;科护士长、护士长由护理部主任(总护士长)聘任。

4.护理部主任(总护士长)应具有二级医院护理业务水平和管理能力,具有主管护师以上技术职称,应选拔熟悉护理理论及技术,有丰富的临床、管理、教学经验和组织领导能力,勇于开拓创新,德才兼备,年富力强的科护士长或护士长担任。

5.100张床位或三个护理单元以上的大科,设科护士长,科护士长应具有主管护师以上技术职称,应选拔具有相应专科护理理论及技术,有一定教学和组织管理能力的护士长担任。

6.病房护理管理实行护士长负责制。护士长应选拔具有专科护理业务知识,护理技术熟练,有管理、教学能力的护师担任。

7.护理部、内、外科或重点专科应配备副主任护师,各科室均应根据需要配备主管护师或护师。

(二)人员编制

各级护理人员结构应符合以下比例:

1.全院护理人员应占卫生技术人员总数的50%,医师与护理人员之比为1:2。病房床位与病房护理人员之比不少于1:0.4,300张床位以下的医院不少于1:0.3。

2.护师以上占护理人员总数≥20%,护理员占护理人员总数≥25%。

二、规章制度

(一)贯彻执行1982年卫生部颁发的医院工作制度与医院工作人员职责有关护理工作的规定。结合医院实际,认真制订和严格执行以各级护理人员岗位责任制为中心的各项护理制度和各级各班护理人员职责。

(二)认真执行各科疾病护理常规及各项护理技术操作规程。

(三)建立各级护理人员继续教育制度,有分级培养目标,培训计划,并组织实施。

三、医德医风

(一)贯彻执行综合医院分级管理标准中二级医院有关医德医风建设的要求,结合护士素质教育有具体措施。

(二)具有良好的护士素质,仪表端庄,言行规范。

(三)患者对护理工作、服务态度的满意度≥80%。

四、质量管理

(一)有护理质量管理组织或专职人员。

(二)有明确的质量管理目标,有切实可行的达标措施。

(三)有质量标准及质控办法,定期检查、考核与评价。

(四)严格执行消毒隔离及消毒灭菌效果监测制度,确保患者安全。

(五)有安全管理制度及措施,防止护理差错、事故的发生。

五、护理单位管理

护理单位包括病房、门诊、急诊(科室)、手术室、供应室、产房、婴儿室及 ICU、CCU等,其管理均应达到:

(一)布局合理,严格区分清洁与污染区域,基本设备齐全、适用。

(二)环境整洁、安静、舒适、安全、工作有序。

(三)管理要求执行卫生部及各省、自治区、直辖市卫生厅(局)颁发的有关标准。

▶分等标准

一、护理管理目标

(一)有护理管理目标,年计划目标率≥90%。

(二)有护理工作发展规划、年工作计划、季安排、月重点及年工作总结。

(三)有护理人员培训、进修计划,年培训率≥10%。

(四)有护理人员考核制度和技术档案,年考核合格率≥90%。

(五)有护理质量检查考评制度,定期组织考评。

(六)定期组织护理业务学习,开展护理查房。

(七)有护士长例会制度,组织护士长夜查房。

(八)有护理差错、事故登记报告制度,定期分析、讨论。

(九)医院护理管理达到各省、自治区、直辖市卫生厅(局)的标准要求。

(十)护理部协调好与科主任、医技、后勤等部门的关系。

(十一)做好护理信息资料统计工作,定期分析、评价与利用。

二、技术水平

(一)护理人员三基水平,平均达标≥75分。

(二)具有与二级医院医疗水平相适应的护理技术水平。

(三)掌握常用护理急救技术,熟悉抢救程序、抢救药品和抢救仪器的使用。

(四)掌握消毒灭菌知识、消毒隔离原则及技术操作。

(五)熟悉掌握昏迷、瘫痪、疑难病症及监护患者的护理。对重点专科及监护病房的护理人员应经过专科培训,达到与医疗水平相适当的专科护理技术水平。

(六)能承担中等护理专业的临床教学,带教任务由护师以上人员担任。

(七)能指导下级医院的护理业务,能承担下级医院护理人员的进修和培训。

(八)具有总结、撰写护理论文的学术水平。每年在地(市)以上学术会议或刊物上交流、发表论文≥2篇。

(九)具有开展护理新业务、新技术的能力。每年完成本院护理新业务、新技术≥2项。

三、护理质量评价指标

(一)护理技术操作合格率≥90%

(二)基础护理合格率≥85%

(三)特护、一级护理合格率≥85%

(四)五种护理表格书写合格率≥90%

(五)责任制护理开展病房数≥10%

(六)急救物品完好率100%

(七)常规器械消毒灭菌合格率100%

(八)年褥疮发生次数0

(九)每百张床年护理严重差错发生次数≤0.5

(十)年护理事故发生次数0

(十一)陪护率≤8% 三级医院护理管理标准

◆三级医院护理管理标准

▶基本标准

一、护理管理体系

(一)组织领导

根据卫生部(86)卫医字第20号《关于加强护理工作领导理顺管理体制的意见》的要求,必须建立健全与三级医院功能、任务和规模相适应的护理管理体系。

1.医院护理工作实行院长领导下的护理部主任负责制。根据需要设护理部副主任2名和护理干事1~2名.并创造条件设专职护理副院长兼护理部主任。

2.医院实行护理部主任、科护士长、护士长三级管理或护理部主任、护士长二级管理,并保证其行使职权。

3.护理部主任由院长聘任;副主任由主任提名院长聘任,科护士长、护士长由护理部主任聘任。

4.护理部主任应具有三级医院护理业水平和管理能力,具有副主任护师以上技术职称,应选拔精通护理专业理论和技术,有丰富的护理管理经验,德才兼备,年富力强的科护士长或护士长担任。

5.100张床位或三个护理单元以上的大科,以及任务繁重的手术室、急诊科、门诊部设科护士长,科护士长应具有主管护师以上技术职称,应选拔具有相应的专科护理理论和技术,有一定教学和组织管理能力的护士长担任。

6.病房护理管理实行护士长负责制。护士长应选拔具备专科护理业务知识,护理技术熟练,有一定教学、管理能力,有临床护理经验的护师担任。

7.护理部、内科、外科、妇科、儿科、重点科、急诊科、手术室应配备副主任护师以上人员。各科室均应根据需要配备主管护师和护师。

(二)护理人员编制

各级护理人员结构应符合以下比例:

1.全院护理人员占卫生技术人员总数的50%,医师与护理人员之比为1:2。病房床位与病房护理人员之比为1:0.4。护理员占护理人员总数≤20%。

2.护师以上占护理人员总数≥30%。

二、规章制度

(一)贯彻执行1982年卫生部颁发的医院工作制度与医院工作人员职责有关护理工作的规定。结合医院实际,认真制订和严格执行以各级护理人员岗位责任制为中心的各项护理制度和各级各班护理人员职责。

(二)认真执行各科疾病护理常规及各项护理技术操作规程。

(三)建立各级护理人员继续教育制度。有分级培养目标、培养计划,并组织实施。

三、医德医风

(一)贯彻执行综合医院分级管理标准中三级医院有关医德医风建设的要求,结合护士素质教育有具体措施。

(二)具有良好的护士素质,仪表端庄,言行规范。

(三)患者对护理工作、服务态度满意度≥80%。

四、质量管理

（一）有护理质量管理组织。

（二）有明确的质量管理目标,有切实可行的达标措施。

（三）有质量标准及质控办法,定期检查考核与评价。

（四）严格执行消毒隔离及消毒灭菌效果监测制度,确保患者安全。

（五）有安全管理制度及措施,防止护理差错、事故的发生。

五、护理单位管理

护理单位包括:病房、门诊、急诊科(室)、手术室、供应室、产房、婴儿室及 ICU、CCU 等,其管理均应达到:

（一）布局合格,严格区分清洁与污染区域,基本设备齐全、适用。

（二）环境整洁、安静、舒适、安全,工作有序。

（三）管理要求执行卫生部或各省、自治区、直辖市卫生厅(局)颁发的有关标准。

▶分等标准

一、护理管理标准

（一）有护理管理目标,年计划目标达标率≥95%。

（二）有护理工作发展规划、年工作计划、季安排、月重点及年工作总结。

（三）有护理人员培训进修计划,年培训率≥15%。

（四）有护理人员考核制度和技术档案。年考核合格率≥95%。

（五）有护理质量检查考评制度,定期组织考评。

（六）定期组织护理业务学习,开展护理查房。

（七）有护士长例会制度,组织护士长夜查房。

（八）有护理差错、事故登记报告制度,定期分析讨论。

（九）医院护理管理达到各省、自治区、直辖市卫生厅(局)的标准要求。

（十）护理部协调好与科主任、医技、后勤等部门的关系。

（十一）做好护理资料统计工作,进行动态分析与评价,并逐步创造条件达到信息计算机管理。

二、技术水平

（一）护理人员三基水平平均达标≥80 分。

（二）具有与三级医院医疗水平相适应的护理技术水平。

（三）熟练掌握护理急救技术,熟悉抢救程序、抢救药品和抢救仪器的使用。

（四）熟悉掌握消毒灭菌知识、消毒隔离原则及技术操作。

（五）重点科室及监护病房的护理人员应经专科培训,达到与医疗水平相适应的专科护理技术水平。

（六）能承担中、高等医学院校护理专业的临床教学。带教中专护生应由护师以上人员担任。带教大专能上能下护生应由主管护师人员担任。

（七）能承担专科进修护士的教学和专科护理学习班讲学。

（八）具有指导、培训二级医院护理人员的业务水平。

（九）具有撰写护理论文的学术水平。每年在省以上学术会议或刊物上交流、发表论文≥3 篇。

（十）具有开展护理科研能力,每年护理科研或革新的项目≥2 项。

三、护理质量评价指标

（一）护理技术操作合格率≥95%

（二）基础护理合格率≥90%

（三）特护、一级护理合格率≥90%

（四）五种护理表格书写合格率≥95%

（五）责任制护理开展病房数≥20%

（六）急救物品完好率100%

（七）常规器械消毒灭菌合格率100%

（八）年褥疮发生数0

（九）每百张床年护理严重差错发生次数≤0.5

（十）年护理事故发生次数0

（十一）陪护率≤5%

◆三级特等医院标准

三级特等医院其护理管理总体水平应是我国当前最高水平的医院,除达到三级甲等医院标准外,还应达到以下要求:

1. 全院护理人员中取得大专以上学历或相当大专知识水平证书者≥15%。

2. 医院护理管理或重点专科护理在国内具有学科带头作用。

3. 具有独自开展国际护理学术交流的能力。

附录七 人体捐献器官获取与分配管理规定（试行）

第一章 总则

第一条 为保障人体器官捐献工作顺利开展,不断完善科学、高效、公平、公正、公开的人体捐献器官获取与分配工作体系,维护人体器官捐献人（以下简称捐献人）及人体器官接受人（以下简称接受人）权益,依据《人体器官移植条例》和《中国人体器官分配与共享基本原则和肝脏与肾脏移植核心政策》（以下简称《基本原则和核心政策》）等法规政策,结合工作实际,制定本规定。

第二条 本规定适用于公民捐献的身故后尸体器官（以下简称捐献器官）的获取与分配。

第三条 国家卫生计生委负责全国人体捐献器官获取与分配的监督管理与协调工作。

县级以上卫生（卫生计生）行政部门负责辖区内人体捐献器官获取与分配的监督管理工作。

第二章 捐献器官的获取

第四条 获取捐献器官,应当在捐献人死亡后进行。

第五条 省级卫生（卫生计生）行政部门必须在国家卫生计生委的统一领导下,成立一个或多个由人体器官移植外科医师、神经内外科医师、重症医学科医师及护士等组成的人体器官获取组织(Organ Procurement Organization,OPO)。捐献器官的获取工作必须由OPO按照中国心脏死亡器官捐献分类标准实施。OPO的有关管理规范由国家卫生计生委另行制订。

第六条　OPO应当履行以下职责:

(一)对其服务范围内的潜在捐献人进行相关医学评估。

(二)依照《人体器官移植条例》的规定,与捐献人或其配偶、成年子女、父母(以下简称近亲属)签订人体器官捐献知情同意书等人体器官捐献合法性文件。

(三)维护捐献器官的功能。

(四)将潜在捐献人、捐献人及其捐献器官的临床数据和合法性文件录入中国人体器官分配与共享计算机系统(以下简称器官分配系统,网址:www.cot.org.cn)。

(五)使用器官分配系统启动捐献器官的自动分配。

(六)获取、保存、运送捐献器官,并按照器官分配系统的分配结果与获得该器官的人体器官移植等待者(以下简称等待者)所在的具备人体器官移植资质的医院(以下简称移植医院)进行捐献器官的交接确认。

(七)对捐献人遗体进行符合伦理原则的医学处理,并参与缅怀和慰问工作。

(八)保护捐献人、接受人和等待者的个人信息,并保障其合法权益。

(九)组织其服务范围内医疗机构的相关医务人员参加专业培训,协助卫生(卫生计生)行政部门对人体器官捐献协调员进行定期的培训和考核,开展学术交流和科学研究。

(十)向社会公众提供人体器官捐献知识的普及、教育、宣传等。

第七条　OPO必须组建具备专门技术和资质的人体器官捐献协调员队伍,制订潜在捐献人识别与筛选医学标准,建立标准的人体捐献器官获取技术规范,配备专业人员和设备,以确保获取器官的质量。

第八条　人体器官捐献协调员应当符合以下条件之一:

(一)具有高等学校医学专业本科及以上学历,持有有效的《中华人民共和国医师执业证书》,具备两年以上临床工作经验,并在医疗机构中从事医疗工作的执业医师。

(二)具有高等学校护理专业专科及以上学历,持有有效的《中华人民共和国护士执业证书》,具备两年以上临床护理工作经验,并在医疗机构中从事临床护理活动的注册护士。

第九条　人体器官捐献协调员应当履行以下职责:

(一)向其服务范围内医疗机构的相关医务人员提供人体器官捐献专业教育与培训。

(二)发现识别潜在捐献人,收集临床信息,协助OPO的医学专家进行相关医学评估。

(三)向捐献人及其近亲属讲解人体器官捐献法规政策及捐献流程,代表OPO与捐献人或其近亲属签署人体器官捐献知情同意书等相关法律文书。

(四)协助维护捐献器官的功能。

(五)组织协调捐献器官获取与运送的工作安排,见证捐献器官获取全过程,核实和记录获取的人体器官类型及数量。

(六)人体器官捐献完成后7日内,向捐献人近亲属通报捐献结果。

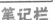

第十条　人体器官捐献协调员应当接受省级及以上卫生(卫生计生)行政部门组织的培训和考核,考核通过并在人体器官捐献协调员注册系统(网址:www. cotprs. org)中登记注册后方可开展工作。

第十一条　省级卫生(卫生计生)行政部门应当根据实际工作情况,做好辖区内OPO 的设置规划并适时调整。

第十二条　省级卫生(卫生计生)行政部门应当明确划分各OPO 的服务范围,不得重叠,并确保OPO 的服务范围覆盖辖区内各级各类医疗机构。

第十三条　各级各类医疗机构及其医务人员应当积极配合人体器官捐献工作,参加相关培训。发现潜在捐献人时,应当主动向省级卫生(卫生计生)行政部门为其指定的OPO 报告。禁止向其他机构、组织和个人转介潜在捐献人。

第十四条　OPO 必须在省级卫生(卫生计生)行政部门为其划定的服务范围内实施捐献器官的获取,不得超范围开展工作。

第十五条　省级卫生(卫生计生)行政部门应当将辖区内的OPO 名单和服务范围的划分方案及时报国家卫生计生委备案。变更OPO 名单或服务范围,应当在变更后72 小时内报国家卫生计生委备案。

第三章　捐献器官的分配

第十六条　捐献器官的分配应当符合医疗需要,遵循公平、公正和公开的原则(详见《基本原则和核心政策》)。

第十七条　捐献器官必须通过器官分配系统进行分配,任何机构、组织和个人不得在器官分配系统外擅自分配捐献器官。

第十八条　OPO 必须通过器官分配系统适时启动捐献器官的自动分配,严格执行分配结果,确保捐献人及其捐献器官的溯源性。

第十九条　有条件的省(区、市)可向国家卫生计生委提出申请,实施辖区内统一等待名单的捐献器官分配。

第二十条　移植医院必须将本院等待者的相关信息全部录入器官分配系统,按照要求及时更新。

第四章　监督管理

第二十一条　省级卫生(卫生计生)行政部门必须及时公布已经办理人体器官移植诊疗科目登记的医疗机构名单、各OPO 名单和服务范围,以及经考核合格的人体器官捐献协调员名单和联系方式。

第二十二条　违反本规定,有下列情形之一的,依照《中华人民共和国执业医师法》《医疗机构管理条例》《人体器官移植条例》等法律法规的规定,由县级以上卫生(卫生计生)行政部门依法予以处理。涉嫌构成犯罪的,依照《刑法修正案(八)》《人体器官移植条例》等法律法规规定,移交公安机关和司法部门查处:

(一)未严格按照死亡判定程序进行死亡判定的。

(二)违背公民生前意愿获取其尸体器官,或者公民生前未表示同意,违背其近亲属意愿获取其尸体器官的。

(三)未通过器官分配系统分配捐献器官的。

（四）未执行器官分配结果的。

（五）伪造医学数据,骗取捐献器官的。

（六）OPO在服务范围外获取捐献器官的。

（七）医疗机构及其医务人员向指定的OPO以外的机构、组织和个人转介潜在捐献人的。

（八）涉嫌买卖捐献器官或者从事与买卖捐献器官有关活动的。

（九）其他违反本管理规定的行为。

第五章　附则

第二十三条　本规定由国家卫生计生委负责解释。

第二十四条　本规定自2013年9月1日起施行。

附录八　全国护理事业发展规划（2016—2020年）

护理工作是卫生计生事业的重要组成部分,与人民群众的健康利益和生命安全密切相关。为进一步加快护理事业发展,满足人民群众健康需求,根据全国卫生与健康大会会议精神,以及深化医药卫生体制改革总体要求和《"健康中国2030"规划》《全国医疗卫生服务体系规划(2015—2020年)》,制定本规划。

一、规划背景

（一）"十二五"时期护理事业发展取得显著成效

在持续深化医药卫生体制改革和全面贯彻落实《中国护理事业发展规划(2011—2015年)》进程中,护士队伍建设和护理事业发展在"十二五"时期取得显著成效。护士队伍不断壮大,专业素质和服务能力逐步提高。截至2015年底,我国注册护士总数达到324.1万,与2010年相比,每千人口注册护士数从1.52人提高到2.36人。全国医护比从1∶0.85提高到1∶1.07。医院医护比从1∶1.16提高到1∶1.42。长期以来医护比例倒置问题得到根本性扭转。护士队伍的学历结构不断改善,大专及以上护士占比从51.3%提高到62.5%,其中本科及以上护士占比为14.6%。各省(区、市)及各级各类医疗机构开展了不同程度护士岗位培训和专科护士培养,护理专业技术水平不断提高。护理服务不断改善,更加贴近社会和群众需求。通过实施护理专业的国家临床重点专科建设项目,加强护理学科建设,护理专业水平不断提高。通过实施"以病人为中心"的优质护理服务,改革护理服务模式,护理服务面貌持续改善。截至2015年底,全国所有三级医院均开展了优质护理服务,有1 022所三级甲等医院实现全院覆盖,占全国三级甲等医院总数的87.0%;有4 858所二级医院开展了优质护理服务,占全国二级医院总数的82.6%。患者对护理的满意度不断提高。护理管理水平提升,护士积极性得到有效调动。各省(区、市)按照深化医改和护理改革发展的工作要求,以实施护理岗位管理为切入点,不断改革创新护理管理体制机制,在护士人力资源科学管理、护理质量持续改进、科学绩效考核和薪酬分配等方面,积极探索实践,取得积极效果,有效调动了护士队伍的积极性。护理服务领域不断拓展,群众多层次健康需求得到响应。护理服务领域逐步从医疗机构向社区和家庭拓展,服务内容从疾病临床治疗向慢病管理、老年护理、长期照护、康复促进、安宁疗护等方面延伸,努力满足人民群众日益多样化、多层次的健康需求。

(二)"十三五"时期护理事业发展面临机遇和挑战

全面建成小康社会的新任务对护理事业提出了新要求。没有全民健康就没有全面小康。"十三五"时期需要加大护理服务供给,推进优质护理服务资源合理配置,提高基层护理服务能力,为全面实现小康社会奠定健康基础。经济社会发展和老龄化进程加速对护理事业发展提出新课题。随着我国经济社会发展进入新常态,人口老龄化加剧、新型城镇化加速推进,供给侧结构性改革进一步释放了群众多层次、多样化的健康需求。加快发展护理事业,将护理服务内涵与群众健康需求密切对接起来,是推进经济结构转型、扩大社会就业、提高群众健康水平的新课题。推进健康中国建设和持续深化医药卫生体制改革对护理事业发展带来难得机遇。党的十八届五中全会以及全国卫生与健康大会明确提出要推进健康中国建设,树立大卫生、大健康的观念,把以治病为中心转变为以人民健康为中心,关注生命全周期、健康全过程。护理服务于人的生老病死全过程,在满足群众身体、心理、社会的整体需求方面发挥着重要作用。医药卫生体制的不断深化,为调动广大护士积极性,解决长期以来影响护理事业健康发展的体制和机制性问题提供了新机遇。信息化技术的快速发展为护理事业发展创造有利条件。"十三五"时期,云计算、大数据、移动互联网、物联网等信息技术快速发展,必将推动护理服务模式和管理模式发生深刻转变,为优化护理服务流程、提高护理服务效率、改善护理服务体验、实现科学护理管理创造有利条件。

与经济社会进步、卫生计生事业发展和人民群众健康需求相比,我国护理事业发展也面临一些挑战。一是护士队伍数量相对不足、分布不均,专业素质和服务能力有待提高。二是调动广大护士积极性的体制机制尚未健全完善。三是护理服务内涵需要不断丰富,护理服务领域需要进一步拓展。

二、"十三五"时期护理事业发展指导思想、基本原则

(一)指导思想

全面贯彻落实党的十八大和十八届三中、四中、五中、六中全会以及全国卫生与健康大会精神,按照推进卫生和健康事业改革发展以及《"健康中国2030"规划》总体要求,牢固树立和贯彻落实创新、协调、绿色、开放、共享的发展理念,以人民健康为中心,以全面深化改革为动力,以社会需求为导向,完善护理管理制度,加强护士队伍建设,提高护理服务质量,发展老年护理服务,促进护理事业与社会经济协调发展,不断满足人民群众的健康服务需求。

(二)基本原则

1. 整体规划,分级负责。国家卫生计生委负责制定护理事业发展的总体规划、配套政策,进行业务指导和评估检查;各省(区、市)卫生计生行政部门根据本地区实际,制定具体实施方案,并组织实施和评估。

2. 提升能力,服务大局。增加注册护士总量,提高整体素质,优化队伍结构,提升

服务能力。以持续改善护理服务为重点,全面推进护理事业发展和医药卫生体制改革。

3.规范行为,保障安全。完善并实施护理相关法律法规、工作制度、技术规范和服务指南,加强护士执业准入和执业管理,规范护理行为,提高护理质量,保障患者安全。

4.创新管理,扩展服务。建立并完善护理管理体系,通过改革创新,提高护理管理的科学化、规范化和精细化水平。以需求为导向,丰富护理专业内涵,大力发展老年护理、慢病管理、康复促进、安宁疗护等服务,满足人民群众多样化、多层次健康需求。

三、发展目标

到2020年,我国护理事业发展达到以下目标:

——护士队伍的数量、素质、能力基本能够适应卫生计生事业发展和人民群众健康需求。新入职护士和护理管理人员培训制度基本建立,有计划地培养一批专科护士,满足临床护理需求。

——优质护理服务进一步向纵深开展。优质护理服务覆盖面不断扩大,延伸至县级和基层医疗机构;责任制整体护理服务模式全面推行,护理专业内涵更加丰富,群众获得感显著提高。

——护理管理科学化水平明显提升。护士分层级管理制度初步建立,根据护士临床服务能力,结合职称等,对护士进行分层管理。护士执业管理制度和医院护理岗位管理制度健全完善,对护士人力配置、绩效考核、岗位培训和执业规则等进行科学管理,护士积极性得到进一步调动。

——老年护理服务体系逐步健全。老年护理服务队伍和机构建设得到大力加强,老年护理服务行为更加规范。社区和居家护理服务不断发展,进一步促进医养结合、安宁疗护以及护理服务业发展,不断满足老年人健康服务需求。

"十三五"期间护理事业发展主要指标

指 标	2015 年	2020 年	性 质
1. 注册护士总数	324 万	445 万	预期性
2. 每千人口注册护士数	2.36	3.14	预期性
3. 执业(助理)医师与注册护士比	1:1.07	1:1.25	预期性
4. 三级综合医院、部分三级专科医院(肿瘤、儿童、妇产、心血管病专科医院): 全院护士与实际开放床位比 全院病区护士与实际开放床位比	 0.6:1 0.4:1	0.8:1 …… 0.6:1	约束性
5. 二级综合医院、部分二级专科医院(肿瘤、儿童、妇产、心血管病专科医院): 全院护士与实际开放床位比 全院病区护士与实际开放床位比	 0.5:1 0.4:1	0.7:1 0.5:1	约束性
6. 在基层医疗机构从事工作的护士数	64.6 万	100 万	预期性
7. 二级及以上医院护理管理人员参加培训比例	/	90%	预期性

续表

指　标	2015 年	2020 年	性质
8. 三级综合医院新入职护士参加培训比例	/	90%	预期性
9. 社区护士参加培训比例	/	90%	预期性
10. 设立护理院的地级市比例	/	90%	预期性
11. 老年护理从业人员参加培训比例	/	90%	预期性

四、主要任务

(一)加强护士队伍建设

1.落实相关法律法规,维护护士合法权益。采取有力措施督促医疗机构落实《护士条例》等,在保证人力配置、提升薪酬待遇、防控和减少护理职业健康危险因素等方面加大落实力度,切实维护和保障护士合法权益和身心健康,稳定和发展好护士队伍。大力宣传在护理工作中做出突出贡献的护士,依法严惩伤害护士的违法犯罪行为,保护护士人身安全。

2.增加注册护士总量,满足临床工作需求。根据深化医药卫生体制改革和卫生计生事业发展的迫切需求,采取有效措施持续增加注册护士数量,特别是基层医疗机构的护士数量。根据功能定位、服务半径、床位规模、临床工作量等科学合理配置护士人力,满足临床工作需求。

3.建立护士培训机制,提升专业素质能力。建立"以需求为导向,以岗位胜任力为核心"的护士培训制度。国家卫生计生委制订培训大纲和培训要求,并指导各地开展培训工作。省级卫生计生行政部门负责本辖区内护士培训工作。重点加强新入职护士、专科护士、护理管理人员、社区护士、助产士等的培训,切实提高护理专业素质和服务能力。

4.建立护士分层级管理制度,明确护士职业发展路径。建立符合护理工作特点的护士分层级管理制度。以护士临床护理服务能力和专业技术水平为主要指标,结合工作年限、职称和学历等,对护士进行合理分层。将护士分层管理与护士的薪酬分配、晋升晋级等有机结合,明确护士职业发展路径,拓宽护士职业发展空间。

5.发展专科护士队伍,提高专科护理水平。选择部分临床急需、相对成熟的专科护理领域,逐步发展专科护士队伍。建立专科护士管理制度,明确专科护士准入条件、培训要求、工作职责及服务范畴等。加大专科护士培训力度,不断提高专科护理水平。

(二)提高护理服务质量

1. 完善护理工作制度、服务指南和技术规范。根据医学科学技术发展和临床诊疗工作需求,完善护理工作规章制度,临床护理服务指南和护理操作技术规范。省级卫生计生行政部门和各级各类医疗卫生机构结合实际,细化有关内容并具体落实,提高护理服务的专业性、规范性。

2.继续深入推进优质护理。进一步扩大优质护理服务覆盖面,逐步实现二级以上医疗机构优质护理服务全院覆盖,提高开展优质护理的县级医院和基层医疗机构比例。继续推动各级各类医疗机构深化"以病人为中心"的服务理念,大力推进优质护理服务,落实责任制整体护理。护士运用专业知识和技能为群众提供医学照顾、病情观察、健康指导、慢病管理、康复促进、心理护理等服务,体现人文关怀。

3.持续改进护理服务质量。建立完善护理质量控制和持续改进机制,运用科学方法不断改进临床护理实践;明确护理质量控制关键指标,利用信息化手段,建立定期监测、反馈制度,不断提高护理质量,保障患者安全。

4.提高基层护理服务水平。通过对口支援、远程培训、在岗培训等方式,加强基层护士的培养,提高其护理服务能力,特别是健康管理、老年护理、康复促进、安宁疗护等服务能力。二级以上医疗机构要建立帮扶机制,带动基层医疗机构提高护理服务能力。要逐步完善激励机制,在绩效分配、职称晋升、教育培训等方面,向基层护士倾斜,调动基层护士队伍积极性。

(三)加强护理科学管理

1.完善护士执业管理制度。应对患者和群众健康需求,结合医学和护理专业发展,根据护士执业能力,修订护士执业注册和医疗管理制度。完善护士执业地点、执业范围和执业规则有关规定,密切医疗、护理、康复协作,促进护理在维护人民群众健康中发挥更大作用。

2.逐步实施医院护理岗位管理。完善并推进医院护理岗位管理制度,实现护士同岗同薪同待遇,激发广大护士活力。要建立人事、财务、医务、护理、后勤等多部门联动机制,科学设置护理岗位,建立护士岗位责任制,明确岗位职责和工作标准,合理配置护士人力。在提高护士薪酬待遇的基础上,建立科学的护士绩效考核和薪酬分配制度,体现多劳多得、优劳优酬。

3.加强护理信息化建设。借助大数据、云计算、物联网和移动通讯等信息技术的快速发展,大力推进护理信息化建设,积极探索创新优化护理流程和护理服务形式,强化移动医疗设备等护理应用信息体系,提高护理服务效率和质量,减轻护士工作负荷。同时,为实现护理质量持续改进、护理管理更加科学化、精细化等提供技术支撑。逐步实现护理资源共享、服务领域拓展,地区间护理工作水平共同提高。

(四)拓展护理服务领域

1.大力推进老年护理。积极应对人口老龄化,逐步建立以机构为支撑、社区为依托、居家为基础的老年护理服务体系。公立医院资源丰富的地区可积极稳妥地将部分一级或二级公立医院转型为老年护理服务机构,鼓励社会力量举办老年护理服务机构,为老年患者等人群提供健康管理、康复促进、长期护理等服务。健全完善老年护理相关服务指南和规范。加强老年护理服务队伍建设,开展老年护理从业人员培训,不断提高服务能力。要发展医养结合,为老年人提供治疗期住院、康复期护理、稳定期生活照料、安宁疗护一体化的健康养老服务。

2.加快社区护理发展。加强社区护士队伍建设,增加社区护士人力配备,通过"请进来、送出去"等方式加强社区护士培训,使其在加快建设分级诊疗制度和推进家庭医生签约服务制度中,充分发挥作用。鼓励大型医院通过建立护理联合团队等,发挥优质护理资源的辐射效应,帮扶和带动基层医疗卫生机构提高护理服务能力,特别是健康管理、康复促进、老年护理等方面的服务能力。鼓励基层医疗卫生机构发展家庭病床和居家护理,为长期卧床患者、晚期姑息治疗患者、老年患者等人群提供护理服务。

3.开展延续性护理服务。鼓励医疗机构充分发挥专业技术和人才优势,为出院患者提供形式多样的延续性护理服务,将护理服务延伸至社区、家庭,逐步完善服务内容和方式,保障护理服务的连续性;与基层医疗机构和老年护理服务机构等建立合作联系,完善双向转诊机制,建立预约就诊、紧急救治的"绿色通道",提高医疗效率,满足群众健康需求。

4.加快护理员队伍建设。探索建立护理员管理制度,明确护理员资质、职责、服务规范及管理规则等,保障护理质量和安全。制定护理员培训大纲,大力加强护理员培训,规范服务行为,提高人员从业能力。鼓励有条件的医学院校、行业学会开展护理员的培养,切实增加护理员数量,扩大社会就业,满足群众和社会需求。

(五)加强护教协同工作,提高护理人才培养质量

以需求为导向,探索建立护理人才培养与行业需求紧密衔接的供需平衡机制,引导地方和学校根据区域健康服务业发展需求,合理规范确定护理人才培养规模和结构。研究制订护教协同推进护理人才培养的政策措施。以岗位胜任力为核心,逐步建立院校教育、毕业后教育和继续教育相互衔接的护理人才培养体系,全面提高护理人才培养质量。加强护理专业人文教育和职业素质教育,强化临床实践教学环节,注重职业道德、创新精神和护理实践能力培养。加强师资队伍和临床实践教学基地能力建设。

(六)推动中医护理发展

大力开展中医护理人才培养,促进中医护理技术创新和学科建设,推动中医护理发展。国家中医药管理局组织制定并实施中医护理常规、技术规范和人才培养大纲等。中医医疗机构和综合医院、专科医院的中医科要积极开展辨证施护和中医特色专科护理,创新中医护理模式,提升中医护理水平。充分发挥中医护理在疾病治疗、慢病管理、养生保健、康复促进、健康养老等方面作用。

(七)加强与国际及港澳台地区的交流与合作

全方位、多层次、多渠道开展护理领域与国际及港澳台地区间的合作交流,学习和借鉴先进护理理念、实践经验、教育和管理,按照国际交流部署和推进与"一带一路"沿线国家卫生与健康合作要求,加强在护理人才培养、业务技术、管理等方面的交流与合作,实现经验共享、互利共赢。

五、重大工程项目

(一)护士服务能力提升工程

"十三五"期间,重点开展新入职护士、专科护士、护理管理人员、社区护士、助产士等人员培训,切实提高护理服务能力和管理水平。

笔记栏

专栏1　护士服务能力提升工程

　　新入职护士培训：到2020年，参照《新入职护士培训大纲（试行）》的要求，争取所有三级综合医院的新入职护士均参加培训，其他医疗机构应当有一定比例的新入职护士参加培训，切实提高新入职护士业务素质和服务能力。

　　专科护士发展计划：优先选择一批临床急需、相对成熟的专科护理领域，发展专科护士，加大培训力度，提高专科护理服务水平。

　　护理管理人才工程：有计划地开展护理管理人员规范化培训，二级以上医疗机构的护理管理人员参加省级培训达到90%以上。

　　社区护士拓展计划：有计划分期分批地开展社区护士培训，争取实现社区卫生服务中心护士培训全覆盖，提高社区护理服务能力。

　　中医护士能力提升计划：有计划地开展中医护理管理人员和中医护理骨干人才培养，加强中医医疗机构新入职护士培训，注重中医护理技术推广和应用，提升中医护理服务能力和水平。

（二）老年护理服务发展工程

　　"十三五"期间，大力发展老年护理服务事业，全面提升老年护理服务能力。加强老年护理服务、医养结合及安宁疗护机构能力建设，不断完善相关服务指南和规范，进一步规范护理服务行为。加大人才培养力度，切实提升老年护理服务水平。

专栏2　老年护理服务发展工程

　　老年护理机构建设：到2020年，争取支持每个地市设立一所护理院，完善老年护理相关设备设施配备。鼓励社会力量积极举办老年护理服务机构。有条件的地区设立安宁疗护中心，满足老年人健康需求。

　　老年护理从业人员培养：加快开展老年护理从业人员规范培训工作，初步形成一支由护士和护理员组成的老年护理服务队伍，提高老年护理服务能力。

　　老年护理服务规范建设：加快制定老年护理服务相关指南和规范，鼓励老年护理服务机构、医养结合及安宁疗护机构等，依据指南和规范制定符合服务对象健康需求的护理措施。

　　加快推进医养结合计划：按照《关于推进医疗卫生与养老服务相结合指导意见》有关要求，支持有条件的地区加强医疗机构和养老机构等合作，开展多种形式的医养结合，满足老年人健康需求。

　　加强安宁疗护能力建设：加快制定安宁疗护机构准入、服务规范、人才培养的有关政策，健全并完善相关机制，逐步提升安宁疗护服务能力。

六、保障措施

(一)提高思想认识,加强组织领导

各地要从全面建成小康社会和提高人民群众健康水平的高度,充分认识加快推进护理事业发展的重要性、必然性和紧迫性,将护理工作发展纳入推进健康中国建设、深化医药卫生体制改革和推动卫生计生事业发展总体规划中,统一部署、统筹安排、同步实施。要切实加强领导,把推动护理工作发展提上重要议事日程,明确目标任务,认真组织落实。

(二)明确部门职责,形成多方合力

卫生计生行政部门要完善法律法规,抓好《规划》实施,同时,协调发展改革、教育、财政、人力资源社会保障和中医药等部门共同推进护理事业健康发展。发展改革(价格)部门建立以成本和收入结构变化为基础的价格动态调整机制,合理调整包括护理在内的医疗服务价格,体现医务人员技术劳务价值;教育部门深化护理专业人才培养改革,规范护理专业设置,加强人文教育和职业素质培养,严格临床护理实习实训管理,全面提高护理人才教育质量;财政部门按照政府卫生投入政策落实护士队伍建设,提升老年护理服务能力等相关经费;人力资源社会保障部门建立适应医疗行业特点的公立医院薪酬制度,重点向临床护理工作任务重、风险大、技术含量高的护理岗位倾斜;要探索建立长期护理保险制度,为老年护理服务发展提供政策支撑。同时,会同卫生计生行政部门完善护理职称评定,简化评定程序,评定侧重临床护理工作数量、质量、患者满意度及医德医风等。

(三)认真贯彻落实,务求取得实效

各级卫生计生行政部门要积极贯彻落实《规划》,在组织实施过程中,积极主动与其他有关部门沟通协调,结合实际,科学统筹,创新方法,注重实效。要注重抓示范点的建设,发掘典型经验和有益做法,发挥示范点的引领指导作用,积极探索实践、及时总结经验,以点带面,典型推动,带动本地区护理工作分步骤达到《规划》的各项目标,确保各项目标和任务落到实处,取得实效。

(四)加强指导评估,保证工作效果

各省级卫生计生行政部门要制定切实可行的评估方案,建立监督评估机制,对本地区《规划》的实施进度和效果进行评估,及时发现问题,并研究解决对策。2017年,国家卫生计生委将对各省(区、市)卫生行政部门贯彻落实《规划》执行情况进行中期评估,2020年组织开展终期评估。必要时会同有关部门开展联合督查,以推动规划有效落实。

参考文献

[1] 郭照江,杨放,甘华刚.现代医学伦理学[M].北京:国防大学出版社,2007.

[2] 邱仁宗.生命伦理学[M].北京:中国人民大学出版社,2010.

[3] 朱卫中,吕伟超,吴小妹.实践人类辅助生殖技术伦理原则的难题与思考[J].中国医学伦理学,2009(1):151-152.

[4] 吴殷,吴海玲.末期癌症患者的临终关怀[J].医学与哲学(临床决策论坛版),2011(1):8-10.

[5] 王瑀.刑法学视阈下安乐死出罪路径及其选择[J].求索,2012(1):140-142.

[6] 孙和平.论安乐死如何可能——兼论作为风险的自杀问题[J].哲学研究,2012(8):81-89,113,129.

[7] 伍天章.医学伦理学[M].2版.北京:高等教育出版社,2015.

[8] 孙慕义.医学伦理学[M].3版.北京:高等教育出版社,2015.

[9] 秦敬民.护理伦理与法律法规[M].北京:人民卫生出版社,2014.

[10] 王丽宇.护理伦理学[M].上海:上海科学技术出版社,2017.

[11] 黄秀凤,臧爽.护理伦理学[M].北京:中国医药科技出版社,2016.

[12] 崔瑞兰.护理伦理学[M].北京:中国中医药出版社,2016.

[13] 陈莉军,何江弘.护理伦理学[M].北京:北京理工大学出版社,2015.

[14] 郭淑英,任秋爱.护理伦理学[M].郑州:郑州大学出版社,2014.

[15] 袁丽容,张绍翼.护理伦理学[M].北京:科学出版社,2016.

[16] 黎靖,郭德芬.临床护理伦理与人文关怀[M].北京:人民卫生出版社,2016.

[17] 唐启群,张武丽,崔香淑.护理伦理与法规[M].北京:北京大学医学出版社,2015.

[18] 杜慧群,刘奇,李传俊.护理伦理学[M].北京:中国协和医科大学出版社,2016.

[19] 王晓宏.护理伦理学[M].北京:科学出版社,2016.

[20] 孙宏玉,唐启群.护理伦理学[M].2版.北京:北京大学医学出版社,2015.

[21] 张涛,顾艳荭.新编护理伦理学[M].南京:东南大学出版社,2015.

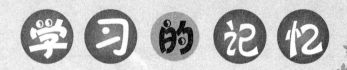

小事拾遗：···

···

···

···

···

···

···

学习感想：···

···

···

···

···

···

···

  学习的过程是知识积累的过程，也是提升能力、稳步成长的阶梯，大家的注释、理解汇集成无限的缘分、友情和牵挂，请简单手记这一过程中的某些"小事"，再回首时定会有所发现、有所感悟！

学习的记忆

姓名：_____

本人于20____年____月至20____年____月参加了本课程的学习

此处粘贴照片

任课老师：_____ _____   班主任：_____

班长或学生干部：_____ _____ _____

我的教室（请手写同学的名字，标记我的座位以及前后左右相邻同学的座位）